全国名老中医药专家学术传承系列案例教材

总主编　许二平

跟国家级名老中医邵经明做临床

主编　邵素菊

全国百佳图书出版单位

中国中医药出版社

·北　京·

图书在版编目（CIP）数据

跟国家级名老中医邵经明做临床 / 邵素菊主编 . —北京：
中国中医药出版社，2022.4
全国名老中医药专家学术传承系列案例教材
ISBN 978-7-5132-7415-9

Ⅰ . ①跟… Ⅱ . ①邵… Ⅲ . ①中医临床—经验—中国—现代
Ⅳ . ① R249.7

中国版本图书馆 CIP 数据核字（2022）第 028870 号

中国中医药出版社出版

北京经济技术开发区科创十三街 31 号院二区 8 号楼
邮政编码　100176
传真　010-64405721
河北新华第二印刷有限责任公司印刷
各地新华书店经销

开本 710×1000　1/16　印张 17　字数 250 千字
2022 年 4 月第 1 版　2022 年 4 月第 1 次印刷
书号　ISBN 978 - 7 - 5132 - 7415 - 9

定价　65.00 元
网址　www.cptcm.com

服 务 热 线　010-64405510
购 书 热 线　010-89535836
维 权 打 假　010-64405753

微信服务号　zgzyycbs
微商城网址　https://kdt.im/LIdUGr
官 方 微 博　http://e.weibo.com/cptcm
天猫旗舰店网址　https://zgzyycbs.tmall.com

如有印装质量问题请与本社出版部联系（010-64405510）

全国名老中医药专家学术传承系列案例教材

《跟国家级名老中医邵经明做临床》编委会

主　编　邵素菊（河南中医药大学）

副主编　华金双（河南中医药大学）

　　　　王培育（河南中医药大学）

编　委　（以姓氏笔画为序）

　　　　王　宇（上海中医药大学）

　　　　冯　罡（鹤壁市人民医院）

　　　　权春分（河南中医药大学）

　　　　张　君（河南中医药大学）

　　　　张　堃（上海中医药大学）

　　　　张应虎（开封市中医院）

　　　　张淑君（河南中医药大学）

　　　　孟令艳（河南中医药大学）

　　　　胡晓京（河南中医药大学）

　　　　徐　宁（河南省中医院）

前　言

  中医学作为中华民族的瑰宝，源远流长，博大精深，具有独特完整的理论体系和卓越的诊疗效果，为维护我国人民健康和民族繁衍作出了卓越的贡献。名老中医学术经验是中医学宝库中的璀璨明珠，对于名老中医学术经验的传承与发展是提高我国卫生健康保障水平和发展中医学术的重要支撑。如何有效、完善地传承与发扬名老中医学术经验，是当前亟需解决的重要研究课题。

  河南是医圣张仲景的故乡，人杰地灵，名医荟萃。河南中医药大学创建于1958年，是全国建校较早的高等中医药院校之一，也是河南唯一的中医药高等院校。学校拥有一批以国医大师、全国名老中医等为代表的国家级名老中医，他们以精湛的医术和独特的诊疗经验在全国享有较高声誉，为我校宝贵的资源和财富。将名老中医药专家宝贵的学术经验作为教学素材，采用全新的教学方法，将其纳入教学计划并有效实施，对于深化教学改革、促进中医药学术的传承与创新具有十分重要的学术价值和现实意义。

  随着教育教学改革的不断深化和新的国际化教育理念的引入，我国高等教育在教学内容、教学方法和教学手段等方面的改革不断创新。为进一步深化教学改革，突出办学特色，依托我校特有的资源和优势，我们组织编写了"全国名老中医药专家学术传承系列案例教材"，并在人才培养方案中设置"名老中医学术经验传承课程模块"，构建了"基于名老中医学术经验传承的案例式教学体系"。在教学实施过程中，采用以问题为中心的案例式教学方法，实现教学内容与教学方法的有效契合，达到跟名医做临床的良好效果，使名老中医学术思想和临床经验得到有效传承。

在本系列教材编写过程中，所有参编的老师们付出了大量的心血和汗水，在此表示感谢！限于编者的能力与水平，本套教材难免存在不足之处，敬请同行专家提出宝贵意见，以便再版时进一步修订完善。

全国名老中医药专家学术传承系列案例教材编审委员会

2021 年 3 月

编写说明

邵经明教授是我国著名的针灸学家，首批全国老中医药专家学术经验继承工作指导老师，国家中医药管理局首批中医学术流派传承工作室——河南邵氏针灸流派传承工作室创始人，河南省针灸事业的奠基人，河南省中医事业终身成就奖获得者。邵经明教授幼读私塾，先后拜清末举人名中医郭玉璜和近代针灸大家承淡安先生为师，深得两位先生经验之真谛、学术之真传。他从20世纪30年代起开设"鹤龄堂"悬壶应诊，以其精湛的医技和乐善好施的善举，一直被患者和同事等所称颂。邵经明教授博极医源，谙熟经典，精于临床，他独创的"邵氏五针法"治疗哮喘疗效显著，独具特色。此外，"努针运气热感法""火针治疗瘰疬"等经验亦值得后学潜心钻研。

本案例教材是以河南邵氏针灸流派传承工作室为依托，对邵经明教授学术思想和临证医案进行全面收集、归纳和整理，不断深入发掘邵老在辨证、用穴、针药并用等方面的学术思想，希冀能对同道有所启发和感悟。

在编写体例上，本教材围绕中医临床辨证思维，以案例为主题，以问题为中心进行编撰，力求还原邵老当年治疗疾病时的思路，本着重点突出、深入浅出、理论联系实际的精神，将中医各科知识融会贯通，在传承邵经明教授学术思想和临证经验的同时，循序渐进地培养医师的临证能力。

本教材分为邵经明教授学术思想和跟师临证两个部分。学术思想部分对邵老的学术特色及治学思想进行了高度概括；跟师临证部分，将临证医案分为内科病证、外科病证、妇科病证、儿科病证、五官科病证、其他病证等，每个医案均按照诊疗的时间、次序、过程进行叙述，并在诊疗过程中提出相关问题以启发学生思考，最后针对问题进行对应解析。本教材的特色之处在于将邵老的学术思想贯穿于每个医案的诊疗过程中，充分体现以问题为中心的教育理念，使学生通过学习，有效掌握邵老临证辨治的思路和方法，为今后从事临床打下良好基础，同时为临床医师提高业务水平提供良好的参考素材。

由于编写时间仓促及编者水平所限，教材中难免存在不足之处，敬请专家同道提出宝贵意见，以便我们进一步改进和完善。

《跟国家级名老中医邵经明做临床》编委会

2021 年 9 月

邵经明简介

邵经明（1911—2012），男，汉族，字心朗，号常乐老人，河南省西华县人，河南中医药大学（原河南中医学院）教授、主任医师，国家中医药管理局首批中医学术流派传承工作室——河南邵氏针灸流派传承工作室创始人，全国著名针灸学家，曾任中国针灸学会第一届委员会委员，全国高等医药院校针灸专业教材编审委员会委员，中国针灸专家讲师团顾问，张仲景研究会常务理事，河南省针灸学会第一届主任委员、第二届名誉会长，黄河中医药研究会理事，享受国务院政府特殊津贴，是全国首批中医硕士研究生导师，首批全国老中医药专家学术经验继承工作指导老师，河南省针灸事业的奠基人，河南省中医事业终身成就奖获得者。

邵经明教授 16 岁时即拜当地清末举人名中医郭玉璜门下，师满后续拜于承淡安先生。自此，邵经明正式走上研习中医针灸的道路，兢兢业业，主攻针灸，得先生经验之真谛，学术之真传。20 世纪 30 年代起，他在河南西华、周口开设"鹤龄堂"，悬壶应诊，针药并用，尤善针灸，救治乡邻，妙手回春，声名鹊起于豫东大地。中华人民共和国成立后，邵老于 1952 年组建周口镇第二联合诊所，1954 年进入周口市人民医院工作，1958 年河南中医学院成立后又选调至学校任教，为河南中医学院的建院元老之一。

邵老熟谙《黄帝内经》《难经》《伤寒论》《金匮要略》等经典著作，尤对仲景思想很有研究。他从医 80 余载，临床经验丰富，能取各家之长，精于针术，工于汤药，临床讲究方精穴简，理明证清，效专力宏，重视中西合璧，四诊同参，针药并用，内外兼施，治法独树一帜。诊治疾病师古而不泥古，独创治疗哮喘之"邵氏五针法"和"努针运气热感法"等特殊针法，堪称杏林一枝、针界一绝。临床善用背俞穴，手法娴熟，医技精湛，疗效非凡。邵老在行医过程中积累了大量的诊治资料，总结出许多行之有效的临证经验，治疗各科疑难杂症，形成了自己的一套诊疗体系。

邵老一生克己奉公，勤勤恳恳，为河南省针灸事业的发展作出了不可磨灭的贡献。他志坚行苦，奔走呼吁，在他的努力下，成立了河南中医学院针灸系；又与同仁一道，为针灸系的蓬勃发展默默奉献，手足胼胝。五十余春秋教学生涯成就桃李缤纷，杏林满苑。

邵老挑灯攻读，奋发蹈厉，精心著述，先后发表论文60余篇，撰写了《针灸简要》《针灸锦囊》《针灸防治哮喘》等专著，参编第二版、第三版全国高等中医院校教材《针灸学》和《各家针灸学说》等；担任《中国针灸大全》副主编；参加《当代中国针灸临证精要》等多部专业书籍的撰写。他学富五车，被褐怀玉，其踔绝之能令人肃然起敬。

邵老一生淡泊名利，粗衣粝食；而面对公益事业，他每每慷慨解囊，博施济众，更是将自己积攒多年的10万元全部捐献给河南中医学院，用于支持中医药教育事业。邵老自己从不妄称将伯之助，但誓以微薄之力，解衣推食，旷济世人，众人皆为之感慨，实属杏林楷模。

目　录

上篇　学术思想

下篇　跟师临证

上　篇

学术思想

第一章　邵经明学术思想

一、崇尚经典，融贯中西

邵经明教授崇尚经典，认为熟读、背诵经典著作是做医生的一项基本功，学活用好经典，能达到事半功倍的效果。邵老在初入医门时，即熟读背诵《药性赋》《汤头歌诀》《伤寒论》《儒门事亲》《医宗金鉴》等中医书籍，对四大经典及历代名家著作，尤其对杂病歌诀、《伤寒论》及《医宗金鉴》，不仅精读熟记，对其运用更是游刃有余。如其学生回忆曾收治一例左下肢骨折术后患者，左下肢不痛，右下肢反而痛甚，多方医治无效后请教邵老。邵老指出，经脉循行左右交叉；经脉之气左右互通，正如《素问·缪刺论》云："邪客于经，左盛则右病，右盛则左病，亦有移易者，左痛未已而右脉先病，如此者，必巨刺之。"邵老提出左右交替针刺治疗，可收良效。学生依法行之，收效满意。正是邵老这种锲而不舍、持之以恒的学习精神，才使其对经典文献、医书脉诀无不通晓，烂熟于胸，故而在临床诊治疾病时得心应手。

邵老作为中医大家，继承了承淡安先生中西汇通的学术思想。承先生言："夫西洋科学，不是学术唯一之途径，东方学术，自有其江河不可废之故……西洋科学，能持之有故，言之成理，东方学术亦能之。"受此思想的影响，邵老行医八十余载，一生笔耕不辍，与时俱进，追求精益求精，积极汲取西医学的种种营养以丰富自己的学识，形成了自己独特的诊疗体系，应用中医、西医两套理论和诊疗方法诊治疑难杂病。

二、病证合参，诊断精确

邵老常说："明确诊断是正确治疗的重要前提，关乎患者的健康与生命。有人自矜奇技，既不识脉，也不察形，但问何病，便针其穴；亦有略知孔穴，未通医理，便滥施针艾，以致延误病情，终成痼疾。"邵老深感于此，常告诫后学："辨证施治是中医的特色，针灸临床必须做到四诊合参，详察病情，辨证施治。"

邵老认为，疾病多错综复杂，尤其是疑难杂症，常常是寒热夹杂，或虚实并见，或数经同病，或诸脏皆疾，从而导致临床见症变化纷纷。邵老强调，临床诊断绝不可同一而论，更不可以偏概全，拘泥一家之谈。一旦误诊，轻则延误病情，重则危及生命，准确明晰的诊断是治疗疾病的前提。邵老精于辨证，诊治疾病重视望、闻、问、切四诊合参，强调八纲、气血、经络、脏腑辨证，尤其对疑难杂症更应分清在表在里，在气在血，属寒属热，属实属虚，以明辨病证性质，指导临床治疗。邵老认为，辨证是中医特色，临床诊治疾病时是任何方法都不可取代的，但辨病也不可忽略。邵老指出："尺有所短，寸有所长，西医学有其优点，中医学有其特长，医者要学会用两条腿走路。"坚持中西医结合，要取长补短。对于疑难杂症的诊治常根据病情，在辨证的同时，注重与辨病有机结合，借助科技手段进行相关方面检查，以明确诊断，有针对性地进行治疗。

邵老指出，临证必须思路清晰，综合分析，正确判断，做到病清证明，有的放矢，临证治疗或攻邪，或扶正，或攻补兼施，合理选穴，恰当遣方，方可大大提高临床治疗效果。如哮喘，在施治之前，既要重视中医的四诊合参，辨别疾病的寒热虚实，又要善于结合有关检查、鉴别诊断方法，以确定是支气管哮喘、喘息型支气管炎，还是合并有肺气肿、肺心病，或是慢性阻塞性肺疾病等，将病症综合分析后，再决定或攻邪，或扶正，或攻补兼施，如此方可避免误诊误治，才能提高治疗效果。

三、取穴精当，巧施配穴

经脉有着各自的循行路线，每条经脉都与脏腑有着密切的联系。腧穴是人体脏腑经络之气输注于体表的部位，是针灸治疗疾病的刺激点，是针灸处方要素之一。邵老认为，临床选穴配方是否得当，直接影响着治疗的效果。邵老深谙《针灸大成·穴有奇正策》所言"治法因乎人，不因乎数，变通随乎症，不随乎法"，认为取穴如用药，贵在精而不在多，临证既要注意腧穴的协同增效作用，还要考虑腧穴的拮抗性。他强调取穴有主次，施术有先后，取穴过多，手法繁杂，盲目处方，不分主次不仅会影响临床疗效，甚则可使疾病加重。邵老临证取穴以经络学说为指导，依据病情，循经远取和局部近取相结合，以精简取穴为总则，抓主要矛盾，以求治本，临床常取 2～4 穴，有时仅需一穴便可收到奇效。如曾治一例 20 岁女性患者，感冒受寒而发热，白天吃药体温一直未降，夜晚体温升至 39.3℃，找邵老针治，邵老取大椎用 1.5 寸毫针刺入 1.2 寸，给予强刺激令其发汗即起针，加拔一大号火罐，留罐10 分钟，起罐后体温降至 37.1℃，次日患者述体温已正常，直呼神奇。再如一 10 岁儿童，出生 3 个月时，因受凉突然呼吸急促，气短，喉间痰鸣，经打针吃药，喘势虽缓解，但自此平喘药不能停用，停用喘即发作，近 1 年哮喘反复发作，药物已难以控制，故来求治于邵老。邵老选用 1 寸毫针，在大椎穴刺入 0.8 寸，肺俞、风门选用 0.5 寸毫针，刺入 0.3 寸，用平补平泻法，留针 30 分钟，起针后 5 穴中间加拔一火罐，留罐 10 分钟，起罐后患儿自觉呼吸顺畅，继针 3 次，胸闷气促、哮鸣音基本消失，药已停用，按前法共治疗两个疗程，患儿体质改善，饮食增加，胸闷气喘消失，随访两年未有发作。

因临床疾病纷繁多变，尤其是疑难病症，常涉及多脏、多经，临床不可过分拘泥穴数，应依病情而定，在抓住主要矛盾的同时，要兼顾其他方面，主配结合以提高疗效。如邵老创立的"邵氏五针法"（又名"三穴五针一火罐法"）治疗哮喘，取肺俞、大椎、风门为主穴，由于引起哮喘之病因众多，临床表现各异，故临证常根据不同病情辨证配穴，如因外感诱发者配合谷；咳嗽甚者配尺泽、太渊；痰壅气逆者配天突、膻中；虚喘者配肾俞、关元、太溪；心悸者配心俞或厥阴俞、内关；口干舌燥者配鱼际等。再如治疗妇科病，邵老强调，女子以血为本。疾病发生关乎于气血，认为妇科病的发生与肝、脾、肾三脏及冲任二脉关系密切，其病机乃脾失健运，肝失疏泄或肾虚不固，引起冲任损伤、气血失调所致。治疗时邵老重视关元、三阴交穴的组合运用，以二穴为主治疗妇科病有着神奇疗效。然疾病不同，配穴有别。如治疗月经不调配伍气海，治疗痛经配伍太冲，治疗经闭配伍血海，治疗崩漏配伍隐白，治疗带下配伍带脉，治疗阴痒配伍中极、曲泉等。

四、整体辨证，善用背俞

邵老认为，人是一个完整的有机整体，脏与脏之间、腑与腑之间、脏与腑之间、脏腑与组织器官之间，通过经络密切联系。当一脏或一腑有病时，常会累及他脏或他腑，从而表现出错综复杂的证候。临证时不能只考虑局部，而忽略了整体，因为局部的病变可以是整体变化的原因，也可以是整体变化的结果；它既可以促成整体的变化，又可以是整体变化的继发性损害。因此，临床既要重视局部，又要注意整体，把人体、病情、症状等有机地结合起来，分清标本、轻重、缓急，抓住主要矛盾，给予有针对性的治疗。

针灸的治病特点是刺激腧穴，激发经气，调动机体自身调节能力，从而达到治病之目的。针灸作用于腧穴后，不仅给局部以影响，还可通过经络给机体以整体性影响。邵老在整体辨证的基础上，善用背俞穴，许多屡经药物治疗无效的病证，经他针灸治疗后常获良效。邵老认为，背俞穴是脏腑之气输注于背腰部的特定穴，与脏腑关系非常密切。他常说，背俞穴治疗脏腑病证具有其他穴位无法替代的效果。针灸背俞不仅能调整与之相关脏腑的功能，治疗脏腑病，而且还能治疗与该脏腑相联系的脏腑、组织、器官的疾病。邵老在长期的临床工作中不断探索，总结出背俞穴在治疗脏腑病中的妙用，如肺俞配合大椎、风门治疗哮喘，配曲池、血海治疗荨麻疹，配迎香、合谷治疗过敏性鼻炎；心俞配合神门、内关治疗失眠，配厥阴俞、足三里治疗心悸，配风池、百会治疗郁证；肾俞配关元、三阴交治疗前列腺炎，配膀胱俞、中极治疗小儿遗尿等。此外，邵老善用肺俞、胰俞（胃脘下俞）、脾俞、肾俞为主治疗糖尿病；取脾俞、肾俞、大肠俞为主针灸并用治疗五更泄；取肝俞、胆俞为主治疗胆囊炎、胆结石；取肾俞、膀胱俞为主治疗急性前列腺炎、慢性前列腺炎等，均有良好效果。

对于背俞穴的操作，邵老打破常规，治疗脏腑病时，一改前人沿用的斜刺法，选用 1 寸毫针直刺，视患者胖瘦刺入 0.5 ～ 0.8 寸；治疗脊髓病时又多采用斜刺深刺之法，选用 1.5 寸毫针刺入 1.2 寸左右，经多年临床实践验证，疗效显著。

五、治神调气，令志在针

《素问·宝命全形论》指出："凡刺之真，必先治神。"治神贯穿于针灸治疗的全过程，既要注意针灸施治前调治患者的精神状态，又要重视针灸操作过程中医者专一其神、意守神气，患者神情安定、意守感传和出针后的调神。邵老经常告诫后辈要想取得好的针刺效果，不能仅仅拘泥于形迹，徒守刺法，只有掌握治神之法才能称之为上工，正如《灵枢·九针十二原》所言："粗守形，上守神。"

邵老针灸临床重视治神调气，主要体现在三个方面：一是医者平素要通过"修为"养自身之神。邵老认为："练意、练气是针灸大夫的基本功。"力度的运用，气息的调节，意志的聚散，无不影响着针刺效果。邵老一生从未间断日常养生练功，抓住点滴时间"闭目养神""调心、调息、调意"；他的书法或行云流水，或苍劲有力，把"精""气""神"体现得淋漓尽致。邵老认为，唯有精神内守，全神贯注，方能使心静气行，经络畅达。二是邵老将唐代孙思邈《大医精诚》"凡大医治病，必当安神定志，无欲无求，先发大慈恻隐之心，誓愿普救含灵之苦"奉为座右铭。他认为临床诊治疾病时，要了解患者正邪之盛衰，病情之虚实，气机之变化，应仔细观察、了解掌握患者的精神、心理状态，以及患者的工作、生活情况，及时给予患者相应的良性暗示和心理疏导，以增强患者战胜疾病的信心，使患者从终日沉浸在疾病的烦恼郁闷中解脱出来，同时可增强患者对医生的信任，建立良好的医患沟通氛围，从而为治疗疾病打下坚实的基础。三是在施治过程中邵老重视对得气的把握，以气为要，密意守神。要求医者做到如《标幽赋》所说："目无外视，手如握虎；心无内慕，如待贵人。"即医者要精神集中，全神贯注，专心致志地体会针下感觉和观察患者反应，根据情况给予催气或行气等手法，注重捕捉"得气"之感，同时要求患者心定神凝地体会针感，专心注意于病所，以促使气至。即医患双方密切配合，神气相随，"必一其神，令志在针"，才易使针入神入，神至气至，得之心而应之手，即可收到好的治疗效果。

邵老指出，在治病期间，患者要注重养神，调畅情志，改善心理活动，从而神志安定，气机畅达，邪祛正复。也可结合自身情况，配合静功、自我按摩、太极拳等养生方法，以巩固疗效。切忌大怒、大喜、大悲、大忧，以免"其气复散"，前功尽弃。正如《素问·移精变气论》所说："得神者昌，失神者亡。"

六、注重指力，得气为要

邵老认为，针刺治疗疾病辨证求因、准确取穴至关重要，但手法也不可忽略。正确而熟练的针刺手法，必须有一定的指力作为基础。作为一名针灸医生，要想使一根针在自己手中运用自如，做到进针不痛，起针不觉，得心应手，必须在指力上下功夫，做到"手如握虎"（《素问·宝命全形论》）。邵老信奉"持针之道，坚者为宝"，注重针刺基本功的训练，在长期临床实践过程中，探索出两种单手进针法，即注射式进针法和指压捻入式进针法。这两种进针法具有操作简便、进针快速、省时无痛等优点，不仅可以提高针刺效率，且易促使针下得气。

邵老常说，针刺得气是获得疗效的关键，得气则效果好，得气速则效亦速，得气迟则效亦迟，不得气则效果差，甚或无效。因此，针刺治病宜首重得气，凡针后不得气者，需施行一定手法促使经气速至。邵老临证总结出5种催气手法，促使得气以提高疗效。①进退催气法：右手拇食中三指夹持针柄，将针刺入腧穴后，拇指向前搓针，同时向下用力，使针向下略插为"进"；拇指在向后捻动的同时，将针向上微提为"退"。催气时，一进一退，一搓一捻，交替进行，直至得气为止。②捻捣催气法：右手拇食中三指夹持针柄，将针刺入腧穴后，拇指向前轻微捻动针柄（捻动范围在180°左右），同时借助腕关节的震颤，一上一下地捣动，如"捣蒜""雀啄米"状，直至得气为止。③探寻催气法：右手拇食中三指夹持针柄将针刺入，当针刺到应刺深度仍不得气时，可将针轻轻提至皮下，改变针刺方向，分别向穴位四周上下提插探寻，直至得气为止。④颤指催气法：右手拇食二指夹持针柄，将针刺入腧穴后，手腕及手指自然地轻微颤动，做小幅度、快频率的进退震颤动作，使针身发生轻微颤动，以促使得气。⑤搓针催气法：右手拇食中三指夹持针柄，将针刺入腧穴后，食中二指保持不动，拇指向前或向后用力搓针柄，如搓线之状，直至得气为止。临床可根据刺激强度需要，采用轻搓或重搓，针柄搓动180°为轻搓，针柄搓动360°为重搓。但不可搓得太紧太快，应一搓一放，以免肌纤维缠绕针身，引起疼痛。

七、努针运气，独创热感

邵老在几十年的行医生涯中，不仅注重指力训练，而且非常重视日常养生练功，常闭目养神，"调息、运气"，将练气与练指并行。邵老认为，古人强调的"精神内守""净心""恬恢虚无""养神"等调心的方法，即是练气的关键，唯有精神内守，全神贯注，方能使心静气行，经络畅达。

邵老在长期的临床实践中不仅探索总结了多种针刺手法，而且重视针刺与运气的结合，将两者融为一体，创努针运气热感手法，临床应用颇有效验。其操作方法：先将针刺入一定深度，待得气后将针轻轻提至皮下，然后分段缓缓刺至应针深度，待气复至，右手拇指向前，食指向后捻针，然后紧持针柄，固定不动，意在拇指向前，聚精会神，以待热感，同时结合运气，以意领气，通过拇食指把气发至针体，以促使针下产生热感。据临床观察，施用上法后，多数患者可产生热感，有的出现于局部，有的循经感传，有的热及全身，甚至出汗。邵老曾治一名12岁女学生，膝关节疼痛多日，针刺内膝眼、外膝眼，行热感手法，患者感整个膝部发热，疼痛顿止。又治一女性患者，50余岁，患坐骨神经痛月余，表现为自左髋关节至大腿后侧，小腿后外侧剧痛难忍，行走困难，伴下肢寒冷，舌淡红且滑润，苔薄白，脉沉迟无力。

证属寒痹。邵老取环跳、委中、阳陵泉，其中环跳得气后行热感手法，患者当即感到腿有温热感，好像一股暖流，从髋关节传至足，起针后，疼痛大减，凉感也明显减轻，可站立行走。按此法连针 3 次而愈。

八、去菀陈莝，刺络放血

邵老认为，血与气并行脉中，周流全身，宜通不宜滞，气血通则百病不生，气血壅滞则诸症蜂起。正如《素问·调经论》所云："血气不和，百病乃变化而生。"《备急千金要方》云："诸病皆因血气壅滞，不得宣通。"邵老认为，宣通气血之法，莫捷于放血，各种邪热壅盛之证，无论是表热、里热，还是局部热、全身热，均可采用刺络放血疗法，使侵入机体的毒热之邪随血而出，从而起到清热解毒、调和营血、通络消肿、祛腐生肌等作用，使机体功能恢复正常。如治疗急性扁桃体炎，取局部阿是穴、少商、商阳，高热者加大椎穴，采用三棱针速刺法，可泄热消肿止痛；再如带状疱疹，无论处于哪个阶段，如前驱期、发疱期、后遗神经痛期，均可在病变部位采用三棱针散刺法，或皮肤针叩刺，并配合局部拔罐，具有很好的清泄热毒、通络止痛效果。凡经络壅滞、脏腑功能失调所致病证及沉疴痼疾，采用刺络放血之法，有泄热逐瘀、开窍醒神、宁心定志、消肿止痛、祛瘀消癥等功效，可使经络通畅，气血调和，脏腑功能正常，疾病自愈。如治疗实证之郁证（焦虑症），取大椎、心俞、肝俞，采用刺络拔罐法，可疏肝解郁，清泄邪热，宁心定志。

邵老经过几十年的临床实践，总结出四种治疗瘀热壅滞痼疾常用之法。①速刺法（点刺法）：多用于指端的井穴、十宣、耳穴放血等。如点刺少商治咽喉肿痛，点刺耳尖治目疾，点刺十宣治晕厥、指趾麻木。②缓刺法：多用于浅层静脉放血，如曲泽、委中治疗急性腹痛、吐泻。③围刺法：在病灶周围点刺，也可配合拔罐，如治疗丹毒等。④散刺法：根据病灶大小，用三棱针由外向内环形点刺，或用皮肤针叩刺，并可配合拔罐以助排血，多用于治疗扭伤、瘀血、肿胀及皮肤病，如带状疱疹、神经性皮炎等。

九、燔针焠刺，效奇功绝

燔针为古针具名，即火针。焠刺为古代刺法中九刺之一。邵老认为，火针综合了火灸、针刺的作用，可借火助阳，温经通络，鼓舞气血运行，温壮人体阳气，发挥祛邪散结、活血化瘀、搜风止痛的作用。《针灸聚英》云："破痈坚积结瘤等，皆以火针猛热可用。"邵老临证运用火针主要针对皮肤病、外科疾病，如瘿病、瘰疬、流痰、腱鞘囊肿等汤药所不及者。邵老强调，运用火针时要避开大血管和重要脏器，做到"深浅操之，手有定数"，灵活把握刺激量，针刺过深，内伤良肉；针刺太浅，不能祛病。

邵老运用火针治疗瘰疬可谓一绝，硬结大者每刺 2～3 针，小者常 1 针即可，每周治疗 1 次，一般针治 2～3 次可愈。对液化成脓不溃破者，每于火针后加拔罐，以使脓液尽出，起罐后，局部用消毒棉球擦拭干净，在疮口处用无菌敷料覆盖固定，短期内即可治愈。邵老运用火针治病的经验颇多，如焠刺"鸡眼"，起痣消疣，化痰祛瘀治疗"流痰"等，都有很好的临床效果。

十、广开治路，针药兼施

邵老早年习医之始即内外兼修，后虽专攻针灸，但处方用药始终没有荒疏，特别是治疗疑难杂症常常针药并举。邵老尊崇药王孙思邈所言："若针而不灸，灸而不针，皆非良医也；针灸不药，药不针灸，尤非良医也……知针知药，固是良医。"他深明《针灸大成·诸家得失策》中所说："有疾在腠理者焉，有疾在血脉者焉，有疾在肠胃者焉。然而疾在肠胃，非药饵不能以济；在血脉，非针刺不能以及；在腠理，非熨焫不能以达，是针灸药者，医家之不可缺一者也。"邵老十分赞赏先贤张仲景"针药并用"的主张，认为针灸属于外治法，善疏通经络，调理气血；药物属于内治法，长于协调脏腑、扶正祛邪。他认为："病有兼证，法有兼治，针治其外，药治其内，针药合用，重辨证论治，俾针药互补，相得益彰。"临证不可墨守成规，拘泥于单一治法，应广开治路，扬长避短，遵守辨证论治原则，根据病程长短、病证急缓、病位深浅等多重因素，决定用针，或用灸，或用药，或针药并用，临证不可有门户之见。邵老不仅在针灸方面独树一帜，在汤药应用方面更是自成体系。他用药立法严谨，强调理法方药完备，其方简药精，药味虽平淡，却有出奇制胜之妙。在治疗疑难杂症时，邵老常将针、灸、药结合，相辅相成，功效相得益彰，使得许多顽固之疾都能手到病除。

如针药并用治疗原发性血小板减少性紫癜，针刺选穴以足三里、血海、三阴交、曲池、合谷为主；用药以理血养肝健脾汤为主方，同时，本着"有是证，用是药"的原则，随症配穴、用药。针药并用治疗癫痫，针取大椎、百会、风池、间使、腰奇等穴，可收醒脑开窍、镇惊息风之功；配服定痫散，以加强平肝息风、安神定痫之效。针药并用治疗肠粘连，针刺主穴脾俞、胃俞、大肠俞、中脘、章门、天枢、足三里，其他随症配穴；汤药用归芍五仁橘皮汤加减，均获得良效。

早在 20 世纪 60 年代初，邵老就提出，针灸临床治疗要讲究"理、法、方、穴、术"，形成了其完整的理论体系和独具特色的学术思想，改变了长期以来"针术秘而不宣，习者无所适从"的状况，丰富了当代针灸理论及临床应用的内涵。

下　篇

跟师临证

第二章　内科病证

第一节　感　冒

感冒又称伤风、冒风，系外感六淫或时疫之邪，使肺卫功能失调所致的常见外感疾病。临床表现以鼻塞、流涕、喷嚏、咳嗽、头痛、恶寒发热、全身不适为其特征。其病情较轻者称"伤风"，病情较重且在一个时期内引起广泛流行，临床表现相类似的，称之为"时行感冒"。感冒一年四季均可发病，尤以气候骤变及冬春季节发病较高。西医学之上呼吸道感染、流行性感冒等属本病范畴。

【辨治思路】

感冒为临床常见病、多发病，有轻重之别、久暂之分。邵老强调，临床诊治感冒时，当先辨清虚实。一般而言，发热、恶寒、无汗、身痛，脉浮紧者，属表实；发热、恶风、汗出，脉浮缓者，属表虚。其次应辨清风寒、风热。风寒者常表现为恶寒重、发热轻、口不渴、咽不痛、小便清；风热者则常表现为发热重、恶寒轻、口渴、咽痛、小便黄等症状。治疗时应根据不同证型，进行辨证施治。若为风寒感冒则应解表散寒，用强刺激手法使患者发汗或用灸法以温散寒邪；若为风热感冒则应疏风清热，轻宣肺气，可配用三棱针放血的方法，使热邪外泄以达清热之目的。邵老临证常以大椎、风池、合谷为主穴治疗感冒，同时应详察病情，辨证配穴。如热甚配外关、曲池，头痛配太阳，咳嗽配太渊、尺泽，鼻塞配迎香，咽喉肿痛配少商点刺放血，咽喉肿痛严重可局部点刺放血，正虚配足三里，前额痛配上星、印堂，后头痛配后顶、玉枕。临床实践证明，只要辨证准确，配用适宜腧穴和采用恰当的针刺手法，往往能取得立竿见影的效果。

【典型医案】

病例 刘某，男，21 岁，1991 年 5 月 15 日初诊。

［主诉］头痛、咽痛、发热 1 天。

［病史］患者昨日自感身体不适，随之开始流鼻涕，咽喉疼痛，至夜晚微觉怕冷，头痛，全身疼痛，乏力，发热。今日即来我院针灸门诊求治于邵老。

［现症］面色红，神疲倦怠，头痛，全身骨节疼痛，鼻塞，偶有咳嗽，食欲不振，大便正常，小便略黄。体检：体温 38.7℃，咽部红肿疼痛。舌尖红，苔薄黄，脉浮数。

问题

（1）感冒的病因病机是什么？时行感冒的特点是什么？

（2）患者头痛，全身骨节疼痛，鼻塞，咽部红肿疼痛，小便略黄，舌尖红，苔薄黄，脉浮数，应辨证为何种证型？

（3）如何区分感冒表虚、表实之不同？

［治疗过程］

治则：疏风清热，宣肺解表。针灸处方：大椎、风池、合谷、太阳、迎香、少商。操作方法：穴位常规消毒后，先刺大椎，选用 1.5 寸毫针，刺入 1.2 寸；风池、合谷、太阳、迎香均选用 1 寸毫针，风池向鼻尖方向刺入 0.8 寸，使酸胀感传至头部，不可向内上方斜刺，以防刺入枕骨大孔，发生意外；太阳直刺 0.5 寸；迎香穴沿着鼻唇沟向上斜刺 0.5 寸；合谷直刺 0.5 寸。大椎、合谷用提插捻转法，中强刺激，令其发汗，留针 30 分钟，每 10 分钟行针 1

次，出针后于大椎处拔一大号火罐，留罐 10 分钟。少商穴用小号三棱针点刺，挤出少量血液。治疗结束后，体温降至 37.4℃，鼻塞消失，头痛、咽痛明显减轻。嘱其注意休息，多喝水，若有不适复诊。

次日电话随访，诸症消失而告愈。

问题

（4）如何理解处方中各穴的配伍意义？

（5）治疗感冒时合谷穴应如何配伍运用？

【问题解析】

（1）《素问·骨空论》曰："风从外入，令人振寒，汗出头痛，身重恶寒。"说明感冒主要是感受风邪所致。风为百病之长，常夹杂其他时令之邪共同致病，其中以风寒、风热所致感冒最多见。外邪往往在人体正气不足、卫外不固之时侵袭机体，多从口鼻、皮毛而入，使肺卫不和，肺失宣降，即出现卫表及上焦肺系症状。夏秋之交暑多夹湿，也可表现为暑湿伤表证。也有因感受时疫毒所致者，称为"时行感冒"。《诸病源候论·时气候》云："春时应暖而反寒，夏时应热而反冷，秋时应凉而反热，冬时应寒而反温。"时行感冒即是四时之气失常，非时之气夹时行邪毒伤人，卫外之气不能调节应变，致使发病率升高，其突然发病，多呈流行性，且症状重于普通感冒。

（2）患者头痛，身痛，骨节痛，鼻塞，为风邪袭于肌表，邪气郁滞经脉，气血运行不畅所致；风热侵袭肌表，卫外功能失常，邪正交争，则见发热、恶寒；风热上扰，熏蒸咽喉，则咽部红肿疼痛；小便略黄，舌尖红，苔薄黄，脉浮数，均为风热之象。脉症合参，证属风热感冒。

（3）感冒有表虚证和表实证之不同。表虚证可见发热，汗出，恶风，脉浮缓；表实证可见恶寒，发热，无汗，身痛，脉浮紧。

（4）本案以大椎、风池、合谷为主穴。大椎属督脉，是督脉与手足三阳经的交会穴，为"诸阳之会"，可宣通一身之阳气，具有清热解表、疏风散寒的作用，对风寒、风热感冒均可作为主穴而运用。对于风热感冒，大椎穴除了用中强刺激手法使患者出汗，以达到解表泄热的作用外，还可点刺放血以加强清热之力；风池穴属于足少阳胆经，位于后项部，是祛风之要穴，对外风、内风均有显著效果；大椎、风池相配，共奏祛风解表、通络止痛之功。合谷穴为手阳明大肠经的原穴，属阳主表，其性轻升，具有升而能散的特性，是治疗外感病之要穴。太阳是经外奇穴，为治疗头痛、头晕之要穴，针之可清头明目，通络止痛；迎香为手阳明大肠经穴，位于鼻旁，具有疏散风热、通利鼻窍之功；少商为手太阴肺经之井穴，点刺放血，既可达清热利咽之效，同时可加强主穴祛风清热解表之力。诸穴合用，其清热祛风、宣肺解表、通络止痛之功益彰。

（5）合谷穴属于手阳明大肠经原穴，位于手背第1、2掌骨之间，第2掌骨桡侧的中点处，具有疏风解表、通经活络、行气止痛等作用，临床应用十分广泛。合谷穴性轻升，升散作用较强，向上走向外散，向上走能够治疗头面五官病，向外散能够治疗风寒、风热之外感病。临床针对感冒出现的不同表现，配用相应的穴位，即可获得良好效果。如配大椎、风池、曲池，可治疗感冒发热；配列缺、外关，治疗感冒头痛；配迎香治疗鼻塞；配复溜治疗少汗或多汗。

【学习小结】

1. 针灸治疗感冒疗效较好，在缩短病程、减轻症状等方面具有显著优势，对于病情较轻、病程短者，常一两次即愈，故提倡及早采用针灸治疗。

2. 邵老治疗感冒常以大椎、风池、合谷为主穴，并根据不同证型，分别配以拔罐、艾灸、放血疗法治疗。

3. 邵老在临床中发现一些体质虚弱，或经发汗药表邪仍不解者，针刺足三里，可增强机体抗病能力，并有预防感冒之作用。对感冒迁延，失治或误治并发肺炎、支气管炎者，要及时调整针灸处方，或采用针药结合治疗，以防病情进一步加重。

【课后拓展】

1. 查阅文献，了解古代医家对时疫感冒的认识及治疗。

2. 思考针灸或中药治疗感冒的优势是什么？

3. 通过对邵老治疗感冒经验的学习，你的心得体会及感悟是什么？

4. 大椎退热的依据是什么？如何从大脑皮层 – 下丘脑 – 体温调节中枢等方面认识大椎退热的科学内涵？

第二节　咳　嗽

咳嗽是指外感或内伤等因素，导致肺失宣肃，肺气上逆，冲击气道，发出咳声或伴咳痰为主要症状的一种病证。咳嗽一名首见于《黄帝内经》，将有声无痰称为咳，有痰无声称为嗽，有痰有声谓之咳嗽。临床多以痰声并见，很难截然分开，故以咳嗽并称。

咳嗽既是独立性的病证，又是多种肺系病证的一个症状。

【辨治思路】

邵老认为，引起咳嗽的原因很多，临床应首先分清外感与内伤。一般来说，外感咳嗽多为新病，属于急性咳嗽，每于感邪之后突然发生，伴有鼻塞、流清涕、喷嚏、咽痒、恶寒、发热等症；内伤咳嗽多是宿疾，属于慢性咳嗽，起病缓慢，往往有较长的咳嗽病史，常有其他脏腑见症。如果外感日久，迁延不愈，而渐至内伤，内伤咳嗽，肺卫不固，易感邪而发病，导致患者内伤、外感并存，临床应注意辨别。其次，应辨别咳嗽的声音及发作时间，一般咳嗽声音洪亮有力者属实；咳声低弱者属虚。咳嗽时作，发于白昼，鼻塞声重者，为外感咳嗽；晨起咳嗽阵发加剧，咳嗽连声重浊，痰多，为痰浊咳嗽；夜卧咳嗽加重，咳声轻微短促，多为阴虚咳嗽。

邵老指出，治疗咳嗽当辨明病位，确定病性，分而治之，在辨证的基础上分三期论治。早期治宜宣散，以宣肺祛邪为法；中期治宜肃肺，以调理气机为法；后期治宜补肺，以补肺健脾、纳肾固本为法。治疗常以肺俞、大椎、风门、天突为主穴。外感配合谷，发热配曲池、合谷，咳甚配尺泽、太渊，吐痰带血配尺泽、孔最，痰多纳呆配丰隆、足三里，胸痛、胸闷配膻中、内关，咳引胁肋疼痛配期门、阳陵泉，咽喉干痒配鱼际，盗汗配复溜、合谷，久咳配膏肓、肾俞、足三里，兼有恶寒、背痛，可于背部针刺后拔火罐。

邵老采用针灸治疗咳嗽，疗效显著，尤其是咳嗽初期，一经针治立刻见效。对久咳者即刻止咳效果虽佳，但必须按疗程治疗，才可获得满意疗效。临床可根据具体病情，在针刺治疗的同时，配合艾灸或拔罐等方法，可大大提高临床疗效。

【典型医案】

病例　陈某，女，40 岁，1989 年 8 月 13 日初诊。

［主诉］干咳 3 年余，加重 3 个月。

［病史］患者在 3 年前 7 月间，感冒发热治愈后，经常感觉咽干喉痒，遂出现干咳，无痰，因当时对生活和工作影响不大，没有引起重视。病情逐渐加重，特别是每逢进食辛辣之食物后，咽干舌燥，甚至喉痛，干咳加重。近 3 个月来，咳嗽加剧，偶有少量黏痰，不易咳出，夜间影响睡眠，经药物治疗效果不明显，故要求针灸治疗。

［现症］神志清，语言流利，形体中等，动作自如，干咳无痰，面色潮红，咽干舌燥，眠差。舌质红，少苔，脉细数。

问题

（1）患者干咳无痰，面色潮红，舌红少苔，脉细数，病变属于何经或何脏腑？

（2）咳嗽的病因病机是什么？

（3）在咳嗽的诊断中，辨痰的意义何在？

［治疗过程］

治则：滋阴润肺，化痰止咳。针灸处方：肺俞、大椎、风门穴为主，配尺泽、太渊、鱼际。操作：令患者坐位，皮肤常规消毒，大椎、尺泽选用1.5寸毫针，直刺1.2寸，肺俞、风门、太渊、鱼际选用1寸毫针，肺俞、风门、鱼际直刺0.5寸，太渊直刺0.3寸。三主穴用平补平泻手法，尺泽、鱼际用泻法，太渊用补法，留针30分钟，每隔10分钟行针1次。起针后于三主穴之间加拔一大号火罐，留罐10分钟。

8月14日二诊：患者述针后咳嗽稍有减轻，咽干好转，余无明显变化，按上法继续针罐治疗，每日1次，10次为1个疗程。

8月24日三诊：患者经过10次的针罐治疗，干咳、咽干、舌燥等症状完全消失，睡眠正常。嘱患者休息1周后再行复诊。

9月1日四诊：患者在休息期间病情稳定，无反复，为巩固效果，继续治疗，隔日1次。

经过两个疗程的治疗，干咳等诸症未有复发，获得近期治愈。随访半年，病无复发。

> 问题
> （4）本案例的针灸处方选穴中，能够体现"子母补泻法"的是何穴？
> （5）鱼际穴在治疗本病中的意义是什么？
> （6）为什么症状消失后仍继续治疗1个疗程？

【问题解析】

（1）该患者病初为感受风热之邪，肺卫津伤，从而出现咽干鼻燥，干咳无痰，或有少量黏痰，不易咳出等一系列症状。3年来疾病常有反复，肺阴耗伤，则干咳加重；其病位在肺，属手太阴肺经病；风热之邪，灼伤肺阴，致肺阴不足，虚火内灼，肺失润降，津液不能上承，因而出现咽干鼻燥、干咳无痰等症状；其面色潮红，舌红少苔，脉细数，乃阴虚之象。

（2）邵老认为，咳嗽的病因不外外感与内伤两端。正如《医学心悟》指出："肺体属金，譬若钟然，钟非叩不鸣，风寒暑湿燥火，六淫之邪，自外击之则鸣，劳欲情志，饮食炙煿之火，自内攻之则亦鸣。"肺为娇脏，不耐邪侵，其外合皮毛，开窍于鼻，上连咽喉。风为百病之长，当风邪袭人，常夹寒、热、燥、湿等外邪一并伤人，侵袭肺系，由口鼻或皮毛而入，使卫外功能失调，肺气壅遏不宣，清肃失司，肺气上逆而引发咳嗽，《河间六书·咳嗽论》谓："寒、暑、燥、湿、风、火六气，皆令人咳嗽。"内伤咳嗽多由饮食不当，情志失调，劳倦过度，导致脏腑功能失调，病及于肺，致肺之宣降失常，肺卫失固，外邪易犯，内外合邪而发病；"肺手太阴之脉，起于中焦，下络大肠，还循胃口"。若饮食不当，伤及脾胃，健运失职，聚而为痰，"脾为生痰之源，肺为贮藏之器"，痰贮于肺，遇感引动，随肺气上逆，发为咳嗽；"肝足厥阴之脉……复从肝，别贯膈，上注肺"。若情志失调，肝郁化火，气火上逆犯肺而咳，或悲伤太甚则伤肺，使肺气亏耗，易遭外邪侵袭而发病；"肾者水藏，主津液"，肾气蒸化及肾阳温煦、推动作用主司和调节着全身的水液代谢。若劳倦太过，耗伤脾肺肾，气不化津，津聚为痰，则咳痰量多稀白，或痰伏于肺，肺气不足，腠理不密，遇邪即咳；或真阴亏耗，虚火上灼，肺失润降，则干咳不已。

（3）在咳嗽的发病过程中多夹痰，痰多又每致咳嗽，二者互为因果，先后难分。因此，痰的鉴别对于咳嗽的辨证分型尤为重要，可以从痰的颜色、性质和量三个方面着手。痰少或干咳无痰者，多属于燥热、阴虚；痰多者，常属痰湿、痰热、虚寒；痰白而稀者，属风寒；痰白而稠厚者属湿；痰黄而黏者属热；痰中带血多属热伤肺络。

（4）临床根据五行生克之关系，对内伤咳嗽的治疗"培土生金"法最为常用，亦是治疗久咳的重要大法。李东垣云："脾胃一虚，肺气先绝。"肺属金，脾属土，肺金乃脾土之子，母病及子，肺气虚则肺的宣发肃降失常，肺气上逆，咳嗽作矣。脾主运化水湿，若脾胃之气耗损，失其健运，水湿不化，聚生痰浊，上渍于肺，壅遏肺气，气机上逆，而出现咳嗽、痰多，故有"脾为生痰之源，肺为贮痰之器"之说。或脾胃虚弱，不能化生气血上输于肺，土虚不能资助肺金，母病及子，则肺气不足，气逆不降，或子病难愈，久咳不已。

本案例针灸处方中尺泽、太渊两穴体现了"子母补泻"（本经补泻法）。从腧穴的属性来讲，尺泽为肺经之合穴，五行属水；太渊为肺经输穴，五行属土。因此，肺脏（金）不足，当补母泻子，尺泽、太渊子母同取，补泻兼施，益肺降逆，祛痰止咳，临床疗效满意。

（5）鱼际乃手太阴肺经荥穴，杨上善曰："水出井，流而动也。脉出指，流而上行。大指本节后，象彼鱼形，故以鱼名之。赤白肉畔，故曰鱼际也。水溢为荥，谓十二经脉从指出已，流溢此处，故名为荥。""荥"即小水之貌，如荥水（小水）、荥泽（小泽）、荥灌（小水源源不断地流注）等，荥穴有津液荥灌的作用。《难经·六十八难》云："荥主身热。"鱼际属阴荥火穴，火克肺金，故刺其穴具有清肺泄热的作用。吴棹仙《子午流注说难》指出，"虚热舌上黄，身热头痛，咳嗽汗不出，痹走胸背痛，不得息，目眩烦心，喉中干燥"，皆可用针刺此穴之法来治疗。邵老在长期的临床实践中不断总结，提出鱼际穴不仅有很好的平喘止咳作用，更能起清热泻火、利咽生津之效。临床上对肺肾阴虚、津液缺乏者更为适宜，故本例患者取鱼际之目的，在于清热润肺，通利咽喉。

（6）临床治疗疾病时间的长短，应根据不同疾病及患者病情、病程、体质之不同而决定。本例患者经针罐治疗1个疗程后，症状完全消失，说明法证吻合。但因该患者病已3年，且在近期又有所加重，说明其体内有宿疾。虽经治疗症状消失，邪气已去，然正气尚未恢复，并未达到阴平阳秘的状态，故令其休息后继续给予治疗。对久病之顽疾，改为隔日1次，这样既可使患者自身得到调节，又可使针治的后效应得以充分发挥，从而收到最佳治疗效果。

【学习小结】

1. 针灸治疗咳嗽当分清外感内伤，辨明病位，确定病性，分而治之。在辨证的基础上分三期论治，早期治宜宣散，中期治宜肃肺，后期治宜补肺健脾，纳肾固本。治疗外感咳嗽见效快，疗效显著，而内伤咳嗽，需坚持按疗程施治，并应注意巩固治疗。

2. 邵老在诊治咳嗽时，常根据痰的情况进行辨证，同时根据不同兼证，辨证配穴，对症处理，选取特定穴进行施治。

3.邵老治疗咳嗽特别是内伤咳嗽，针对发作期、缓解期的不同治疗有别，灵活运用多种治疗方法，以提高临床疗效。

【课后拓展】

1.怎样运用中医学理论理解咳嗽"肺失宣肃，肺气上逆"的病机？

2.查阅肺俞、大椎、风门的穴位解剖，体会针刺角度、深浅与局部组织的关系。

3.通过对邵老治疗咳嗽经验的学习，你的心得体会及感悟是什么？

4.西医学对咳嗽是如何认识和治疗的？

5.针灸治疗咳嗽有什么科学依据？如何从中枢神经递质、蛋白基因类物质、免疫调节等方面认识针灸治疗咳嗽的科学内涵？

第三节　哮　喘

哮喘是临床常见的反复发作性肺系疾患。哮指发作性喉中哮鸣有声，呼吸急促，甚则喘息不得平卧为主要表现的病证；喘是以气短喘促，呼吸困难为临床特征。严重时甚至张口抬肩，鼻翼扇动，口唇发绀，汗出淋漓，不能平卧。临床上哮多兼喘，且二者病因病机大致相同，常杂合而至，故合称哮喘。

【辨治思路】

哮喘是一种不易根治的慢性顽固性肺系疾病，其病因病机颇为复杂，《症因脉治·哮病》曰："哮病之因，痰饮留伏，结成窠臼，潜伏于内，偶有七情之犯，饮食之伤，或外有时令之风寒，束其肌表，则哮喘之证作矣。"《景岳全书·喘促》曰："喘有夙根，遇寒即发，或遇劳即发者，亦名哮喘。"邵老认为，哮喘为本虚标实之病证。本虚是脏腑功能失调，尤其是肺脾肾三脏功能低下；标实为痰饮、瘀血内伏、六淫等外邪侵袭。其病位在肺，与脾、肾关系密切，基本病机为痰饮内伏，诱因触动，痰气搏结，壅塞气道，肺失宣降。辨证时应遵循"发则治标，平时治本"的原则，首先明确疾病的标本缓急，然后因人制宜。结合多年临床经验，邵老常说，哮喘骤发，多为邪实，治疗应以除邪治标为主；喘鸣等症既平，或久病未发之时，多为正虚，应以扶正固本为主，从而确定了"攻邪、扶正和攻补兼施"的治疗原则。邵老从20世纪30年代开始不断观察、摸索、筛选，最终总结出一整套能控制哮喘发作及预防复发的有效针灸辨证施治规律，命名为"邵氏五针法"，即肺俞（双）、大椎、风门（双）。治疗哮喘常以此三穴为主，根据不同病情，伍以不同穴位。如外感诱发配合谷，咳甚配尺泽、太渊，痰壅气逆配天突、膻中，痰多配中脘、足三里，虚喘配肾俞、关元、太溪，心悸配厥阴俞或心俞、内关，口舌干燥配鱼际等。邵老认为，选穴配方应力争以精简为原则，做到选穴精当，力专效宏，并强调"取穴有主次，施术有先后"。

　　哮喘缠绵难愈，故邵老提出"发作期与缓解期治疗并重"，认为这是针灸治疗哮喘的关键。根据中医学"急则治其标，缓则治其本"和"冬病夏治"的原则，提出了每年5～9月为本病的最佳治疗时期，凡经过针灸治疗见效后，次年夏秋季节，不论发作与否，须再针灸两个疗程，以巩固远期效果。

【典型医案】

病例1　吴某，男，20岁，1996年5月23日初诊。

［主诉］喘咳12年，加重两年。

［病史］患者12年前因受凉感冒而引发胸闷气喘，经治疗病情缓解。之后时有发作，尤其近两年病情有所加重，每遇感冒，闻及异味，胸闷气喘即发，在某医院被诊断为支气管哮喘，经常服用氨茶碱、强的松、百喘朋片等药物，虽可暂缓症状，但始终不能控制哮喘的反复发作。此次又因感冒再次引起哮喘发作，持续月余，口服西药及输液疗效均不显著，故来我院就诊。

［现症］面黄肌瘦，呼吸急促，胸闷，喘息抬肩，喉中痰鸣，痰多黏稠色黄，咳吐不利，发热，微恶寒，口干口渴，小便黄。舌暗淡少津，脉数稍滑。

体温38.1℃，听诊两肺满布哮鸣音。

问题

（1）患者喘息胸闷，伴发热恶寒，口渴，舌暗淡少津，脉数，说明了什么？

（2）从症状上看，患者属虚喘还是实喘？虚喘与实喘如何鉴别？

（3）如何理解哮喘的病因病机？

［治疗过程］

治则：宣肺泄热，化痰平喘。针灸处方：肺俞、大椎、风门。操作：患者侧卧位，常规消毒，大椎用1.5寸毫针，直刺进针，针尖稍向上，进针1.2寸，患者有沉胀感即留针；肺俞、风门皆选用1寸毫针，直刺，针入0.5寸，稍微捻转，使之得气，得气后患者即觉胸闷减轻，呼吸改善，遂留针30分钟，中间行针2次。起针后在三穴之间拔一个大号火罐，留罐10分钟。治疗结束患者即感觉呼吸畅快。

5月24日二诊：患者述昨日治疗后即感胸闷气喘大减，今肺部听诊哮鸣音虽未消失，但明显好转。按上法继续治疗。

5月29日三诊：患者按上法连治5次，喘平，哮鸣音消失。嘱隔日针治1次，10次为1个疗程。

前后共针治两个疗程，诸症消失。为巩固疗效，患者又于次年三伏天连续治疗两个疗程，连治3年。随访5年哮喘未再发作。

问题

（4）如何理解处方中各穴的配伍含义？

（5）如何掌握大椎、风门、肺俞的针刺手法？

（6）艾灸和拔罐法在哮喘中是如何运用的？

病例2 赵某，男，28岁，1992年7月11日初诊。

［主诉］喘息喉鸣16年，加重3年。

［病史］患者16年前感冒后出现喘闷、气急，经治疗症状缓解，但之后

常反复发作，病情时轻时重，间断服用地塞米松，症状可暂时缓解。近3年病情逐渐加重，每遇夏季天气闷热即发作，发时喘息哮鸣，呼吸气促，唇甲发绀，大汗淋漓，曾于湖南某医院检查过敏原，对烟味、煤气、灰尘、花粉等过敏，诊断为支气管哮喘，长期服用氨茶碱、地塞米松等药，但疗效不稳定，停药后经常复发。患者不愿继续服用西药，故来针灸科门诊求治。

〔现症〕喘息哮鸣，胸憋闷胀，张口抬肩，难以平卧，遇湿热、闷热天气病情加重，吐痰量多，色白质黏，伴腹胀，纳差，神疲乏力，面黄不华。舌淡，苔薄白，脉濡细。听诊两肺满布哮鸣音。

> 问题
>
> （1）患者喘息哮鸣，张口抬肩，难以平卧，痰多色白，说明哪些病机变化？
>
> （2）患者腹胀，纳差，神疲乏力，面黄不华，说明何脏腑发生了病变？
>
> （3）本案涉及哪些脏腑？

〔治疗过程〕

治则：健脾化痰，降气平喘。针灸处方：肺俞、大椎、风门、天突、膻中、中脘、足三里。操作：肺俞、大椎、风门针刺方法同前。膻中穴向下平刺，中脘、足三里均直刺，以得气为度。留针30分钟，起针后患者坐位，天突穴常规消毒，选用1.5寸毫针，先直刺进针，刺入皮下后，立即将针尖向下沿着胸骨柄后方平刺，稍加捻转即出针，患者立刻感觉胸闷憋气好转。每日针治1次。

7月15日二诊：患者述经3次针刺治疗后，已无胸闷憋气之感，可平卧，偶有咳痰，两肺听诊哮鸣音消失。遂减去天突、膻中，余穴不变，继续治疗，每天1次。

前后共计治疗两个疗程（20次），患者症状完全消失而告愈。随访1年未见复发。

问题

（4）如何理解初诊处方中天突、膻中、中脘、足三里穴的配伍意义？

（5）为什么治疗3次后，减去天突、膻中？

（6）天突的针刺操作要点是什么？

【问题解析】

病例1 （1）患者病初感受风寒，表邪未解，寒邪外束，日久入里，郁而化热，热不得泄，则热为寒束，肺失宣降，气逆作喘。故患者表现喘息胸闷，伴发热恶寒、口渴、舌暗淡少津、脉数等，此属表寒肺热，也称"寒包火"。

（2）哮喘患者首当分清虚实。实喘者呼吸深长有余，气粗声高，伴有痰鸣咳嗽，脉数有力；虚喘者呼吸短促难续，深吸为快，气怯声低，少有痰鸣咳嗽，脉弱或浮大中空。患者呼吸急促，喘息抬肩，喉中痰鸣，痰多黏稠色黄，脉数稍滑等，均说明病证属实，为实喘。

（3）哮喘是指呼吸急促，喉间哮鸣，甚者张口抬肩，不能平卧为主症的一种反复发作性疾病。其临床辨证有虚实两类，病机主要是宿痰伏肺，遇感引触，痰气搏结，壅阻于气道，肺失宣降所致。实喘主要由于外邪侵袭，情志失畅，饮食不节，劳倦太过等，使邪阻于肺，肺失宣降，气道壅塞所致；虚喘当责之于肺、脾、肾三脏，肺主气，司呼吸，主宣发肃降，肺虚不能主气，宣肃失职，不能通调水道，气不化津，聚液成痰，致肺气上逆而作喘；肺主卫，外合皮毛，肺气不足，卫外不固，易感外邪，邪阻于肺，肺失宣肃，气逆而喘。脾为后天之本，主运化，为气血生化之源，脾虚不运，生气无源，则气虚肌表失固，易招外邪侵袭，使哮鸣喘作；脾主升清，脾虚不能运化水湿，聚成痰浊，上贮于肺，肺失宣肃则为喘。肾主纳气，为气之根，肾虚则摄纳无权，喘促上气，呼多吸少；肾主水，主持人体水液代谢，肾阳不足则不能蒸化水湿，聚湿为痰；肾阴不足，虚火灼津为痰，上蕴于肺，肺失宣肃，喘鸣而作。肺、脾、肾三脏互相影响，可形成肺脾气虚或肺肾两虚之证。病情错综复杂，每可表现为下虚上实。

（4）肺俞属足太阳膀胱经穴，为肺的背俞穴，内应肺脏，是肺脏精气输注于背部的处所，具有调肺气、止咳喘、实腠理之作用，为治疗肺系病之主穴；大椎穴属于督脉，又名"诸阳之会"，是督脉与诸阳经之交会穴，具有疏风散寒、解表通阳、宣通肺气、降逆平喘、镇惊安神的作用；风门属足太阳膀胱经穴，又是督脉与足太阳膀胱经交会穴，为风邪侵袭人体之门户，针之可疏散风寒，宣泄阳热，调理肺气，止咳平喘；灸之可振奋经气，实腠固表，预防感冒，是主治肺系病证不可缺少的要穴。三穴同用，共奏疏风散寒、调理肺气、降逆平喘之功，既有镇咳平喘之效，又可预防哮喘之复发。

（5）邵老治疗哮喘之三穴五针皆位于背部，常规针刺一般为斜刺，邵老经过长期的临床验证，发现直刺治疗哮喘效果甚佳。施术时均以直刺为主，强调得气为度。《素问·刺要论》曰："病有浮沉，刺有浅深，各至其理，无过其道。"邵老针刺背俞穴时强调浅刺效不佳，深刺则有危险，对背俞穴的针刺深度应因人而异。成年人刺入 0.5 ～ 0.8 寸，以针下得气为度。留针 30 分钟，留针期间行针 2 ～ 3 次，视患者病情及体质采用提插捻转补泻手法。儿童可刺入 0.2 ～ 0.3 寸，少留针。不满周岁的婴儿，点刺不留针。哮喘发作期，每日针治 1 次，若喘已停止，可隔日针治 1 次，一般以 10 次为 1 个疗程。每个疗程中间休息 3 ～ 5 天。

（6）邵老临证常根据病情，或针或灸，或拔罐或放血，总以适合病情的治法为宜，左右逢源，补偏救弊，相得益彰。对于阴虚者宜针不宜灸或少灸，阳虚者宜多灸少针。研究发现，艾灸对于虚寒者的肺功能改善优于拔火罐。拔火罐偏重于祛邪，针后拔火罐，适宜于体质阳亢，或合并感染有热的患者，可起到清热、消痰、平喘之效果。

病例 2　（1）病初外邪侵袭，壅塞气道，肺失宣肃而喘闷、气急。因反复发作，则损伤肺气，日久子盗母气，致脾虚不运，聚湿成痰，痰浊阻肺，失其肃降，气道壅塞，加重病情而表现为喘息哮鸣，张口抬肩，难以平卧，痰多色白。

（2）脾主运化，脾气不足，输布精微无力，水湿不运，则腹胀、纳差、食少；脾主四肢，主肌肉，为气血生化之源，脾虚化源不足，气血不能输布全身，充达肢体、肌肉，荣养脑髓，可见神疲乏力；气血不能上荣于面，故面黄无华。

（3）本案由于脾失健运，聚湿生痰，上干于肺，壅阻肺气，肃降不利，发为哮喘。病变涉及肺、脾二脏。

（4）患者喘息哮鸣，胸憋闷胀，张口抬肩，难以平卧，是由于痰浊上干于肺，肺气壅塞，气逆于上所致，故调理肺气、化痰平喘为治疗的首要任务。邵老在治疗取穴时，除选取主穴外，还配伍了天突、膻中、中脘、足三里等穴。天突穴位于任脉，具有宣通肺气、化痰降逆之功；膻中为八会穴之一，属气会，《针灸甲乙经》云："咳逆上气，唾喘短气不得息，口不能言，膻中主之。"故针刺膻中具有宽胸理气、止咳平喘之功；二穴合用，宽胸理气，降痰平喘，实为"急则治标"之举。中脘、足三里分别为胃之募穴、下合穴，《行针指要歌》云："或针痰，先针中脘三里间。"二穴配伍，健脾和胃，化痰降气，实为治本之穴。

（5）经过3次治疗，患者哮鸣音消失，已无胸闷憋气之感，咳痰明显减少，说明痰湿已去，逆气已降，病情已明显减轻，故减去具有降逆化痰行气之效的天突和膻中穴。

（6）天突位于前正中线上，胸骨上窝中央。针刺时令患者采取坐位，自然放松，将针直刺入 0.2 寸，随之改变针刺方向，将针尖沿胸骨柄后面刺入 1～1.2 寸，施行提插捻转行针后将针退出，不可留针。

【学习小结】

1.哮喘多为本虚标实、寒热错杂之病证。辨证时一定要明确诊断，辨清寒热虚实，防止出现实实虚虚、寒热混淆的差错。

2.邵老治疗哮喘常以肺俞、大椎、风门为主穴，结合不同兼证，辨证配穴；针刺背部腧穴均为直刺，根据患者体质，针刺深浅各异。结合不同病情，或针或灸，或拔罐或放血，或配合中药内服，总以适合病情的治疗方法为宜。

3.哮喘是一种反复发作、缠绵难愈的疾病，故医者应确立"发作期与缓解期治疗并重"的思想；患者应树立信心，坚持治疗。医患配合，才能取得满意疗效。重视"冬病夏治"在哮喘治疗中的重要作用，据此邵老提出了每年 5～9 月为治疗本病的最佳治疗时期，同时还鼓励患者应坚持连续治疗 3 年，以巩固远期疗效。

4.哮喘患者平时应避风寒，节饮食，戒烟酒，调情志，避免不良刺激，加强机体锻炼，以固根本。

【课后拓展】

1. 穴位贴敷法是如何操作的？其在治疗哮喘中如何运用？

2. "冬病夏治"的理论基础是什么？其治疗范围如何？

3. 通过学习邵老治疗哮喘的经验，你的心得体会及感悟是什么？

4. 查阅历代医家治疗哮喘的方剂有哪些？《伤寒论》中治疗哮喘的经方有哪些？

5. 谈谈中西医治疗哮喘各有什么优势？

第四节　眩　晕

眩晕是以头晕、眼花为主症的一类病证。眩即眼花，晕即头晕，二者常同时并见。其轻者闭目可止，重者如坐舟车，旋转不定，不能站立，或伴有恶心、呕吐、汗出，甚则昏仆等症状。眩晕常见于西医学的梅尼埃病、高血压、椎－基底动脉供血不足、颈椎病、脑部肿瘤、脑血管病、神经官能症及贫血等疾病。

【辨治思路】

邵老认为，由于眩晕致病因素繁多，发病机制复杂，病性有虚实之分，发作有急缓之别，因此临证当辨证论治。邵老指出，凡病程短，或突然发作，眩晕重，视物旋转，伴呕吐痰涎，面赤，形体壮实，或伴头痛者，多属实证，临床常因患者情志不遂，肝失疏泄，郁而化火，上扰清空；或饮食不慎，损伤脾胃，脾失健运，聚湿生痰，痰浊不化，阻遏清阳；或不慎外伤，损伤脑络，瘀阻脑络而发病。正如《素问·至真要大论》所说："诸风掉眩，皆属于肝。"《素问·六元正经大论》记载："木郁之发……甚则耳鸣眩转。"《素问玄机原病式·五运致病》云："风火皆属阳，阳主乎动，两动相搏，则为之旋转。"《丹溪心法》云："无痰则不作眩。""又或七情郁而生痰动火，随气上厥，此七情致虚而眩运也。"《仁斋直指方》指出："瘀滞不行，皆能眩晕。"邵老认为，凡病程较长，反复发作，遇劳即发，面色㿠白，神疲乏力，脉细或弱，或伴两目干涩，腰膝酸软，脉细数者，多属虚证，常见久病体虚之人，或因忧思劳倦，或饮食不节，脾胃受损，气血亏虚；或年老体弱，房事不节，肾精亏耗，精血不足，髓海空虚而发病。如《灵枢·海论》曰："脑为髓海。""髓海不足，则脑转耳鸣，胫酸眩冒，目无所见，懈怠安卧。"而《景岳全书》更明确地说道："眩晕一证，虚者居其八九。"强调了"无虚不能作眩"。由上所述，眩晕与风、火、痰、瘀、虚关系密切。

眩晕的致病因素复杂多样，患者临床表现各异，既可单一出现，又可相互间杂，虚实并见。邵老强调，辨证时要抓主要矛盾，分清主次，治疗时不可泥于一方一法，要审时度势，灵活多变，做到虚实分明，标本兼顾，实证者宜息风化痰止眩，虚证者宜补虚固本止眩。邵老治疗常以大椎、风池、百会、太阳、合谷为主穴，并根据患者的不同病情辨证配穴，如阴虚阳亢配肝俞、肾俞，脾虚痰多配中脘、足三里，气血不足配关元、三阴交，呕吐配内关、中脘，头痛甚配率谷、印堂。在治疗的同时，生活调护也不可忽视。应调情志，避劳累，节房事，戒烟酒，忌暴饮暴食及过食辛辣肥甘。避免强力、突然的主动或被动头部运动和体位改变，颈椎病、高血压患者更应注意。

【典型医案】

病例1 张某，男，49岁，1977年9月2日初诊。

[主诉]眩晕伴头痛两年余，加重5天。

[病史]患者两年前在田间劳动时不慎误食有机磷农药，出现眩晕，头痛，恶心，呕吐，大汗出，视力模糊，口中分泌物增多，随后出现昏迷、二

便失禁等，急送当地县医院，经抢救后脱离危险（具体治疗不详），但遗留有眩晕、呕吐、纳差、心悸、失眠、乏力等症状。两年多来病情反复发作，时轻时重，曾求治于多家医院，用中西药治疗（具体用药不详）症状始终不能控制。5 天来患者自觉症状加重，慕名前来请求邵老进行针灸治疗。

［现症］精神萎靡，神疲倦怠，面色㿠白，头晕目眩，两目昏黑，不能睁眼，卧则稍减，动则呕吐，汗出，心烦，口干，气短懒言，二便正常。舌质淡，苔薄白，脉沉细无力。

> 问题
> （1）患者头晕目眩，两目昏黑，面色㿠白，气短懒言，舌质淡，脉沉细无力等，病变属于何脏腑？
> （2）如何阐述本病案的病因病机？
> （3）眩晕在临床上如何辨证分型？

［治疗过程］

治则：健脾养血，益髓止晕。针灸处方：大椎、百会、风池、太阳、合谷、足三里。操作：常规消毒后针刺，大椎用 1.5 寸毫针，直刺进针 1.2 寸；百会用 1 寸毫针平刺 0.8 寸；风池用 1.5 寸毫针向鼻尖方向针刺 1 寸，切忌向内上方斜刺，以防刺入枕骨大孔；太阳用 1 寸毫针，直刺 0.5 寸；合谷用 1 寸毫针，直刺 0.8 寸；足三里用 1.5 寸毫针，直刺 1.2 寸；上述穴位，除百会穴行捻转手法外，余穴均行提插捻转手法，大椎、风池二穴结合努针运气法。留针 30 分钟，每 10 分钟行针 1 次。

9 月 3 日二诊：患者述经昨日针刺后即感觉眩晕、头痛明显减轻，能睁眼说话，活动后未出现呕吐，仍有恶心感。按上方继续针治。

9 月 6 日三诊：经针刺治疗 3 次，眩晕大减，头痛、呕吐消失，可轻微活动，食欲增强，精神状态明显好转。守上方继续针治，每日 1 次。

9 月 12 日四诊：上方又连续针治 5 次，患者头晕诸症消失。为巩固疗效，继续针刺治疗，改为隔日 1 次。

前后共针刺 17 次，疾病告愈。随访两个月，患者症状无复发，能够参加一般体力劳动。

> 问题
>
> （4）如何理解邵老治疗眩晕主穴处方中各穴的治疗作用？
>
> （5）邵老在治疗本例患者时为什么配用足三里？
>
> （6）邵老临证常用大椎穴治疗哪些病证？

病例 2　马某，女，33 岁，1991 年 7 月 10 日初诊。

[主诉] 眩晕伴头痛、恶心呕吐 1 天。

[病史] 1 天前因与他人发生争执，患者突然出现头晕目眩，视物旋转翻覆，头痛欲裂，恶心呕吐，当即躺于床上，昨日一夜未眠，今日病情仍未缓解，头晕头痛，稍动即吐，呕吐物为黄色苦水，整日未进食，精神极度疲乏，晚九时许邀请邵老诊治。

[现症] 患者形体肥胖，面向里侧卧，双目紧闭，痛苦面容，稍动即晕，呕吐，不能食，两颞及前额痛甚。平素性情急躁，时有口苦，胁下不适。舌暗红，苔微腻，脉弦滑。

> 问题
>
> （1）患者眩晕，头痛欲裂，呕吐不能食，口苦，胁下不适，脉弦滑，病变属于何经或何脏腑？
>
> （2）本例患者发病的病因病机是什么？

[治疗过程]

治则：平肝潜阳，和胃降逆。针灸处方：风池、率谷、太阳、印堂、内关、足三里、中脘。操作：因患者右侧卧床不能移动，故针风池、左率谷、左太阳及印堂、内关（双）。常规消毒后针刺，针刺手法采用泻法。风池、率谷穴均选用 1.5 寸毫针，风池向鼻尖方向刺入 1 寸，并结合努针运气手法；率谷沿皮向后平刺 1.2 寸；印堂、太阳、内关穴选用 1 寸毫针，印堂沿皮向下平刺 0.8 寸。太阳、内关穴直刺 0.8 寸，针入约 2 分钟后，患者眩晕、头痛、恶心明显减轻，留针 10 分钟，患者可移动身体。令取坐位后又针右侧率谷、太阳，约10分钟后患者眩晕、头痛症状消失。唯胃部不适，恶心欲呕，随之令患者采取仰卧位，取中脘、足三里（双），用1.5寸毫针，中脘直刺1寸，足三里直刺1.2寸，用提插捻转泻法，留针30分钟，中间行针2次，患者恶心欲呕消失，胃蠕动增强，有饥饿感，出针。患者进食一碗面汤，未出现呕吐。

次日随访，患者诸症消失，夜眠甚佳，已能下床活动，疾病告愈。

> 问题
> （3）如何理解邵老治疗本例患者所用针灸处方的作用？
> （4）如何理解邵老在本例患者治疗过程中穴位的不同变化？

【问题解析】

病例1　（1）《诸病源候论》云："脾者，脏也；胃者，腑也；脾胃二气，相为表里。胃受谷而脾磨之，二气平调，则谷化而能食。"《灵枢·五乱》云："清气在阴，浊气在阳，谷气顺脉，卫气逆行，清浊相干……乱于头，则为厥逆，头重眩仆。"脾胃同居中焦，互为表里，共为后天之本，气血生化之源，脾主升清，胃主降浊，为气机升降之枢纽。若脾胃虚弱，功能失常，一则当升不升，当降不降，清浊相干，则可引起头晕等症状；再则脾胃虚弱，功能减退，气血化源不足，不能上荣，则头晕目眩，两目昏黑。神疲乏力，气短懒言，舌质淡，脉沉细无力等，均为脾胃虚弱、气血不足所致。故本病的主要病变脏腑为脾胃。

（2）《证治汇补》云："脾为中州，升腾心肺之阳，堤防肝肾之阴，若劳役过度，汗多亡阳，元气下陷，清阳不升者，此眩晕出于中气不足也。"说明中气不足，清阳不升，是导致眩晕的主要原因之一。本例患者在田间劳动、身体疲劳的情况下，误食农药直伤脾胃，出现眩晕头痛，恶心，剧烈呕吐，大汗出，使脾胃受损，功能失常，气血生化不足，元气下陷，加之剧烈呕吐、大汗出，耗伤大量津液，气血津液同源，致使气血精津枯竭，肝肾损伤，精血不能上荣，髓海失充，继而出现昏迷，瞳孔缩小，视力模糊，二便失禁，流涎，呼吸道分泌物增多等危候。虽经抢救脱离危险，但脏腑受损，脾胃重伤，故而留下头晕、呕吐、不思饮食、心悸失眠、体倦无力等后遗症。

脾主运化，主升清；胃主受纳，主降浊。脾胃共为后天之本，气血生化之源。脾胃亏虚，化源不足，气血不能上荣脑窍，头目失养，则头晕目眩，两目昏黑，不能睁眼，精神萎靡；脾胃受损，纳运失职，则呕吐，不欲饮食；脾胃亏虚，化源不足，脏腑功能减退，气血津液不能输布全身，机体失养，故见气短懒言，神疲乏力，面白无华，心烦，口干等。其舌质淡，苔薄白，脉沉细无力，皆为脾胃虚弱、气血亏虚之表现。

（3）邵老认为，眩晕是临床常见病证，其病情有轻有重，病性有虚有实。病位在脑，与肝、脾、肾三脏关系密切。在具体辨证分型时，肝阳上亢者，表现为眩晕耳鸣，头痛且胀，易怒，失眠多梦，或面红目赤，口苦，舌红，苔黄，脉弦滑；痰浊上蒙者，表现为头重如裹，视物旋转，胸闷作恶，呕吐痰涎，苔白腻，脉弦滑；瘀阻窍络者，表现为眩晕，头痛，健忘失眠，心悸，精神不振，耳鸣耳聋，面唇紫暗，舌暗有瘀斑，脉涩或细涩；气血亏虚者，表现为头晕目眩，面色淡白，神倦乏力，心悸少寐，舌淡，苔薄白，脉弱；肝肾阴虚者，表现为眩晕久发不已，视力减退，少寐健忘，心烦口干，耳鸣，神倦乏力，腰酸膝软，舌红，苔薄，脉弦细。邵老指出，尽管眩晕分型明了，但由于本病病因病机复杂多变，患者临床表现各异，既可单独出现，也可相互并见或转化，如肝阳上亢可兼肝肾阴虚，气血亏虚可兼有痰湿中阻，肝阳上亢亦可有痰浊，肾阴亏虚可转为肾阳不足等。因此，邵老强调，临证当详察病情，辨别虚实，分清急缓，标本兼顾，有针对性地进行治疗。

（4）邵老治疗眩晕常以大椎、百会、风池、太阳、合谷为主穴。大椎属督脉穴，督脉入络于脑，为诸阳之会，有宣通阳气、补益脑髓、调神宁志的作用。百会又名"三阳五会"，位于颠顶部，属督脉，督脉与肝经会于颠顶，具有平肝息风、升阳举陷、醒脑益髓的作用，为治眩晕之要穴，正如《胜玉歌》所云："头痛眩晕百会好。"风池属足少阳胆经，肝胆互为表里，肝为"风木"之脏，内寄相火，极易化火动风，风池是风邪汇集、入脑之处，且为足少阳胆经与阳维脉的交会穴，阳维脉维系诸阳经，既可息内风又可祛外风，针刺风池穴可升发阳经之气血，使之上注于脑，既有平肝息风之功，又有荣养髓海之效，在《通玄指要赋》中就有"头晕目眩，要觅于风池"的记载。头者，"精明之府"，太阳穴属经外奇穴，位于头颞部，常可用于治疗头面病证，具有醒脑开窍、清利头目、疏风泄热的作用。合谷为手阳明大肠经的原穴，善清阳明气分之热，清轻升散，以治疗头面部疾病而见长，正如《玉龙歌》所说："头面纵有诸样症，一针合谷效通神。"合谷具有疏风解表、调理气血、通经活络等作用。诸穴合用，功效相得益彰。邵老强调，临证当分清主次，主配结合，标本兼顾，才可获得满意效果。

（5）脾胃互为表里，共为后天之本，气血生化之源。足三里是足阳明胃经合穴，为土经之土穴，可治疗一切脾胃之疾，针刺不仅可以健脾和胃，生精化血以治其本，又为胃腑下合穴，有和胃理气、降逆止呕的作用；与百会穴相伍，使中气得以升举，元神得以充养。配入主穴中，共奏健脾养血、益髓止晕之效。

（6）大椎属督脉穴，督脉为阳脉之海，具有健脑益髓、宣通阳气、通督调神、理气活络、清热祛寒等作用。邵老根据古代医籍有关大椎穴的记载，结合自己多年的临床经验，将大椎穴广泛运用于临床，提出通过不同腧穴的配伍，或不同治疗方法的运用，可起到不同的作用，临床可用于治疗多种不同病证。如配肺俞、风门，有调理肺气、降逆平喘的作用，可治疗哮喘；配风池，有健脑益髓、息风醒脑、活络止痛等作用，可治疗脑髓病，如头痛、眩晕等；配环跳、阳陵泉，有调神益髓、疏利气机、平衡阴阳等作用，用于治疗屈腿奇痛；配风池、合谷，能发汗解表，清热退热，可治疗感冒；配合神门、内关，有通督醒脑、清心安神的作用，用于治疗狂证等。大椎穴点刺放血，可清热退热，治疗高热等。

病例2 （1）《灵枢·经脉》云："肝足厥阴之脉……抵小腹，夹胃……上贯膈，布胁肋……连目系，上出额，与督脉会于颠。""胆足少阳之脉，起于目锐眦，上抵头角……其直者，从缺盆下腋，循胸，过季胁，下合髀厌中。"《灵枢·邪气脏腑病形》指出："胆病者，善太息，口苦。"《伤寒论》云："少阳之为病，口苦，咽干，目眩也。"

肝位于右胁，胆附于肝，肝胆互为表里，其脉布于两胁。肝为刚脏，体阴用阳，主升主动。本例患者性急易怒，肝气不舒，肝胆之脉气血运行不畅，则胁肋常常不适；平素肝阳偏盛，此次又动肝火，致使肝阳升发太过，血随气逆，上冲于头，则眩晕，头痛欲裂；肝胆之气上溢则口苦，横逆犯胃则呕吐不能食。脉弦为肝胆主病。可见患者眩晕，头痛欲裂，呕吐不能食，口苦，胁下不适，脉弦滑，其病变在肝胆及少阳经。

（2）从本案的脉症分析可知：患者形体肥胖，平素性情急躁易怒，时有口苦，胁下不适。说明患者长期情志不遂，肝气郁结，一则肝气横逆犯脾，脾失健运，聚生痰湿，故而形体肥胖；再则肝郁化火，耗伤肝阴，阴虚不能制阳，肝阳偏亢，致性情急躁易怒，时有口苦，胁下不适。本次复因生气，使肝阳亢盛，夹痰浊上犯头目故而发病。正如《类证治裁·眩晕》所云："良由肝胆乃风木之脏，相火内寄，其性主动主升；或由身心过动，或由情志郁勃……震眩不定。"《丹溪手镜·卷之中·眩晕》云："因痰饮随气上，伏留于阳经，遇火而动，或七情郁而生涎，亦同呕吐，眉目疼痛，目不欲开。"

（3）邵老治疗本例眩晕患者选取了风池、率谷、太阳、印堂、内关、足三里、中脘。风池属足少阳胆经穴，肝胆互为表里，肝主动主风，风池乃风邪汇集，入脑之要冲，以治风疾而见长，有平肝息风、明目益聪、通经活络的作用；率谷为足少阳胆经穴，位于侧头部，具有疏通经络、理气止痛的作用；太阳为奇穴，位于头颞部，是治疗头晕头痛不可缺少之穴，具有疏调气血、活络止痛的作用；印堂属督脉，督脉入络脑，具有除风宁神、活络止痛的作用。以上四穴相配，可定眩、镇痛、安神；内关是手厥阴心包经络穴，别走三焦，又为八脉交会穴之一，通于阴维脉，具有疏利三焦、宽胸理气、和胃止呕的作用；中脘是胃的募穴，八会穴之腑会，足三里是足阳明胃经合穴、胃腑的下合穴，二穴相配，具有很好的健脾和胃、调理气机、除湿化痰、降逆止呕等作用。诸穴配伍，共奏平肝潜阳、息风化痰、和胃止呕之效。

（4）邵老强调，病有轻重缓急之不同，治疗应根据具体病情灵活变化。本例患者属重度眩晕，稍动即晕，视物旋转翻覆，伴头痛欲裂，呕吐不能食，故治疗当以定眩、止呕为目的。邵老视其病情首选一侧风池、太阳、率谷及双侧内关穴，经针刺得气留针后，患者症状明显减轻，已可转动身体，故又针刺另一侧穴位，以加强治疗作用。留针 10 分钟后，患者眩晕、头痛症状消失。但仍有胃部不适，恶心欲呕，说明胃气上逆尚未平复。胃以降为和，治疗宜和胃、降逆、止呕，邵老选取中脘、足三里，用泻法 30 分钟后气机调和，胃络通畅，使上逆之气得以肃降，故恶心欲呕等胃气上逆诸症消失。对于本例患者的治疗，邵老认为："临证不可墨守成规，拘泥于单一治法，应广开治路，扬长避短，遵守辨证论治的原则。"因人因病制宜，故而获得满意疗效。

【学习小结】

1. 眩晕病因繁多，病情复杂，常是多种证型混合出现，辨证时要"抓主症""抓病机"，执简驭繁，病证相参，穴证相应，方法得当，才可取得较好的疗效。

2. 邵老强调，临床中针刺的角度、方向、深度和手法是关键环节，风池穴手法得当，患者即刻有头脑清爽、眼睛明亮之感觉，疗效甚佳。针刺太阳穴要直刺 0.8 寸左右，针刺深浅失宜，会影响疗效。

3. 邵老认为，针灸治疗眩晕疗效确切，但因眩晕可出现于多种疾病之中，一定要详察病情，明确诊断，当针则针，当针药结合则结合，杜绝"一根针主义"。

【课后拓展】

1. 如何理解眩晕与风、火、痰、瘀、虚的关系？

2. 查阅太阳、风池穴的穴位解剖特点，体会疗效与针刺深度、角度及局部解剖的关系。

3. 西医学对眩晕是如何认识和治疗的？

4. 针灸治疗眩晕有什么科学依据？如何用现代科学手段来证实针灸治疗眩晕的科学性及可靠性？

第五节 头 痛

头痛是以患者自觉头部疼痛为主要临床表现的一种病证，临床最为常见而多发，其可单独出现，亦可出现于多种急慢性疾病中，可表现为一侧痛，或两侧痛，或颠顶痛，或后头痛，或全头痛。中医学根据病位及症状的不同，又称之为"头风""首风""脑风""脑痛"。西医学的血管性头痛、紧张性头痛、外伤性头痛、神经官能症等，均可参照本病治疗。

【辨治思路】

邵老强调，临证必须审症求因，从本论治。根据《景岳全书·头痛》"凡诊头痛者，当先审久暂，次辨表里。盖暂痛者，必因邪气；久病者，必兼元气"的记载，可将头痛分为外感与内伤两类。《素问·太阴阳明论》云："伤于风者，上先受之。""高颠之上，唯风可到。"邵老认为，外感头痛虽以风邪为甚，但风邪常夹杂其他时令之邪，如寒、湿、热之邪而一并伤人；内伤头痛则多责之于肝阳亢盛、瘀阻脑络、气血亏虚等，这些致病因素或单独为病，或相互影响，同时为患。

针灸治疗头痛具有一定优势。邵老提出以"通络益髓"为原则，选大椎、风池、百会、太阳、合谷为主穴，并应根据发病之原因，病位之所在，突出经络辨证。如前头痛配印堂或攒竹，侧头痛配率谷、侠溪，后头痛配天柱、昆仑，颠顶痛配四神聪、太冲。此外，病因不同，配穴有别，肝阳上亢配肝俞、太冲，痰浊上扰配脾俞、丰隆，气滞血瘀配膈俞、三阴交，气血不足配足三里、三阴交，肝肾亏虚配肝俞、肾俞。邵老强调，辨证是治疗的基础，只有辨证准确，切中病机，合理组穴处方，才能达到事半功倍的效果。

【典型医案】

病例 刘某，女，25岁，1989年5月11日初诊。

［主诉］间断性头痛 16 年余，加重 1 年。

［病史］患者自 8 岁起无明显诱因出现头痛，病初偶尔发生，未引起重视。随着病情的发展，头痛发作次数增多，持续时间延长，影响正常学习，即到北京、上海等地多家医院检查，均未发现异常，给予一些解痉镇痛药，服用后虽可暂时缓解症状，但始终不能完全控制，后因考试用脑过度而头痛加重，不能继续学习而辍学。近 1 年整日头脑昏沉，若休息不好头痛即呈持续性疼痛，阵发性加重，尤其此次头痛发作，服药亦不能缓解，故要求邵老针灸治疗。

［现症］头痛呈持续性疼痛，阵发性加重，以右侧前额眉棱骨疼痛为甚，刺痛、昏痛，目光无神，面色白，饮食尚可，睡眠差，二便正常。舌质红有瘀斑，苔薄白，脉细涩。

> 问题
>
> （1）本例患者头痛属内伤头痛还是外感头痛？
>
> （2）患者前额眉棱骨疼痛为甚，经络辨证属于何经？
>
> （3）患者头部刺痛、昏痛，固定不移，目中无神，面色白，睡眠差，舌有瘀斑，脉细弱，按病性辨证属于何证？

［治疗过程］

治则：健脑益髓，益气活络。针灸处方：大椎、风池、百会、太阳、攒竹、合谷。操作：大椎选用 1.5 寸毫针，其他穴位选用 1 寸毫针。风池施以努运手法：常规消毒后，朝向对侧眼眶下缘方向进针 0.8 寸，行提插手法，使针下得气，即将针上提皮下，稍停，复将针刺入 0.8 寸，待气复至，右手拇、食指紧持针柄，意在拇指向前用力，固定不动 5 秒，聚精会神。患者即述眼睛明亮，头脑清爽，疼痛大减。大椎直刺 1.2 寸左右，余穴均常规操作，行提插捻转手法，得气为度。留针 60 分钟，中间行针 3 次。

5 月 12 日二诊：患者述昨日针刺后，头痛发作频率减少，疼痛程度减轻，按上方继续治疗。

5 月 15 日三诊：患者自述头痛明显好转，昨日虽未午休，头痛并未加重，疼痛发作时仅局限于侧头部。多年之疾收效迅速，患者非常满意，要求继续治疗。

5月23日四诊：经过1个疗程的治疗（10次），患者头痛基本消失，因家中有事停止治疗。

5月30日五诊：患者述在停止治疗的1周中，头痛虽有发作，但痛势轻微，时间短暂。根据病情继续治疗，首诊处方去攒竹，加足三里，每次留针30分钟，隔日1次。前后共针治20次，痊愈。

问题

（4）风池穴操作要领是什么？

（5）如何理解邵老治疗本例患者首诊处方组穴的意义？

（6）邵老治疗本例患者为什么留针60分钟？

（7）患者在5月30日五诊时，邵老为什么加入足三里穴？

【问题解析】

（1）邵老认为，辨内伤外感头痛应从起病急缓、病性虚实、病程长短、疼痛程度来区分。内伤头痛大多起病缓慢，病程较长，以虚证或虚实夹杂证多见，多表现为空痛、隐痛、昏痛、刺痛，或胀痛，疼痛时作时止，遇劳或情志因素加重；外感头痛多由外邪致病，起病较急，以实证为多，疼痛剧烈，多表现为跳痛、胀痛、灼痛、抽掣痛等，痛无休止。本例患者虽就诊时头痛呈持续性疼痛，阵发性加重，痛势剧烈，但其头痛起病缓慢，病程较长，疼痛多为昏痛、刺痛，尤以劳累后、睡眠不足时加重，故为内伤头痛。

（2）按经络辨证，各经头痛的表现部位是：前额头痛属阳明经，侧头痛属少阳经，后头痛属于太阳经，颠顶痛属厥阴经。本例患者前额眉棱骨疼痛当属阳明头痛。

（3）气为血之帅，气行则血行，气虚运血无力，一则精血不能上荣于脑，再则血行缓慢，瘀阻脑络，故本例患者头痛呈刺痛、昏痛，固定不移。其眠差，舌、脉等均为气虚血瘀之表现。气虚为本，血瘀为标，相互影响，致使病情反复发作。

（4）风池穴属足少阳胆经，位于项部，当枕骨之下，与风府穴相平，胸锁乳突肌与斜方肌上端之间的凹陷处。邵老临床应用风池穴治疗头痛，根据患者胖瘦不同，采用 1～1.5 寸毫针，朝对侧眼眶下缘方向进针 0.8～1.2 寸，先行提插捻转手法使之得气，然后运用努针运气法，患者即刻感觉眼睛明亮，痛势减轻（注：风池穴常规针刺方向是朝向鼻尖，邵老针刺风池穴常朝向对侧眼眶下缘，未掌握邵老操作要领者，一定要采用常规针刺法和针刺深度，以免发生意外）。

（5）综合分析本例患者病情，此为气虚血瘀证，气虚无力推动血液运行，一则精血不能上荣于脑，再则血行缓慢，瘀阻脑络，从而发生头痛，故治宜健脑益髓，益气活血，疏经通络，处方中大椎是督脉与手足三阳经之交会穴，总督全身阳气，功善通督醒脑，振奋阳气，调理气血；百会位居颠顶，能健脑益髓，益气升阳，开窍苏厥，是治疗气虚下陷、精血不能上充于脑之要穴；风池穴位居脑后髓海之下，又为足少阳、阳维脉之所会，可调整头部气血，充养脑髓，具有醒脑宁志、开窍益髓、祛邪通络之功；太阳为经外奇穴，善治头面之疾，具有疏利局部气机、祛邪散滞、活络止痛之效；合谷穴为手阳明大肠经原穴，属阳主气，其性轻清宣散，走而不守，行气活血，善治头面诸窍之疾，与大椎相配通督活络，与百会相配益气升阳，与风池相配清利脑窍，与太阳相配清利头目。五穴共为治疗头痛之主穴处方。根据患者病情以眉棱骨痛甚，局部配攒竹以通经活络。临证处方紧扣病机，主次分明，共奏健脑益髓、益气活血、疏经通络而止痛之效。

（6）邵老指出，疾病病因不同，所处发病阶段不同，治疗方法有别。本例患者年少发病，病程较长，且就诊时疾病处于发作期，故采用久留针、动留针之法，以加强刺激提高疗效，即宗《灵枢·终始》"久病者，邪气入深，刺此病者，深纳而久留之"之意。

（7）患者临床除有头部刺痛、舌有瘀斑等血瘀表现外，尚有面色白、睡眠差、脉细涩等气虚症状，且患者头痛病史 16 年之久，张景岳云："凡诊头痛者，久病者当重元气。"故加足三里穴以健脾和胃，补益气血，扶助正气，使气旺血行，从而达到治本之目的。

【学习小结】

1. 头为清阳之府，诸阳之会，又为髓海所在，五脏精华之血，六腑清阳之气皆上注于头，手足三阳经亦上会于头，故头痛涉及范围广，发病原因多，邵老治疗头痛辨证方法灵活多样，临证时强调要"三辨明"：辨明病因，辨明病位，辨明病性；治疗以大椎、风池、百会、太阳、合谷为基础方，根据病情灵活加减，从辨证到治疗，每个环节紧紧围绕病机，环环相扣。

2. 大椎、风池、百会三穴相配具有通督调神、健脑益髓、镇惊息风、通络止痛等作用，邵老不仅用于治疗头痛，而且用于治疗失眠、眩晕、癫痫、多发性抽动症等各种脑髓病，临床实践证明，均可获得好的疗效。

3. 引起头痛的病因众多，邵老强调，若头痛针治多次无效，反而加重者，应考虑是否有颅内器质性病变，须查明病因，及时治疗原发病，以免贻误病情。

4. 患者应避风寒，调情志，忌食肥甘、辛辣刺激性食物。若血压高，针刺时慎用强刺激。

【课后拓展】

1. 查阅古代针灸歌赋中治疗头痛的相关记载。

2. 通过学习邵老治疗头痛的处方选穴经验，你的心得体会及感悟是什么？

3. 查阅风池穴的局部解剖，了解针刺角度与安全性之间的关系。

4. 临床对于头痛经年不愈，久病入络者，如何调整腧穴？

5. 现代研究证实，针灸治疗疼痛性疾病的镇痛效果较好，请从神经递质、蛋白、基因等方面查阅针刺治疗头痛的相关研究，了解针灸治疗头痛的作用机制。

6. 参考阅读：邵素菊，李真，李盈盈.邵经明教授针刺治疗脑髓病验案[J].中华中医药杂志，2014，29（07）：2231-2233.

第六节　面　瘫

面瘫又称"口㖞""口僻""口眼㖞斜""吊线风""歪嘴风"等，是以患侧面部肌肉运动功能障碍，表现为眼睑不能闭合，眼裂变大，额纹消失，鼻唇沟变浅，腮缓宿食，口角向健侧歪斜等面部表情肌瘫痪的病证。本病是临床常见病、多发病，可发生于任何年龄，但以中年人多见，不分季节，一年四季都可发生。其发病急速，以一侧发病为多，若两侧发病，呈面具脸。本病相当于西医学的周围性面神经麻痹。

【辨治思路】

邵老认为，风邪侵袭是面瘫发病的主要病因，然正气不足、气机不利则是其发病之基础，外因通过内因起作用。邵老指出，若无正虚，即使感受风邪也不至于发病。正如《素问·刺法论》曰："正气存内，邪不可干。"《素问·评热病论》云："邪之所凑，其气必虚。"《诸病源候论·偏风口㖞候》亦明确指出："偏风口㖞是体虚受风，风入于夹口之筋也。足阳明之筋，上夹于口，其筋偏虚，而风因乘之，使其经筋偏急不调，故令口㖞僻也。"

邵老根据引发本病之病因，指出病邪主要犯及经络，其病位表浅，范围局限，提出治疗当以祛风通络、调理气血、濡养筋脉为原则，采取沿皮透刺法治之，取穴以阳白、攒竹、丝竹空、四白、下关、地仓、颊车、承浆、翳风、合谷为主穴，并根据患者伴随症状的不同，选用不同的配穴，如耳后乳突部疼痛配完骨，枕后疼痛配风池，耳郭热痛配耳尖放血，头晕、耳鸣配中渚、太冲，头痛、流泪配太阳，面颊板滞不适配颧髎，久病体弱配足三里，面瘫日久配太冲。对于面瘫的治疗，邵老摒弃了以往"面瘫急性期不能针刺"的传统认识，主张早发现、早治疗，强调早期治疗要把握好刺激量，不可强刺激；切忌杂方乱投。正确的治疗可缩短病程，提高疗效。同时嘱患者要避风寒，调情志，加强面肌锻炼。

【典型医案】

病例 张某，女，21岁，1989年4月12日初诊。

［主诉］口向右侧歪斜，左眼闭合不全2天。

［病史］患者两天前洗头后外出，晚间即感觉面部不适，左侧头部麻木，次日晨起刷牙漱口，水从左侧口角流出，左眼已闭合不全，口角向右侧歪斜，遂到某医院就诊，查体神经系统未见异常，诊断为面神经炎，给予口服西药强的松、维生素B_1、维生素B_6（用量不详），服药1天，患者性急，担心效果不佳，于今日来我院门诊求邵老针灸治疗。

［现症］患者情绪低落，左侧额纹消失，左眼不能闭合，眼裂增宽，鼻唇沟变浅，左侧口角下垂且歪向右侧，鼓腮或吹口哨时患侧口角漏气，漱口时水从左侧口角流出。舌淡红，苔薄白，脉浮紧。

问题

（1）根据经络辨证，面瘫与哪些经筋有关？

（2）为什么说风邪是面瘫发病的主要病因？面瘫的病因病机是什么？

（3）对面瘫患者，应如何进行面部检查以明确诊断？

［治疗过程］

治则：祛风通络，调和气血。针灸处方：取患侧阳白、攒竹、丝竹空、四白、下关、地仓、颊车、承浆、翳风、风池、合谷。操作方法：皮肤常规消毒后，阳白、攒竹、丝竹空三穴选用1寸毫针，分别向鱼腰穴方向沿皮透刺0.8寸；地仓、颊车二穴选用1.5寸毫针，沿皮相互透刺；四白选用1.5寸毫针，针尖向下透向地仓；下关、承浆、翳风、风池、合谷均选用1寸毫针，下关、翳风、风池直刺0.8寸，承浆向患侧平刺0.8寸，合谷向上斜刺，刺入0.8寸。留针30分钟，每隔10分钟行针1次，采用提插捻转运气手法，使患者左侧面部产生热感。每天1次，10次为1个疗程。

4月22日二诊：经连续针刺治疗，患者面部肌肉之肌力明显增强，令其抬眉，额纹已显现，眼裂明显变小，鼓腮较前有力，漏气明显减少，漱口基本不漏水。今日结束第 1 个疗程治疗，令其休息 3 天。

4 月 26 日三诊：患者病情明显好转，面部表情基本正常，额纹、鼻唇沟基本恢复，鼓腮不漏气，漱口时口角已不漏水，微笑时左侧可显露牙齿，用力咧嘴左侧力量稍弱。继续治疗，取穴阳白、四白、下关、颊车、地仓、翳风、风池、合谷，操作同上，隔日 1 次。

继续针刺治疗 5 次，患者面瘫诸症悉除，疾病痊愈。半年后随访，未见复发。

问题

（4）如何理解邵老治疗面瘫选取腧穴的意义？

（5）在配穴中如何理解太冲穴的应用？

（6）如何将邵老创立的"努针运气热感法"应用于面瘫的治疗？

【问题解析】

（1）中医学认为，面瘫的发生与经脉、经筋的功能失调有关。根据《灵枢·经脉》记载，面颊及眼周、口角为手足阳明经、手足太阳经、手足少阳经所过之处。《灵枢·经筋》曰："足太阳之筋……上头下颜结于鼻；其支者，为目上网，下结于頄。""足少阳之筋……循耳后，上额角，交颠上，下走颔，上结于頄。支者，结于目眦为外维。""足阳明之筋……上颈，上夹口，合于頄，下结于鼻，上合于太阳。太阳为目上纲，阳明为目下纲。其支者，从颊结于耳前。""手太阳之筋……其支者，入耳中；直者出耳上，下结于颔，上属目外眦。""手少阳之筋……其支者，上曲牙，循耳前，属目外眦，上乘颔，结于角。""手阳明之筋……其支者，上颊，结于頄；直者，上出手太阳之前，上左角，络头，下右颔。"可见，手足三阳之经筋均循于面口、眼周，故面瘫与手足阳明、手足太阳、手足少阳之经筋关系密切。

（2）风为百病之长，为阳邪，其性主升、主动，《素问·太阴阳明论》云："伤于风者，上先受之。"风邪侵袭人体多伤及头面部。故邵老指出，每当人体过于疲劳，或情志失调，或劳作汗出，易致脉络空虚，抵抗力下降，风邪夹寒或夹热即乘虚侵袭，犯及面部阳明少阳之脉，致使经脉瘀滞，气血失调，筋脉失养，肌肉纵缓不收而发病。

（3）典型的面瘫通过下列面部检查即可确诊。首先，按压或询问茎乳突是否疼痛或一侧翳风穴处是否疼痛。然后再检查额部、眼部、耳、面颊、口部和舌部。额部检查时，可观察两侧额纹是否相同、有无变浅或消失；两眉是否对称，眉梢有无下垂；眼部检查时，可观察两侧眼裂的大小，是否对称、变小或变大，是否有闭合不全，上眼睑是否下垂，是否有流泪、干涩、酸胀的症状；可观察鼻唇沟是否变浅、消失或加深，面颊部是否对称、平坦，面部是否感觉发紧、僵硬、麻木；两侧口角是否对称、下垂、上提或抽搐，人中沟、颏唇沟是否偏斜。此外，询问患者喝水、漱口时一侧口角是否漏水，吃饭时是否有食物嵌在齿颊间；耳部检查时，可询问是否有耳鸣、耳闷、听力过敏。

（4）张介宾在《景岳全书》中指出："口眼㖞斜有寒热之辨……然而血气无亏，则虽热未必缓，虽寒未必急，亦总由血气之衰可知也。"《类证治裁》云："口眼㖞僻，因血液衰涸，不能荣润筋脉。"邵老根据面瘫之发病原因、病位之所在，结合经络学说和自己几十年的经验总结，采用沿皮透刺法，局部取穴为主，配合远端取穴，常以阳白、攒竹、丝竹空、四白、下关、地仓、颊车、承浆、翳风、合谷为主穴治疗面瘫。攒竹为足太阳经穴，阳白为足少阳经穴，又是手足阳明、少阳、阳维五脉之会，丝竹空为手少阳经穴，三穴分别向鱼腰的方向沿皮透刺，可刺激多经，以加强气血运行，达到协同增效的目的；四白属足阳明经，是治疗面疾的常用穴，善祛面部风邪而通经络；下关属足阳明与足少阳之交会穴，功善疏风活络，通利牙关，是治疗头面、口齿疾病之常用穴；地仓、颊车同属足阳明经，在古典医籍中治疗面瘫多有记载，如《玉龙歌》记载："口眼㖞斜最可嗟，地仓妙穴连颊车。"《百症赋》云："颊车、地仓穴，正口㖞于片时。"二穴对刺互透，可加强调理阳明、祛风通络、调和气血、濡养经筋之作用；承浆是任脉与足阳明经的交会穴，可祛风通络，调理气血；翳风为手少阳脉气所发，也是手足少阳经交会穴，善祛风邪，治风病，刺之能祛风散邪，活络止痛，尤其对耳后疼痛者更为重要；

合谷乃手阳明经的原穴，其性轻升，善解表邪和头面之疾，是治疗外感表证及头面诸窍病证之远端要穴，正如《玉龙歌》所说："头面纵有诸样症，一针合谷效通神。"诸穴合用，远近相配，阳明、少阳、太阳同取，以平衡阴阳，调理气血，改善面部的血液循环，促进局部炎症消退和水肿的吸收，减轻神经受压，从而达到祛除病邪、恢复面肌功能的目的。

（5）太冲是足厥阴肝经的原穴，原穴是脏腑原气经过和留止的部位。针刺原穴能使原气通达，从而发挥其维护正气、抗御病邪的作用，说明原穴有调节脏腑经络虚实的功能。《灵枢·九针十二原》指出："五脏有疾，当取之十二原。"太冲穴的临床应用非常广泛，既可用于肝经（脏）实证，也可用于肝经（脏）虚证；既可治疗所属脏腑经脉的病证，又可用于治疗与肝相联系的组织器官的病证。《灵枢·经脉》指出："其支者，从目系下颊里，环唇内。"根据经脉循行，病位所在，若病久口歪明显，并伴有面肌痉挛者，可取足厥阴经之原穴太冲，针之可祛风邪，舒筋脉，通经络，调气血。正如《百症赋》曰："太冲泻唇㖞以速愈。"

（6）邵老在继承前人针法精髓的基础上，将针刺与运气融为一体，创立"努针运气热感法"，可令患者针刺局部产生热感，或温热循经感传，甚至遍身觉热，津津汗出。其具体操作方法在相关章节已有介绍，此处不再赘述。邵老治疗面瘫时，由于面部肌肉浅薄，故采用沿皮透刺法，在具体操作时，邵老将"努针运气热感法"予以变通，给予提插捻转运气手法：将针刺入腧穴得气后，右手拇、食指紧持针柄，向前向后搓捻的同时，做进针（下插）退针（上提），操作数次后，将针进至适当深度，令拇指向前，固定不动，聚精会神，以待热感，并结合运气，以意领气，通过拇、食两指把气发至针体，以促使针下产生热感。据临床观察，使用手法后，面瘫患者针刺侧面部可产生热感，增强祛风散邪、通经活络、调和气血之力，从而加速患部肌肉、神经功能恢复，使筋脉肌肉得以濡养而病愈。

【学习小结】

1.针灸治疗面瘫疗效满意。若失治或误治，则延长病程，且易导致面瘫后遗症的发生。

2.邵老重视面瘫的治疗时机，认为针灸治疗越早，效果越好。但临证时强调早期应把握好刺激量，不可使用重刺激手法。

3.提插捻转运气手法为邵老治疗面瘫的特殊手法，强调针刺与运气相结合，可促使面部产生热感，提高疗效。

4.邵老认为，针刺治疗面瘫日常调护也十分重要。勿用冷水洗脸、漱口；忌食辛辣、寒凉之品；若为冬季发病，或外出有风时，一定要戴口罩，防止寒邪入侵。生活要有规律，防止过劳，保持心情舒畅。患者每日可做自我面部按摩，加强面肌锻炼。

【课后拓展】

1.如何区别周围性面瘫和中枢性面瘫？
2.熟悉面部腧穴的局部解剖及面神经的分布情况。
3.了解西医学对面瘫的认识及西医学研究进展情况。
4.通过对邵老治疗面瘫经验的学习，你获得的启示是什么？

第七节　面　痛

面痛是指额、眼、鼻、面颊部出现阵发性、放射性、电击样、刀割样、烧灼样或抽掣痛，或撕裂样剧痛为主，甚或痛不可触，妨碍言语、饮食的一种病证，又称"面风痛""面颊痛""偏头风""雷头风""厥头痛。"本病多发于40岁以上中老年人，女性多见，其疼痛具有突然发生、突然停止、历时短暂、反复发作、经久不愈等特点。疼痛持续时间约数秒至数分钟，发作间隔时间长短不定。本病相当于西医学的三叉神经痛，疼痛多见于一侧，以三叉神经的Ⅱ、Ⅲ支发病者为多见，痛初多为单支发病，久者可多支受累。

【辨治思路】

邵老强调，面痛的发生与风、火、瘀、虚关系密切。虽病因较为复杂，但不外内、外之因。邵老认为，其外因多责之于风，风为阳邪，轻扬开泄，易袭阳位，常夹寒、热、湿之邪而一并伤人。李东垣《兰室秘藏》曰："高颠之上，唯风可到。"若起居不慎，坐卧当风，六淫时邪上侵头面，闭阻脉络，气血阻滞，不通则痛。又因"风者善行而数变"（《素问·风论》），而使疼痛骤发骤停。内因则常因饮食不节，嗜食肥甘辛辣，火热积于胃肠，阳明火盛，循经上犯；或七情失调，肝失疏泄，气机郁滞，化火生风，循经上扰，攻于头面而发。正如王肯堂《证治准绳·面痛》所说："面痛皆因于火。"《古今医鉴》云："面痛专属胃……胃足阳明之脉……入上齿中……循颐，上耳前，过客主人，维络于面。"《奇效良方·眩晕门》云："至于七情内伤者，使脏气不平……随气上攻，令人头晕眉棱骨痛，目不可开。"若久病劳伤，耗伤气血，致气血不足，血运无力，血络瘀阻，或脉络空虚而失荣；或肝失条达，气滞血瘀，均可使头面脉络瘀阻而发疼痛。邵老指出，治疗时应以除风清热、活血通络为原则，采用透刺久留针法，局部和远端相结合，并根据病变所在部位灵活配穴，对因对症双重治疗。取穴以风池、太阳、下关（或太阳透下关）、合谷为主穴，额眼部（Ⅰ支）痛配阳白透鱼腰，上颌部（Ⅱ支）痛配四白透巨髎，下颌部（Ⅲ支）痛配颊车透地仓，并应注意避风寒，调情志，节饮食。

【典型医案】

病例　周某，女，42岁，1992年8月18日初诊。

［主诉］面痛12年，加重1月余。

［病史］患者12年前不明原因面部右侧突然出现剧烈疼痛，经中西药（用药不详）多方治疗疼痛消失。4年后病情复发，疼痛剧烈，饥饿不敢食，口渴不能饮，经中西药、民间验方等众多方法治疗，疼痛逐渐控制。1个月前病情再次发作，服用中西药（用药不详），并运用多种民间方法治疗，均无法

控制，故前来邵老处要求针灸治疗。

[现症] 患者痛苦面容，不欲言语，右侧面部呈电击样、刀割样疼痛，每日发作数十次，每次持续数秒，甚时持续 3 ～ 5 分钟，不敢嚼硬物，仅能进流食，面部有一"扳机点"，常因洗漱、张口哈欠、说话而诱发剧痛，伴有流泪。舌红，苔稍黄，脉弦数。

> 问题
>
> （1）根据患者的临床表现，运用经络知识分析本例面痛病在何经？
>
> （2）面痛相当于西医学的三叉神经痛，其临床疼痛发作的特征是什么？
>
> （3）根据面痛的临床表现，应与哪些病证相鉴别？

[治疗过程]

治则：除风祛邪，活血通络。针灸处方：风池、太阳、下关、合谷。操作：皮肤常规消毒，下关穴选用 1.5 寸毫针，其他穴位选用 1 寸毫针。下关直刺 1.3 寸，使针感放射至面颊、舌、上颌、下颌等处；风池穴刺向鼻尖方向，进针 0.8 寸；太阳、合谷直刺 0.8 寸。提插捻转得气后，使用泻法。留针 1 小时，中间行针 2 次，起针，疼痛缓解。

8 月 19 日二诊：患者自述昨日针刺得气即感头目清爽，起针时疼痛缓解。到家后虽疼痛又发作，但程度减轻，次数减少，发作持续时间较前缩短。继用上法治疗。留针期间患者面痛突然大作，行针无法控制，当即用 3 寸毫针从太阳穴进针，穿过颧弓向下关穴方向透刺，进针 2.5 寸，施以捻转泻法，使局部产生强烈的酸胀、麻木感，并扩散至半侧颜面部，疼痛渐渐缓解，继留针 1 小时。起针时疼痛未再发作。

8 月 20 日三诊：患者述回家后疼痛未有大的发作，次数明显减少，疼痛时间缩短，间歇时间延长。按昨日治法操作，太阳透下关，余穴同上，每日 1 次。嘱患者坚持治疗。经 1 个疗程（10 次）针刺治疗，疼痛完全控制。令其休息 3 天后复诊。

9 月 1 日四诊：患者在休息期间面痛未有发作。为巩固疗效，按初诊处方常规操作，隔日 1 次。继针 10 次。随访 6 年未复发。

问题

（4）邵老针刺治疗面痛，对下关穴的针刺技巧有何特别之处？

（5）简述邵老在太阳透下关时的操作。

（6）根据本病例患者的治疗，谈谈邵老对面痛的针刺留针有何要求？

【问题解析】

（1）患者右侧面部疼痛，常在洗漱、张口哈欠、说话时而诱发剧痛，此属于上颌支、下颌支（三叉神经的Ⅱ、Ⅲ支）部位。《灵枢·经脉》曰："大肠手阳明之脉……其支者，从缺盆上颈，贯颊，入下齿中；还出夹口，交人中，左之右，右之左，上夹鼻孔。""胃足阳明之脉，起于鼻，交颏中，旁约太阳之脉，下循鼻外，上入齿中，还出夹口，环唇，下交承浆，却循颐后下廉，出大迎，循颊车，上耳前，过客主人，循发际，至额颅。""小肠手太阳之脉……其支者，从缺盆循颈上颊，至目锐眦，却入耳中；其支者，别颊上䪼，抵鼻，至目内眦，斜络于颧。"由此可见，本例患者病属手足阳明经、手太阳经。

（2）面痛绝大多数为单侧发病，可长期固定于某一支，多发于上颌支、下颌支，也有两支同时发病的，额眼支发病较少，三支同时发病极少见。发作特点常为：①疼痛突发如闪电，短暂而剧烈，疼痛似刀割、电击、锥刺、撕裂、放射、烧灼等；疼痛持续时间一般数秒至数分钟，骤然停止，不发时一切如常。②早期发作次数较少，可数日一次，但随着病情的发展而逐渐加重，甚至数分钟1次，病程可呈周期性发作，每次发作可持续数周至数月，缓解期可数日至数年。反复发作，缓解期逐渐缩短。③面部常有一"扳机点"，稍一触及就可引起疼痛，严重者刷牙、洗脸、咀嚼、吞咽、说话时即可诱发。④本病无论病情轻重、病程长短，神经系统检查皆无阳性体征。

（3）面痛主要与偏头痛、牙痛、继发性三叉神经痛等相鉴别。①偏头痛：是一种临床常见的具有周期性发作特点的原发性头痛，其疼痛特点一般是突然发作性、搏动样跳痛、胀痛、顿痛或钻痛，疼痛位置或左或右，常发于单侧头部（亦可发于双侧或全头），疼痛持续时间长短不一，短则数小时，长则可达数日，常伴有恶心、呕吐、面色发白、畏光、畏声、视物模糊等表现。强光、噪声等不良因素刺激可使头痛加重。反之，舒适安静的环境、充足的休息可缓解症状。偏头痛常反复发生，部分患者在发作前可有视觉、感觉和运动障碍等先兆，在发作间歇期时如同常人。其女性患病率高于男性，可有家族史。②牙痛：牙病引起疼痛，一般呈持续性钝痛，多局限于齿龈部，在进食冷、热、酸、甜性食物时疼痛加重，患牙有叩击痛。必要时可到口腔科进行检查或行X线鉴别。③继发性三叉神经痛：其病因较为明确，如可由颅内肿瘤、颌面部肿瘤、动脉硬化等刺激三叉神经节而引起。其疼痛持久，如同时发现其他神经系统损害，如伴有感觉、运动障碍，或呈持续性疼痛，阵发性加剧，检查面部感觉减退、角膜反射与听力减弱等阳性体征，需进一步检查，以排除颅内肿瘤。

（4）常规情况下，下关穴的操作方法为直刺0.5～1寸，此种刺法一般以局部酸胀为主要针感；而邵老突破了常规的针刺深度，常常直刺1～1.3寸，此时针感会放射至面颊、舌、上颌、下颌等部位。从解剖学角度分析，深刺下关穴可以刺激穴下之肌肉、筋膜、血管、神经等诸多组织结构，尤其刺激了脑干的三叉神经中脑核、三叉神经节、三叉神经运动核等，通过刺激可促进局部的血液循环，改善局部营养，达到通络止痛的作用。

（5）太阳透下关是邵老独创的经典透刺针法之一。因这种针法刺激较强，临床可用于治疗面痛，若在常规针刺后患者剧烈疼痛仍不缓解，邵老即运用太阳透下关。具体操作：常规消毒后，选用3寸毫针从太阳穴进针，穿过颧弓向下关穴方向透刺，进针2.5寸左右，施以捻转手法，使局部产生强烈的酸胀、麻木感，并扩散至半侧颜面部。本法一针透两穴，一针连三经（手、足少阳和足阳明），既减少了毫针用穴，又增强了针感，提高了疗效。在行针时以捻转针法为主，捻转角度控制为360°，切忌捻转角度太大而造成滞针。

（6）邵老治疗面痛采用透刺久留针法，留针时间不少于60分钟。并根据患者所处的不同发病阶段，采用不同的留针方法。若正当患者处于疼痛发作之时，应以止痛为首要目的，采用"动留针"法，留针期间多行针，并行强刺激手法，或采用太阳透下关针法；若患者就诊时疼痛未发作，处于间歇阶段，则行轻刺激手法，给予"静留针"。针对不同病情而施治，即可获得满意疗效。

【学习小结】

1.面痛是临床常见的顽固性疾病，在发病初期，邪浅病轻，经过积极正确治疗完全可以治愈；若失治、误治迁延日久，邪深病重，治疗较为棘手。西医对于本病的治疗，多采用抗惊厥、镇静、止痛等药物，其副作用较大，且效果并不十分满意。

2.针灸是目前治疗本病较为理想的方法之一，其疗效迅速而持久，且无毒副作用。邵老将经络理论与现代解剖理论融为一体，继承、发扬了承淡安先生的中西贯通之学术精髓，采用"透穴久留针"之法治疗面痛，突出了取穴少、透穴多、感应强、作用大、效持久等特点。

3.因本病易于复发，故临床治疗见效后，须巩固治疗，防止复发。日常应注意生活调养，切忌劳累，避免外邪侵袭，调畅情志，清淡饮食，忌食辛辣及膏粱厚味之品。

【课后拓展】

1.翻阅《针灸学》相关教材，总结面部经络分布循行及常用腧穴的针刺方法。

2.练习太阳透下关针法，能否举一反三，探寻更多的透刺方法？

3.复习解剖知识，熟悉面部神经、肌肉的分布。

4.通过学习邵老治疗面痛的经验，对中西医结合有何体会？

5.查阅文献，总结下关穴针刺深度及其危险深度。

第八节　面肌痉挛

面肌痉挛，又称面肌抽搐，是以一侧面部肌肉阵发性不自主抽搐为特点，无神经系统其他阳性体征的周围神经病。多见于中老年人，女性多发，本病初起之时多为眼轮匝肌间歇性抽搐，逐渐扩散至口角、一侧面部的其他面肌，严重者眼轮匝肌抽动致使睁眼困难。其抽搐的程度轻重不等，每次抽动数秒至数分钟，可因受寒、疲倦、精神紧张、自主运动而加重，但不能自行模仿或控制，入睡后抽搐停止。中医学把本病归于"筋惕肉瞤"范畴。

【辨治思路】

邵老认为，本病的发生多是由于正气不足，外邪侵袭人体，使经脉受阻，气血运行不畅，经筋失濡，拘急抽动；或情志失畅，肝阳上亢，循经上扰；或因肝郁气滞，郁而化火，灼伤肝阴，肝风内动；或肝旺乘脾，血虚不荣，筋失濡养，虚风内动而发病；或因脾胃虚弱，气血不足，血虚生风，致眼胞颜面筋肉跳动。《素问·至真要大论》云："诸风掉眩，皆属于肝。"故治疗时应以平肝祛风、通经活络、调和气血为原则。邵老认为，本病临证时应认清病因病位，辨经与辨证相结合。治疗以风池、四白、地仓、合谷为主穴。面肌痉挛重者，可配颧髎、下关。治疗本病取穴宜少，操作宜采用"静而久留针法"，即在常规针刺得气的基础上，延长留针时间，中间不行针或少行针，轻刺激。

【典型医案】

病例　李某，女，39岁，1998年5月18日初诊。

[主诉] 右侧面部肌肉抽动两年，加重半年。

[病史] 患者两年前无明显诱因突然出现右侧面部肌肉抽动，但病势较轻，经中西药治疗病情有所缓解。近半年因工作较忙，精神紧张，而致病情

加重，每天抽搐次数甚多，尤其在劳累、情绪激动、受寒时，患者抽搐不止。多方治疗仍无法控制，患者非常痛苦，经人介绍前来邵老处求治。

［现症］精神不振，右眼及右侧面部肌肉不自主抽搐，阵发性加重，面肌抽搐时口角向右侧歪斜，饮食尚可，睡眠欠佳，二便正常。舌淡红，苔薄，脉细稍弦。

> 问题
>
> （1）患者右眼及右侧面部肌肉不自主抽搐，阵发性加重，面肌抽搐时口角向右侧歪斜，病属于何经？
>
> （2）根据患者病史及临床表现，如何推断其病因病机？
>
> （3）本病突出了哪种辨证方法？
>
> （4）本病发病与何种邪气关系密切？

［治疗过程］

治疗原则：补血养肝，息风止痉。针灸处方：风池、四白、地仓、合谷。操作：患者取坐位，风池穴选用1寸毫针，向鼻尖方向刺入0.8寸，行提插捻转手法，使局部产生酸胀针感，并向头部、前额、眼眶部位扩散；四白穴选用1.5寸毫针向下平刺1.2寸；地仓选用1.5寸毫针沿皮向颊车透刺1.2寸；合谷穴按常规针刺，用提插捻转手法，针入得气后，留针1个小时，留针期间不行针。

5月19日二诊：患者述昨日针刺治疗后，自觉面部抽动有所减轻。嘱坚持治疗，每日1次，10次为1个疗程。经1个疗程针治后，症状基本消失，令其休息。

6月3日三诊：患者在休息期间因受寒病又反复，但面部抽搐较针治之前为轻。按上方继针，每日1次。

6月9日四诊：患者又经5次治疗症状消失。为巩固疗效，改为隔日针治1次。

前后共治疗3个疗程，其病痊愈。随访半年余，未再发作。

> 问题
>
> （5）邵老治疗本病为什么采用静而久留针法？
>
> （6）颜面部腧穴为什么要采用透刺法？
>
> （7）如何理解风池在本病中的作用？
>
> （8）面肌痉挛与精神情志关系如何？

【问题解析】

（1）面肌痉挛的发病部位在面部，该患者下眼睑、口角、面肌抽搐特别显著。《灵枢·经脉》曰："胃足阳明之脉，起于鼻之交頞中，旁约太阳之脉，下循鼻外，入上齿中，还出夹口，环唇，下交承浆，却循颐后下廉，出大迎，循颊车，上耳前。"根据经脉循行，本病病位在足阳明经。

（2）患者病史长达两年之久，每因劳累后加重，当属虚证；常在情绪激动时面肌抽搐不止，可以推断，其病在脏为肝。分析该患者平素工作较忙，压力较大，常常熬夜，耗伤精血，使肝血不足，血虚生风，循经上扰致面肌抽搐。尤其在劳累、情绪激动或感受风寒，内外风呼应则抽搐加重。患者睡眠差，舌淡红，苔薄，脉细稍弦，均为肝血不足之证。

（3）邵老临证强调辨证，认为八纲辨证是各种辨证之总纲，针灸辨治面肌痉挛应在八纲辨证的基础上，突出经络辨证。指出经络辨证是以经络学说为理论基础，通过对患者的临床表现进行综合分析，以判断病属何经，并根据经络与脏腑之生理联系、病理影响，总结出病证在临床中的表现规律。临床根据患者抽动部位不同，即可推断病变所在经脉。如抽动以"下眼睑、面、口角、颈部"为主，则病在阳明经；抽动时伴有"耳鸣，或耳周麻木、耳后酸痛，或有偏头痛"，则病在少阳经；抽动以"上眼睑、颧骨处、后项部为主，或闭目可引起发作"，则病在太阳；面部抽动"影响阅读，或感觉眼球亦抽动、转动不灵"，则病在厥阴。本案患者以"右眼及右侧面部肌肉不自主抽搐为主，抽搐时口角向右侧歪斜"，说明病在阳明经，患者虽纳食尚可，但病程较长，常熬夜，睡眠差，精神不振，其舌淡红，苔薄，脉细稍弦，为肝血不足，血虚生风，故治疗时取多气多血的足阳明胃经穴针刺之，可达到补益肝血、濡养筋脉、以固其本的目的。

（4）《素问·风论》指出："风为百病之长。"中医学认为，本病多与风邪有关，风为阳邪，其性主升、主动，《素问·阴阳应象大论》曰："风盛则动。"《素问·太阴阳明论》曰："伤于风者，上先受之。"《素问·至真要大论》云："诸风掉眩，皆属于肝。"风邪伤人多伤及头面部位，《备急千金要方》中记载："夫眼睏动，口唇动，偏㖞，皆风入脉。"《素问·调经论》说："血气未并，五脏安定，肌肉蠕动，命曰微风。"此即把肌肉的抽动、颤动归为风。《圣济总录·诸风门》指出："盖邪搏分肉，卫气不通，阳气内鼓，故肌肉睏动，然风之入脉，善行数变，亦为口眼睏动偏㖞之病也。"清代黄庭镜在《目经大成》云："此症谓目睑不待人之开合，而自牵拽振跳也。盖足太阴厥阴营卫不调，不调则郁，久郁生风。"可见，历代文献记载风是导致本病的根本病因。

邵老指出，无论内风还是外风，皆可引起本病。正如明代傅仁宇所著《审视瑶函·脾轮振跳》记载："症谓目睥不待人之开合，而自牵拽振跳出。乃气分之病，属肝脾二经络之患。人皆呼为风，殊不知血虚而气不知顺，非纯风也。"提出本病虽与风关系密切，但肝脾血虚，血虚日久而虚风内动，也是病机的关键。清代沈金鳌《杂病源流犀烛·筋骨皮肉毛发源流》云："若仲景言血虚则筋急，此又筋急之原，有血脉不荣于筋故也……血虚无以荣筋，因拘急而惕惕然跳，且四肢百骸，亦睏睏然动，是筋惕肉睏。"可见，本病既可因肝风上扰，还可由血虚风动，也可因外风引动而发病。

（5）面肌痉挛的针灸治疗方法非常重要，邵老主张运用静而久留针法，即轻刺激，久留针，不行针，或少行针。他强调"以静制动"，对于面神经兴奋性增高、神经放电频繁而致的痉挛性疾病，运用少行针、留针时间长之法，既能避免面肌兴奋性增加诱发痉挛，又能起到持久的治疗作用。《灵枢·始终》曰："久病者，邪气入深，刺此病者，深纳而久留。"本病患者面部抽搐已有两年，其邪气已经入深，正气已伤，采用此法既可祛邪，又可扶正。

（6）透刺法是将针刺入某一穴位后，采用不同的针刺方向、针刺角度和针刺深度，以达到一针透达两个或多个穴位，从而达到治病目的的一种针刺方法。临床分为直透、斜透、平透及多向透刺法。面部是手足三阳经筋特别是阳明经筋散布之处，经筋循行表浅，且面部皮肉浅薄，宜浅刺之。若采用沿皮透刺法，一针透多穴，可达到取穴少、刺激多个穴位、针刺范围大的目的。这样既可减少进针时的疼痛，又可使多个腧穴协同增效，从而提高临床疗效。

（7）风池是邵老治疗面肌痉挛之要穴。其位居项后发际凹陷中，穴处似池，为风邪出入之门户，为治风要穴。风池属足少阳胆经，肝胆互为表里，肝胆内寄相火，为"风木"之脏，极易化生风动，此谓"内风"。风池又为足少阳胆经与阳维脉之交会穴，阳维主阳、主表，与外风有关。无论内风、外风皆可取之。而本病的发生与风邪密切相关，选用风池，既可息风止痉祛其内风，又可舒筋活络，调和气血。现代研究证实，针刺风池穴可改善脑部的血流供应，解除血管痉挛状态，降低外周血管阻力，从而达到血行风自灭的目的。

（8）不良情绪可导致人体气机失畅，引起脏腑功能失调，从而表现出诸多不适情况；而各种不适的表现又会影响精神情志。面肌痉挛患者常因不自主的痉挛、抽搐而影响情志，给患者造成很大的精神和心理压力，同时痉挛、抽搐发作频率越频繁、强度越大，对患者造成的抑郁、焦虑等不良情绪就会越明显，而这些不良情绪会诱发或加重面肌痉挛症状，使病情反复，不易治愈。《灵枢·九针十二原》曰："粗守形，上守神。"《素问·宝命全形论》说："凡刺之真，必先治神。"邵老临证强调治神，指出治疗面肌痉挛不可忽略情志的疏导，正如《素问·针解》指出："调其神，令气易行。"通过调神，使患者情绪平稳，气机畅达，脉络通畅，气血运行，经脉、经筋得以濡养，达到"神定则痉止"的治疗目的。

【学习小结】

1.面肌痉挛是难以治愈且容易反复发作的疾病，针灸对本病的治疗具有较好疗效。临证应分析病因、病位，注重辨经与辨证相结合，治疗宜采用"静而久留针法"，既能避免面肌兴奋性增加诱发痉挛，又能起到持久的治疗作用。

2. 本病病程长，易反复发作，日常调护尤为重要。应嘱患者生活规律，劳逸结合，避免过度劳累；尽量减少各种刺激，如电视、电脑、紫外线等；勿用冷水洗脸，遇风、雨、寒冷天气时，注意头面部保暖；若患中耳炎、面瘫，应及早治疗，避免各种致病因素。

3. 嘱患者饮食宜清淡，多食新鲜的水果、蔬菜、粗粮，忌辛辣食品，忌烟酒，适当增加 B 族维生素的摄入；保持愉悦心情、充足睡眠，避免精神紧张、焦虑、烦躁等不良情绪。

【课后拓展】

1. 西医学对面肌痉挛是如何认识的？
2. 针灸治疗面肌痉挛的作用机制是什么？
3. 除了针刺，还有哪些方法对本病有效？
4. 如何鉴别面肌痉挛与眼睑痉挛？

第九节　腰　痛

腰痛又称"腰脊痛"，是指腰部感受外邪，或因劳伤，或由肾虚而引起气血运行失调，脉络绌急，腰府失养所致的以腰部正中，或一侧，或两侧疼痛为主要症状的一种病证。临床可兼有其他部位，如骶部、臀部、股部、小腿和足部等部位的疼痛或麻木。腰痛常见于西医学腰部软组织损伤、肌肉风湿、腰椎间盘突出症、腰三横突综合征、骶髂关节紊乱及部分内脏病变等。

【辨治思路】

腰痛是临床常见病，其病因众多，凡六淫外袭，或久居寒冷湿地，冒雨涉水，使风寒水湿之邪浸渍经络，痹阻脉络，气血运行不畅而发；或因劳累过度，或跌仆闪挫，经筋脉络受损，气血瘀滞而发；亦常有禀赋不足，或年老精血亏衰，或房劳伤肾，精气亏耗，而发为腰痛。邵老认为，腰痛病因虽多，但肾虚是其主要内因，病机乃"不通则痛""不荣则痛"。邵老诊治腰痛重视辨病、辨证、辨经结合，突出经络辨证，注重四诊合参，明确中西医诊断，确定病位、病变相关经脉及所属证型。治疗时以精简取穴为总则，局部近取和循经远取相结合，将肾俞、大肠俞、腰阳关、十七椎、委中作为主穴，急性腰扭伤者，痛在督脉取水沟，痛在足太阳经取后溪，痛在足太阳、少阳经取腰痛穴。若为寒湿腰痛重用灸法，瘀血腰痛配膈俞，肾虚腰痛配命门、太溪。腰椎病变配腰夹脊，腰部痛点明显配阿是穴。根据腰痛之病因和病情之轻重、急缓、虚实，采用相应之针刺、艾灸、拔罐、刺络放血等法，虚补实泻，以愈其病。

【典型医案】

病例 1　常某，男，43 岁，1986 年 5 月 7 日初诊。

［主诉］腰痛伴活动受限 1 月余。

［病史］患者自诉 1 个多月前因干重体力活，用力过猛，致腰部扭伤疼痛，遂在家休息，未行治疗。因腰痛逐渐加重，行走困难，到某骨科医院就诊，诊断为腰椎间盘突出症，建议手术治疗。患者惧怕手术，经人介绍遂求邵老诊治。

［现症］患者由家属抬担架而来，痛苦面容，额头汗出，语音低沉，不敢大声说话，腰腿疼痛，卧床无法翻身，不能站立行走，常因疼痛影响睡眠，饮食减少，二便正常。查其腰两侧骶棘肌紧张，痛处固定，$L_2 \sim L_4$ 棘间压痛明显，直腿抬高试验（＋）。舌暗红，苔薄白，脉沉涩。

问题

（1）患者"腰腿疼痛，卧床无法翻身，不能站立行走……腰两侧骶棘肌紧张，痛处固定，$L_2 \sim L_4$ 棘间压痛，直腿抬高试验（＋），舌暗红，苔薄白，脉沉涩"，病变属于何证型？

（2）本病如何进行"辨经"？

（3）直腿抬高试验的检查及临床意义如何？

［治疗过程］

治则：补肾利腰，通经活络。针灸处方：肾俞、大肠俞、腰阳关、十七椎、委中、环跳、足三里、阳陵泉。操作：常规消毒后，肾俞选用 1 寸毫针，进针 0.8 寸；大肠俞、腰阳关、十七椎、委中、足三里、阳陵泉均选用 1.5 寸毫针，进针 1.2 寸；环跳选用 3 寸长针，进针 2.5 寸，令针感传至足尖；诸穴均用提插捻转手法，使针下得气。留针 30 分钟，中间行针 2 次。针后于肾俞、腰阳关、环跳各加拔一大号火罐，留罐 10 分钟。每日针罐治疗 1 次。

5 月 10 日二诊：患者经上方连续治疗 3 次，可自主翻身，并能坐起，腰腿疼痛明显减轻。嘱继续针罐治疗。

5 月 13 日三诊：经针罐治疗 5 次后，患者可自己缓慢行走，腰痛较前有所缓解，腿痛症状基本消失，但行走稍快则腰痛加重。触其腰骶两侧仍有肌肉僵硬，故用三棱针在委中穴点刺放血，余穴操作同上。每日 1 次。连续治疗 1 个疗程后，令患者休息。

5 月 22 日四诊：患者自行来诊室治疗，自述腰痛明显减轻，坐立行走均可，但时间久则感腰部疼痛。令其坚持治疗，取穴肾俞、大肠俞、腰阳关、十七椎、委中，按上法治疗，每日 1 次。

第 2 个疗程治疗结束后，患者自述腰痛完全消失。为巩固疗效，预防复发，又继续治疗 1 个疗程，并嘱其注意日常生活调护，劳逸结合，加强腰背肌锻炼，不做剧烈运动，注意腰部保暖。

前后共针治 3 个疗程，诸症皆除。随访 3 个月，未见反复。

问题

（4）邵老治疗腰痛选取的主穴处方意义何在？

（5）邵老在本案例治疗过程中，为何加用委中穴放血？

（6）本例患者针治两个疗程后，腰痛完全消失，为什么又继续治疗 1 个疗程？

病例 2 赵某，女，50 岁，1987 年 6 月 18 日初诊。

［主诉］腰痛伴左腿痛两月余。

［病史］患者述两个多月前因天气突变，穿衣单薄，出现自左胯至大腿后侧、小腿后外侧剧痛难忍，行走困难，伴下肢寒冷，经休息无明显缓解。到某医院就诊，X 线结果显示腰椎骨质增生，诊断为腰痛，给予局部外贴膏药、口服止痛片等，治疗后疗效不明显，即到邵老处求治。

［现症］痛苦面容，行走困难，穿衣较厚（厚绒裤），腰部疼痛不甚显著，下肢寒冷，左下肢沿坐骨神经通路，即从左髋部至大腿后侧、小腿后外侧剧痛，疼痛呈游走性，遇寒加重，得热则减，活动受限，左侧环跳穴处压痛（+），双侧直腿抬高试验（+），左侧脚趾背伸力稍弱，睡眠差，饮食、二便正常。舌淡红，苔薄白滑润，脉沉迟无力。

问题

（1）患者"从左髋部至大腿后侧、小腿后外侧剧痛"，病变属何经？

（2）患者"下肢寒冷，疼痛呈游走性，遇寒加重"，说明其病是由何邪所致？

（3）腰痛应如何进行辨证归经？

［治疗过程］

治则：温经散寒，祛风通络。针灸处方：肾俞、腰阳关、环跳（左）、委中、阳陵泉（左）、足三里（左）。操作：常规消毒后，环跳选用 3 寸毫针，直刺 2.5 寸，得气后行努针运气热感手法，患者当即感到针下有温热感，好似一股暖流从髋部向下传至足部；其余诸穴均按上述病例操作。留针 30 分钟，中间行针 2 次。起针后，患者述疼痛大减，寒凉感减轻，可站立行走。

6 月 19 日二诊：患者述昨日针后腰痛基本消失，左下肢疼痛大减，肢体寒凉减轻。按上法继针。

6 月 20 日三诊：针治 2 次后，患者左下肢疼痛基本消失，已有温热感。继针。

患者按上法继针 3 次，患者左下肢凉痛消失，已穿上单衣。疾病告愈。

问题

（4）何谓"烧针运气热感手法"？如何操作？

（5）艾灸治疗腰痛的临床疗效如何？本例患者邵老为何没用艾灸？

（6）如何区分原发性坐骨神经痛与继发性坐骨神经痛？

【问题解析】

病例 1 （1）《灵枢·经脉》曰："项如拔，脊痛，腰似折，髀不可以曲。"《医学心悟》云："腰痛拘急，牵引腿足。"《医学入门》载："闪挫跌仆坠堕，以致血瘀腰痛。"明确指出了外伤后气血瘀滞可以造成腰腿痛。本例患者因干重体力活，用力过猛，致腰部扭伤月余，腰腿疼痛，卧床无法翻身，不能站立行走……腰两侧骶棘肌紧张，痛处固定，$L_2 \sim L_4$ 棘间压痛，直腿抬高试验（＋），舌暗红，苔薄白，脉沉涩。根据其病史、临床表现及舌脉，本例患者应为瘀血腰痛。

（2）《脉经》云："督脉为病，腰脊强痛，不得俯仰。"《素问·骨空论》云："督脉为病，脊强反折。"《黄帝内经素问注证发微》云："言督脉行于脊中，故其为病脊强反折，而不能屈伸者也。"本案患者"腰腿疼痛……腰两侧骶棘肌紧张，痛处固定，$L_2 \sim L_4$ 棘间压痛"，乃足太阳膀胱经、督脉之病变。

（3）令患者采取仰卧位，双下肢伸直，医者一手扶住患者一下肢膝部，使其膝关节伸直，另一手握住同一下肢踝部，并缓缓使之抬高，直至患者产生下肢放射痛为止，记录此时下肢与床面的角度，即为直腿抬高角度。正常人一般可达80°左右，且无放射痛。若抬高不足70°，且伴有下肢后侧的放射痛，则为阳性。在此基础上可以进行直腿抬高加强试验，即检查者将患者下肢抬高到最大限度后，放下约10°，在患者不注意时，突然将足背屈，若能引起下肢放射痛即为阳性。本试验阳性常见于腰椎间盘突出症，也可见于单纯性坐骨神经痛和其他原因引发的神经根炎症。

（4）邵老治疗腰痛的主穴处方是肾俞、大肠俞、腰阳关、十七椎、委中。"腰为肾之府"，肾俞是足太阳膀胱经腧穴，是肾脏精气输注之处，其穴正位腰部，肾虚是腰痛之最常见原因，取肾俞可疏通腰部气血，针之补肾利腰，通经活络；大肠俞是足太阳膀胱经穴，腰阳关为督脉穴，十七椎为经外奇穴，三穴均居腰部，同取以加强疏通局部经气、活血通络、祛邪止痛的作用；委中是足太阳膀胱经合穴，位于腘窝横纹中央，具有舒筋活络、通利腰膝的作用，《玉龙歌》中说："更有委中之一穴，腰间诸疾任君攻。"《席弘赋》云："委中专治腰间痛。"《四总穴歌》更有"腰背委中求"之说。诸穴合用，远近相配，功效相得益彰，共奏补肾利腰、通络止痛之功。

（5）《素问·刺腰痛》指出："足太阳脉令人腰痛，引项脊尻背如重状，刺其郄中。太阳正经出血，春无见血。"《黄帝内经素问注》云："郄中，委中也。"指出足太阳膀胱经腰痛，牵引项脊背臀者，当取委中穴放血。本例患者经治疗病情好转，但仍腰痛，触其腰骶两侧肌肉僵硬，针对其病情，邵老认为，其内有瘀滞，故刺委中放血，以疏通经络中壅滞的气血，调整机体的功能紊乱，从而起到活血化瘀、通络止痛之功。

（6）腰痛是临床常见病，其病因复杂，常反复发作，尤其是腰椎间盘突出症，缠绵难愈。本例患者发病之初虽因干重体力活，用力过猛，致腰部扭伤，但这只是诱因，根本原因在于"腰椎间盘突出"（某骨科医院已确诊）。虽经两个疗程治疗，腰痛完全消失，但其卧床日久，病情较重。为加强疏通经络、调和气血之力，巩固疗效，预防复发，邵老又为其治疗1个疗程。

病例 2

（1）根据患者疼痛部位"从髋部至大腿后侧、小腿后外侧"，属足少阳胆经和足太阳膀胱经的循行部位，正如《灵枢·经脉》记载："膀胱足太阳之脉……过髀枢，循髀外，从后廉下合腘中，以下贯踹内，出外踝之后，循京骨，至小指外侧。""胆足少阳之脉……以下循髀阳，出膝外廉，下外辅骨之前，直下抵绝骨之端，下出外踝之前。"本例患者左下肢痛是病在足少阳胆经和足太阳膀胱经。

（2）《素问·痹论》云："风寒湿三气杂至，合而为痹也。其风气胜者为行痹，寒气胜者为痛痹，湿气胜者为著痹也。"《灵枢·周痹》曰："风寒湿气，客于外分肉之间。""周痹者……在于血脉之中，随脉以上，随脉以下，不能左右。"表明痹证是由风寒湿邪侵袭人体所致。本例患者下肢寒冷，疼痛呈游走性，遇寒加重，说明该患者是因风寒之邪侵袭人体所致。

（3）邵老治疗疼痛性疾病时重视经络辨证，根据疼痛部位与经脉循行的关系进行辨证归经，腰痛时若出现"腰部一侧或两侧痛甚，压痛明显，腰部活动受限，骶部、大腿后面、小腿后面、足外侧等部位有压痛，或放射痛，或麻痛"者，为足太阳膀胱经证；若疼痛"以腰一侧或两侧疼痛明显，并伴有同侧下肢外侧疼痛为特征，向对侧侧弯时疼痛加剧，臀部外侧、大腿后外侧、小腿外侧、足背外侧等部位有压痛，或放射痛，或麻痛"者，为足少阳胆经证；而"大腿前外侧、小腿前面、足背面等部位有压痛，或放射痛，或麻痛"者，为足阳明胃经证。

（4）"努针运气热感法"是邵老在长期的临床实践过程中，将针刺与气功融为一体，创造出的一种具有特色的热感手法。实践证明，通过手法运用，可使局部热，或循经传导使肢体热，或全身发热，甚则汗出。其具体操作：针下得气后，拇指向前，食指向后搓捻，同时用力下插，至一定深度后，拇指向后，食指向前搓捻，同时用力上提，如此上下提插、左右捻转数次后，将针插至应刺深度，待气复至，右手拇食指紧持针柄，意在拇指向前，固定不动，聚精会神，以待热感，同时结合静功，以意领气，通过拇食指把气发至针体，以促使针下产生热感。

（5）《本草从新》指出："艾叶苦辛，生温熟热，纯阳之性，能回垂绝之阳，通十二经，走三阴，理血气，逐寒湿，暖子宫，止诸血，温中开郁，调经安胎……以之灸火，能透诸经而除百病。"《神灸经纶》云："取艾之辛香作炷，能通十二经，入三阴理气血以治百病，效如反掌。"从艾叶的性能可以看出，艾灸具有温经散寒、祛风解表、行气活血、回阳救逆等功效，用于风寒湿等邪痹阻脉络之病证非常适宜。《灵枢·官能》曰："针所不为，灸之所宜。"《医学入门》云："凡病药之不及，针之不到，必须灸之。"对于寒证、顽疾的治疗，邵老临床常会根据具体病情，在针刺的同时配用灸法。本例患者在运用努针运气热感法起针后，患者即述疼痛大减，寒凉感减轻，并可站立行走，所以邵老单用针刺而未使用艾灸。

（6）原发性坐骨神经痛原因不明，可能因感染、中毒、感寒等原因直接损害坐骨神经；继发性坐骨神经痛根据其受损部位不同，又可分为根性坐骨神经痛和干性坐骨神经痛，其中以根性坐骨神经痛为多见。根性坐骨神经痛常由椎管内疾病和脊柱疾病所引起，临床以腰椎间盘突出症为多见；干性坐骨神经痛的病变部位在椎管外沿坐骨神经分布区，引起本病的常见疾病有梨状肌综合征、骶髂关节炎、髋关节炎、肿瘤、结核、盆腔内疾病、妇科炎症及臀部肌内注射不当损伤神经等。

【学习小结】

1. 邵老诊治腰痛重视四诊合参，辨病、辨证、辨经相结合，临证分为问、望、循、切、辨、治六步。

2. 临证取穴以肾俞、大肠俞、腰阳关、十七椎、委中为主穴，并根据病情之虚实、急缓，采用相应治法，虚补实泻。

3. "努针运气热感法"是邵老创立的一种独具特色的热感手法。运用于寒邪引起的腰腿痛，疗效显著。

4. 邵老指出，对于腰痛要做到早诊断、早治疗。同时嘱患者应劳逸结合，加强腰背肌锻炼，注意保暖。

5. 若由内脏疾病引起之腰痛，应治疗原发病；若为脊柱结核、肿瘤等病引起的腰痛，不宜局部针刺。

【课后拓展】

1. 查阅文献，了解针灸治疗腰痛的方法有哪些？

2. 通过对邵老治疗腰痛的学习，你的心得体会及感悟是什么？

3. 西医学是如何认识及治疗腰痛的？

4. 查阅资料，了解针灸治疗腰痛的科学依据，用现代研究来阐述其科学内涵。

第十节　胃　痛

胃痛，又称"胃脘痛"，是以上腹胃脘部反复发作性疼痛为主要临床表现的病证，常见于西医学的急性胃炎、慢性胃炎、消化性溃疡、胃痉挛、胃扭转、胃下垂、胃黏膜脱垂症、胃神经官能症。古代文献又称其为"心痛""心下痛""心腹满痛""胃心痛"等。

【辨治思路】

邵老认为，胃痛发病有急缓之分，病性有虚实之别。急性者，多由饮食、感邪、情志等所引起，使邪犯胃脘，阻碍气机，胃失和降而成，其起病急，病程短，痛势剧烈，拒按，脉盛，以邪实居多；慢性者，多因急性失治、误治迁延，或邪气日久，脾胃严重受损，脾胃虚弱所致，其起病缓，病程长，疼痛渐发，隐隐作痛，或反复发作，喜按，脉弱，以正虚或虚实夹杂为主。邵老指出，引起胃痛的原因众多，临床表现多种多样，辨证时当紧抓"证眼"，化繁为简。如饮食所伤者胃脘胀痛拒按，嗳腐酸臭，舌苔厚腻，脉滑；寒客胃腑者胃凉暴痛，呕吐清水，得热痛减，舌淡，苔白，脉弦紧；肝气犯胃者胃脘胀痛，痛窜胁背，嗳气痛轻，善太息，舌红苔白，脉弦；脾胃虚寒者胃凉隐痛，喜按喜暖，便溏，神疲乏力，舌淡，苔薄，脉沉细；胃阴不足者胃脘灼痛，口燥咽干，五心烦热，便秘，舌红少津，脉细数。只有掌握要点，明确诊断，才能进行有针对性的治疗。治疗胃痛，邵老强调，胃腑以通为用，以降为顺，临证当以和胃降逆、通络止痛为大法，临证处方善用特定穴，注重调脾胃。邵老选穴不离经典，经过数十年的临床筛选，确立内关、足三里、中脘为治疗胃痛的三大主穴。由于引起胃痛的病因较多，邵老指出，应根据病情辨证配穴。如肝气犯胃配太冲、阳陵泉；饮食所伤配梁门、内庭、公孙；寒客胃腑配神阙重灸；脾胃虚弱配脾俞、胃俞，虚寒者加灸；阴虚者只针不灸，其他当随症加减。

邵老指出，胃痛证型较多，实证经及时、正确治疗易于获愈，虚证往往迁延不易治愈，且各个证型之间常相互影响，甚或互为因果，故对于胃痛应及时彻底治疗，对其调护更不可忽略。日常生活要规律，注意避风寒，劳逸结合，保持心情舒畅，饮食应以少食多餐、清淡易消化为原则，切忌暴饮暴食或饥饱不调，忌寒凉、辛辣、油腻之品，戒饮酒。若遇呕血、便血，应密切观察病情，必要时入院治疗。临床要注意与真心痛进行鉴别。

【典型医案】

病例　唐某，女，38 岁，1996 年 4 月 21 日初诊。

［主诉］胃脘部间断隐痛 6 年，加重 1 周。

［病史］患者 6 年前因工作较忙，生活没有规律，出现上腹部无规律的阵发性疼痛，程度较轻，未引起重视。但症状渐渐加重，每当饮食失宜或劳累而诱发，冬季发作较频，且伴纳差，便溏。半年前曾到某医院就诊，胃镜检查显示：慢性浅表性胃炎。先后给予吗丁啉、甲氧氯普胺、香砂养胃丸、三九胃泰等药治疗（用量不详），病情有所改善，但仍有反复发作，间隔时间长短不一。本次发病则因 1 周前工作较忙，又进食寒凉，胃脘部疼痛发作，且疼痛较重，再服用上药治疗而无效，故前往邵老处求治于针灸。

［现症］面色苍白，痛苦面容，四肢欠温，上腹部疼痛，伴轻度压痛，喜暖怕凉，纳差，便溏。舌淡胖、边见齿印，脉沉细。

问题

（1）患者四肢欠温，上腹部疼痛，喜暖，纳差，便溏。舌淡胖、边见齿印，脉沉细，病属何脏腑？

（2）胃痛除病证所属脏腑外，还与何脏关系密切？

（3）如何分析患者"劳累而诱发，冬季发作较频"？

（4）胃痛与真心痛如何鉴别？

［治疗过程］

治则：温中散寒，健脾益胃。针灸处方：内关、足三里、中脘、脾俞、胃俞。操作：中脘、足三里选用 1.5 寸毫针，其他穴位选用 1 寸毫针。常规消毒，中脘直刺约 1 寸，行拇指向前，意气于针，使用努针运气热感法，根据患者耐受力，采用相应的刺激量，以患者上腹部感到温热感为度；足三里直刺 1.3 寸，行提插捻转并予运气，使患者产生向下放射的热感为度；脾俞直刺 0.5 寸，采用捻转补法，内关、胃俞直刺 0.5 寸，采用平补平泻法。留针 30 分钟，中间行针 2 次。配合艾条温和灸脾俞、胃俞。

4 月 22 日二诊：患者述昨日针灸后，即感胃脘部舒适，疼痛有所改善，有食欲。按上法继续针灸治疗。

4 月 26 日三诊：患者经上法治疗 5 次后，胃痛明显减轻，偶有隐痛，局部有温热感，手足凉改善，纳食基本正常，大便成形。效不更方，继续针灸治疗，每日 1 次。

5 月 2 日四诊：患者按上法连续治疗 10 次，诸症消失。为巩固疗效，令患者休息 1 周，继续针灸治疗。

患者连续针灸治疗两个疗程（20 次），停止治疗。随访 1 年，病情未有反复。

> 问题
>
> （5）邵老治疗胃痛所选穴位的精妙之处何在？
>
> （6）对本例患者的治疗，邵老为何选用脾俞、胃俞？临床如何针刺操作？
>
> （7）对于脾俞、胃俞穴，邵老为何配用艾灸之法？

【问题解析】

（1）患者有胃痛病史 6 年，常因饮食失宜，进食生冷，过于劳累而诱发。日久使脾阳受损，中阳不振，寒自内生，胃失温煦，则胃痛绵绵，反复发作；本次发病乃因进食生冷，寒得温而散，遇冷则凝，故疼痛加重而喜暖；脾阳不能温达四末，则四肢欠温；脾胃纳运失职，水湿下渗，则纳差，便溏；舌淡胖、边见齿印，脉沉细均为脾胃虚寒之象。本例患者病系脾胃脏腑受损。

（2）胃痛的病位虽在胃，但与肝、脾之关系密切，故有实证多因于肝，虚证多涉及脾之说。肝属木，肝喜条达而主疏泄；胃属土，胃主受纳腐熟水谷；肝与胃是木土乘克的关系，中焦气机的升降有赖于肝之疏泄条达。若情志不舒，肝气郁结，失其疏泄条达之功，气机不畅，即可影响中焦气机的升降功能；肝气过盛，疏泄太过，木旺克土，肝气易于横犯脾胃，土虚木乘，气机郁阻，郁阻日久又可导致血瘀，这些均可产生胃痛。

脾与胃同居中焦，共为后天之本，气血生化之源。胃主受纳，腐熟水谷；脾主运化，消化食物，转输精微，两者密切合作，维持了饮食物的消化及精微、津液的吸收转输；脾气主升而胃气主降，二者为脏腑气机上下升降的枢纽。脾为阴脏，性喜燥而恶湿；胃为阳腑，性喜润而恶燥。《临证指南医案》曰：“太阴湿土，得阳始运，阳明燥土，得阴自安。以脾喜刚燥，胃喜柔润也。”可见脾胃互为表里，胃病多涉于脾，脾病亦可及于胃。临床无论脾胃虚弱，或脾阳不足，或脾湿太过，均可影响至胃而发生胃痛。

胃有病，无论是胃本身的原因或其他脏腑功能失常而引起，均可影响胃，使胃络不通或胃失濡养而发病。

（3）根据本例患者症状、舌脉，可辨证为脾胃虚寒型胃痛。冬季天气寒冷，阴气盛而阳气衰，而本例患者体内脾胃阳气不足，更易招致寒邪内侵，从而导致本病发作频繁；脾胃为气血化生之源，脾主肌肉、四肢，机体劳累过度则耗伤气血，损伤脾阳，进而加重脾胃亏虚，从而加重本病。

（4）真心痛的病变部位、疼痛程度、临床特征和预后等，与胃痛均有明显区别。真心痛常发生于左侧胸部心前区，往往突然发病，疼痛剧烈难忍，绞痛如割，胸痛彻背，亦可放射至左上肢，胸闷汗出，心悸气短，常有濒死感，多见于中老年人。可借助心电图等检查。真心痛一般病情较重，预后较差，正如《灵枢·厥病》所云：“真心痛，手足清至节，心痛甚，旦发夕死，夕发旦死。”需要特别注意的是，有部分真心痛患者，疼痛部位在剑突下，以胃痛为主诉就诊，对中老年人胃痛剧烈者，必须做心电图检查以排除真心痛。

胃脘痛的病变部位在上腹胃脘部，其疼痛较轻，一般可以忍受，多伴有胃肠道症状。多发于青壮年，心电图检查正常，可借助上消化道钡餐造影、纤维胃镜检查确诊。较真心痛为轻，预后良好。

（5）邵老临床治疗胃痛常以内关、足三里、中脘为主穴。内关为手厥阴心包经之络穴，又为八脉交会穴，通于阴维脉，善治胃、心、胸之病，取之可畅达三焦气机，宽胸理气，和胃降逆，通络止痛；中脘是胃之募穴及八会之腑会穴，具有调理中焦、和胃化滞、消胀除满等作用；足三里是足阳明胃经之合穴、胃腑之下合穴，配五行乃土中之土穴，善治脾胃病，具有健脾和胃、益气生血、理肠导滞、行气消胀、通络止痛等功效，早在《灵枢·邪气脏腑病形》即有："胃病者，腹膜胀，胃脘当心而痛，上支两胁，膈咽不通，食饮不下，取之三里也。"凡胃脘疼痛，不论虚实寒热，均可用之；中脘是病所取穴，足三里是循经远取，二穴一近一远，一上一下，相互配合，加之内关三穴，其健脾和胃、通调腑气、活络止痛之功益彰。邵老治疗胃痛不仅体现了其取穴精当的特色，且在本例患者的治疗中，将针刺与运气结合，运用了独创之"努针运气热感法"，使其获得了良好的疗效。

（6）脾俞、胃俞为脾、胃之背俞穴，是脾胃精气输注于背部的腧穴，是治疗脾胃病之要穴。脾俞具有健脾益血、补阳助运、除湿祛浊等功；胃俞具有调中和胃、补虚除满、化湿消滞之力。二者相伍，一阴一阳，一运一纳，一升一降，使气机升降协和，脾胃纳运正常，脾健胃和，诸症则消。临床虚证、实证皆可用之，尤其背俞穴主治特点是偏治慢性病、久病、虚证、寒证，针对本例患者病史、病情更为适宜，故邵老在取主穴时，配伍了脾俞、胃俞。

对脾俞、胃俞穴的操作是按邵老的要求直刺进针。邵老善用背俞穴，在长期的临床实践中，他提出背俞穴治疗脏腑病直刺较斜刺疗效好。他打破常规，勇于探索，采用直刺法操作，根据患者不同体型，进针深度为 0.5～0.8寸。

（7）《本草从新》指出："艾叶苦辛，生温熟热，纯阳之性，能回垂绝之阳，通十二经，走三阴，理血气，逐寒湿，暖子宫，止诸血，温中开郁，调经安胎……以之灸火，能透诸经而除百病。"由于艾叶的药性是生温熟热，故艾灸具有渗透肌层、直达脏腑、振奋阳气、温通经络、祛除寒湿等作用。本例患者病程日久，中阳不振，脾胃虚寒，邵老在针刺治疗的同时，于脾俞、胃俞穴施艾灸，以加强振奋中阳、补益脾虚、祛寒除湿、温通胃络之力。

【学习小结】

1.针灸治疗胃痛疗效显著，对急性胃痛，往往针灸一次即有明显效果。邵老治疗胃痛，一般先取内关或足三里，若痛不止时，再根据病情选用其他穴位；慢性胃痛需按疗程坚持治疗，才能取得较好的远期疗效。

2.邵老重视中西结合，西为中用，辨证辨病相结合。因胃痛表现有时与肝胆疾患、胰腺炎、心肌梗死等相似，邵老强调，临床遇到胃痛急性发作，痛势剧烈者，须详察病情，注意鉴别，以免失治、误治而延误病情。

3.邵老认为，背俞穴对内脏病或溃疡出血，具有理血止血的作用。但对溃疡出血、胃穿孔等重症患者，应密切观察，及时采取综合治疗措施或转外科治疗。

4.饮食调理、生活规律和精神调节对胃痛的恢复具有重要意义。饮食宜定时、定量，勿过饥、过饱；忌食生冷、油腻、刺激性食物；力戒烟酒，保持心情舒畅。同时，要保持良好的作息习惯，劳逸结合，锻炼身体，增强抗病能力。

【课后拓展】

1.临床除针灸治疗胃痛外，还可选择哪些有效的治疗方法？

2.练习"努针运气热感法"，体会针下能否出现热感。

3.查阅古代文献，研究古代医家治疗胃痛的针灸选穴。

4.通过学习邵老治疗胃痛的经验，你的心得体会及感悟是什么？

5.从现代研究的角度说明，针灸治疗胃痛及所选穴位的作用机制是什么？

第十一节　胃下垂

胃下垂是胃膈韧带与胃肝韧带松弛无力，胃张力减退，站立时胃的下缘达盆腔，胃小弯角切迹低于髂嵴连线水平而言。胃下垂属于中医学的"胃痛""胃缓""胃下"等范畴。本病早期多无特异性临床表现，患者常以胃脘胀满、食欲不振等为首发症状，易被漏诊或误诊；后期临床症状明显，上腹部疼痛，腹胀，有下坠感，食后或行走时加重，平卧时减轻，纳差，嗳气，便秘或腹泻等，常与胃炎、溃疡等相兼为病。病程缠绵，患者痛苦不堪，严重影响了患者的生活质量。

【辨治思路】

《灵枢·本脏》曰："脾应肉，肉䐃坚大者胃厚，肉䐃么者胃薄，肉䐃小而么者胃不坚，肉䐃不称身者胃下，胃下者，下管约不利，肉䐃不坚者胃缓。"邵老认为，"胃下"是胃体本身位置异常、下降的简称；"胃薄"是指胃体肌层的厚度不足，也包括胃腑功能减退；"胃缓"指胃腑松弛与胃动延迟，功能低下；"下管约不利"指结构上脆弱、易损伤的特点。因此，胃下垂位置、结构和功能的异常，可概括为"下、薄、缓、约不利"。本病的发生以中焦脾胃虚弱为本，兼有气滞、水湿、痰饮、瘀血等病邪。病位在胃，但与脾、肝、胆、肾密切相关。邵老宗《临证指南医案》所云："脾胃之病，虚实寒热，宜燥宜润，固当详辨。其于升降二字，尤为紧要。"强调治疗时须从"气"字入手，重在调升降之气机，善用调补脾胃，升阳举陷。然邵老指出，本病非单纯脾胃（中气）虚弱、气机内陷一端，临证应根据病情，分别予以疏肝和胃，或益气活血，或温肾化饮治之，其疗效显著。

邵老治疗本病处方取穴以中脘、足三里、胃上为主。若患者纳差、恶心、反酸配内关，腹胀配脾俞、胃俞，腹部下坠或伴有腹泻配百会，失眠配神门、三阴交，阳虚加灸。其他随症加减。

【典型医案】

病例 张某，男，40岁，1977年5月24日初诊。

[主诉]上腹部呈阵发性疼痛8个月。

[病史]患者于1976年9月因上腹部突然剧痛难忍，恶心，呕吐，以急诊入住某院，通过胆囊造影诊断为急性胆囊炎，经西药治疗病情好转。但患者自觉进食时食管上段不适，经检查未见异常脱落细胞，X线检查提示胃下垂，继续药物治疗，于12月21日出院。继续院外口服药物治疗，但因工作繁忙，精神紧张，上腹部阵痛频发，饮食日渐减少，体重逐渐下降，不能正常工作。1周前复经某医院X线检查，胃下极在两侧髂嵴连线下方11cm处，根据病情，患者符合Ⅲ度胃下垂诊断。经人介绍前来要求针灸治疗。

[现症]体质瘦弱，神志清楚，语言流利，上腹部阵痛，平卧上腹呈舟状，纳差，乏力。舌淡红，苔薄白，脉象沉缓无力。

> 问题
>
> （1）患者病初突然上腹部剧痛难忍，恶心，呕吐，以急性胆囊炎为诊断经急诊收入住院。此时病属何经或何脏腑？
>
> （2）上腹部阵痛，体质日渐消瘦，平卧上腹呈舟状，纳差。舌淡红，苔薄白，脉象沉缓无力。说明患者病情出现了怎样的变化？其病机如何？
>
> （3）临床治疗胃下垂除用补中益气法之外，邵老针对病情还选用了哪些法则以提高疗效？

[治疗过程]

治则：补中益气，升阳举陷。针灸处方：中脘、足三里、胃上、内关、脾俞、胃俞。操作：令患者先取侧卧位，选取1寸毫针，脾俞、胃俞针刺0.5寸，留针30分钟，每隔10分钟行针1次。起针后采取仰卧位，中脘、内关、足三里常规针刺，胃上穴（脐上2寸，旁开4寸，即大横穴上2寸处）选用3寸毫针，针尖向神阙穴方向沿皮刺入脂肪下肌层，进针2.5寸，施行中强刺激手法，使患者局部有酸胀上提收缩感，留针30分钟，每隔10分钟行针1次。

每日治疗 1 次。

5 月 30 日二诊：患者述连日针治 5 次，疼痛停止，饮食较前增加。按上方改为隔日针治 1 次。

6 月 13 日三诊：患者经 1 个疗程（10 次）的治疗后，自觉体力较前增强，饮食增加，治疗间歇期胃痛未再出现。舌淡红，苔薄，脉缓较前有力。按上法继续治疗，隔日 1 次。

7 月 11 日四诊：前后共治疗两个疗程（20 次），症状全部消失，X 线复查显示胃已回升到正常位置。患者身体康复，现已正常工作。10 余年来未见复发。

> 问题
>
> （4）治疗本病为什么以益气升阳为原则？
>
> （5）邵老治疗胃下垂为什么将中脘、足三里、胃上穴作为主穴？
>
> （6）内关穴在治疗本病中的意义是什么？
>
> （7）本病的患病人群有哪些特点？

【问题解析】

（1）该患者 8 个月前突然上腹部剧痛难忍，恶心，呕吐，以急诊入住某医院，经检查被诊断为急性胆囊炎。患者病位属足少阳胆经，胆腑病证。

（2）该患者 8 个月来常有上腹痛，纳差，消瘦，平卧上腹呈舟状，说明脾胃虚弱，中气不足。究其病因，患者病初为急性胆囊炎，经治疗病情好转。然患者住院治疗时间较久，长期心情抑郁，使肝疏泄失常，则有横逆犯及脾胃之嫌，"见肝之病，知肝传脾"，致肝胃不和，运化失常，气血亏虚，筋脉濡养不及，维系之力不足，胃腑不安其位而下垂。出院后虽有治疗，但因工作繁忙，情绪紧张，使脾胃进一步受损，《圣济总录·虚劳门》曰："劳伤之甚，身体疲极。"故上腹部阵痛常常发作，纳差，形体日渐消瘦，气血亏虚，筋脉失其濡养则弛纵不收，无力维系胃体而下垂更甚。其舌淡红，苔薄白，脉象沉缓无力，乃脾胃虚弱、中气不足之证。

（3）《景岳全书》云："脾气受伤，不能运化而虚痞者，当专扶脾气。"李用粹《证治汇补》指出："大抵心下痞闷，必是脾胃受亏……久之固中气。"可见，胃下垂发病主要是脾胃虚弱，中气下陷，治疗当以补中益气、升阳举陷为主。

邵老认为，人是一个完整的有机整体，任何一个脏腑的病变都会影响其他脏腑，使其功能失调。胃下垂之病位虽在胃，但与肝、脾、肾三脏的关系最为密切。其病机复杂多变，中气虚弱为主要原因，同时与痰湿、气滞、瘀血密切相关。邵老提出临床应根据患者不同的表现，选用相适宜的治法。如脾虚气陷者，表现为脘腹坠胀，食后、站立或劳累后加重，纳差，面色萎黄，精神倦怠，舌淡有齿痕，苔薄白，脉细或濡，治宜补中益气，升阳举陷；肝胃不和者，表现为胃脘痞胀，甚则胀及胸胁，嗳气频频，食后尤甚，舌苔薄白，脉细弦，治宜疏肝理气，健运脾胃；脾肾阳虚者，表现为脘腹胀满不舒，胃中辘辘有声，泛涎清冷或呕吐痰涎，食少脘腹胀满，畏寒怕冷，甚则腰背部有冷感，或伴头晕目眩，心悸气短，舌质淡，苔白或滑，脉细或沉细，治宜温肾健脾，化饮举陷；胃络瘀阻者，表现为脘腹坠胀疼痛，固定不移，形体消瘦，面色晦暗，食后或入夜痛甚，舌质紫暗或有瘀斑，舌苔薄，脉涩，治宜补中益气，活血化瘀。

（4）邵老认为，脏腑之间的气机升降相因，协调平衡，是维持人体内脏相对恒定于一定位置的重要因素。脾主升清，运化水谷；胃主降浊，腐熟水谷。脾胃共为后天之本，气血生化之源。人体内各个脏腑的功能协调、位置的稳定，有赖于脾胃功能的协调，尤其是脾之升清功能的正常发挥。若脾气不足，运化失职，脏腑得不到气血之充足营养，筋脉弛缓，升举无力，胃体无法固定而下垂。根据"虚则补之""陷者举之"之原则，当以补中益气、升阳举陷为治疗大法。就本案来说，患者虽病初为急性胆囊炎，也曾受情志影响，但最终之表现仍以中气不足、气虚下陷为主证，故以益气升阳为原则治之。

（5）邵老针灸治疗胃下垂是以中脘、足三里、胃上穴为主穴。中脘属任脉穴，是胃之募穴，有调升降、和胃气、理中焦、化痰湿之功；足三里是足阳明胃经合穴、胃腑下合穴，能调理肠胃，健脾和胃，除湿祛痰；二穴合用，是治疗胃肠疾患之要穴。中脘居胃腑之上，为病所取穴，足三里为循经远取，二穴一上一下，一近一远，相互为用，其健脾和胃、消胀除满、理气举陷之功益彰。现代研究表明，胃主要接受 $T_6 \sim T_{10}$ 节段的神经支配，而中脘的解剖位置在脐上腹白线中，分布着来自 T_8 的肋间神经前皮支，所以中脘与胃部处于相同或相近的神经节段支配区内，是临床疗效较好的重要基础。而足三里虽处在与胃相距较远的神经节段支配区内，但研究表明足三里的节段性传入能够到达胸髓上部，通过神经 – 内分泌 – 免疫系统整体性调节，从而达到治疗作用。通过针刺能促进肠胃蠕动，增强胃平滑肌张力，二穴是治疗胃下垂不可缺少的腧穴。胃上穴是治疗胃下垂的经验效穴，虽为经外奇穴，但位居足太阴脾经循行线上，从解剖位置看正位于腹白线上，分布着来自 $T_9 \sim T_{10}$ 的肋间神经前皮支，与胃部处于相同或相近的神经节段支配区内。针刺胃上穴，具有健脾和胃、益气升陷之效。

（6）内关是手厥阴心包经络穴，别走三焦，是八脉交会穴之一，通于阴维脉。选用内关穴主要是考虑本例患者在发病初期与情志有一定关系，且表现有恶心呕吐、纳差等，针刺之可宽胸理气，和胃降逆。

（7）本病患者多有以下特点：①体形瘦弱，体重与身高不甚相称，呈"负重"型。②多体力差，不耐劳累；饮食稍多则自觉胃脘痞胀不适，腹部有坠胀感；饮水稍多则胃中常有辘辘之声，平卧时可缓解。③不单独为病，常与溃疡或胃炎相兼为病，多有嗳气、痞胀、嘈杂、隐痛等症状。部分患者可伴有肝、肾、子宫等其他脏器下垂。④本病早期病情隐匿，故不能早发现、早治疗。常因失治、误治，反复发作，而难以治愈，严重影响患者的生活质量。

【学习小结】

1. 针灸治疗本病，以补中益气、升阳举陷为基本治则，可根据病情辨证加减。临床观察表明，针对胃下垂Ⅰ度和Ⅱ度患者，体质一般，病程短者，疗效较好；对于胃下垂Ⅲ度患者，体质弱，病程长者，疗效较慢，预后较差。

因此，治疗本病应早发现、早治疗，则预后较好。

2. 在针灸治疗的同时，患者应养成良好的生活习惯，如每餐定时定量，少食多餐，细嚼慢咽，更忌暴饮暴食；餐后宜平卧休息，不宜久站和剧烈运动。也可以采取仰卧起坐等方法加强腹肌锻炼，增加腹肌张力，提高临床疗效。

【课后拓展】

1. 怎样防治胃下垂？
2. 了解腧穴的神经节段，这对于临床治疗选穴有什么意义？

第十二节　呃　逆

呃逆古称"哕"，又称"哕逆"，俗称"打嗝""打咯忒"，是由饮食不当或情志所伤，或病邪犯胃等，导致胃气上逆，气逆动膈，上冲喉间，呃呃连声，声短而频，难以自制的一种病证。生活中可偶然单独发生，其证轻微，持续数分钟至数小时后不治而愈，如果持续数天，昼夜不停，或反复发作，影响饮食、睡眠，其证多重，可单独发生，亦可见于他病之兼症，迁延数日至数月不愈。

西医学中的膈肌痉挛、胃炎、胃扩张、胃肠神经官能症，以及胃肠手术后出现以呃逆为主要症状者，均属于本病范畴。

【辨治思路】

邵老认为，呃逆的原因众多，凡饮食、情志、感邪及正气亏虚等均可以引发呃逆。可突然发生，也可起病缓慢，其病位在膈、胃，病机关键是胃气失和，胃气上逆，与肺、肝、脾、肾关系密切。其病性为本虚标实，病之初以实为主，常因寒邪、胃火、食滞、气郁、痰饮、瘀血等所致，多涉及肺、胃、肝；病久则为虚证或虚实夹杂证，可累及脾、胃、肾，使阴阳气血受损，或脾胃阳虚，或胃阴不足；或因寒邪、胃火、食滞、气郁、痰饮、瘀血等邪伤及脾胃，从而表现出虚实夹杂的情况。

邵老指出，临床应根据病程的长短、呃声的强弱和形体的盛衰虚实，进行辨证施治。首当分清生理性、病理性呃逆，再辨虚实寒热，并结合病位进行治疗。临证以和胃降逆、宽胸利膈为总则，取内关、膈俞、天突为主穴。体弱配足三里、气海，有热配膻中、内庭，寒者加灸。

邵老认为，针灸治疗单纯性呃逆疗效较好。年老体弱或大病期间，如果出现连续不断的呃逆，呃声低微，则为胃气将败之兆，其预后不良。

【典型医案】

病例　郑某，女，33 岁，1977 年 8 月 17 日初诊。

［主诉］呃逆连续发作 4 个月。

［病史］4 个月前患者无明显诱因突然呃逆不止，伴有胸腹脘闷、口苦、喜冷饮等症状，经服药（用药不详）治疗疗效欠佳，仍反复发作。尤其近日来病情加重，呃逆日夜不休，影响饮食与睡眠，故前来针灸治疗。

［现症］患者痛苦面容，颜面色红，呃逆连作，呃声洪亮，冲逆而出，持续频发，口臭，烦躁不安，小便黄，大便干。舌苔黄，脉滑数。

问题

（1）根据本例患者临床症状，其病变属于何经或何脏腑？

（2）呃逆临床应如何辨证分型？

（3）呃逆的病机转化如何？

［治疗过程］

治则：清泄胃热，理气降逆。取双侧足三里穴，选用 1.5 寸毫针，针刺 1.2 寸，施以强刺激泻法，当针感传至足部时呃逆立止。留针 20 分钟后出针。

8 月 18 日二诊：患者述经过针刺治疗后，白天呃逆未再发作，但夜晚呃逆又作，至后半夜才缓解。根据患者病情，治疗取膻中、气海、足三里、内关、内庭穴，除气海用平补平泻法手法外，余穴均采用泻法，留针 30 分钟，中间行针两次。

8月19日三诊：经第2次针刺治疗后，呃逆发作次数明显减少，持续时间缩短，间隔时间延长，大便通畅。依上法针刺治疗，每日针刺治疗1次，连针6日，疾病告愈。随访半年，未见复发。

问题

（4）邵老首次治疗为什么仅选用足三里穴？

（5）如何理解邵老治疗呃逆处方中各穴的应用意义？

（6）呃逆的预后如何？

【问题解析】

（1）《景岳全书》曰："致呃之由，总由气逆。"而《素问·宣明五气》说"胃为气逆为哕"，更明确地指出了胃气上逆而致呃逆的病机。患者呃声洪亮，冲逆而出，持续时间较长，为实证；其颜面色红，口中有臭味，烦躁不安，喜冷饮，小便黄，大便干，舌苔黄，脉滑数，此乃胃火内盛之证。胃气以降为顺，胃腑蕴热化火，气失通降，胃火上逆动膈而发为呃逆。正如《景岳全书·呃逆》所说："皆其胃中有火，所以上冲为呃。"

（2）邵老认为，呃逆是临床常见病，在日常生活中也常见到，临证当首先辨清生理、病理。健康人每当风冷入口，或过食辛辣，或受精神刺激后，或快速吞咽干燥食物而同时饮水较少，均可能发生一时性呃逆，为生理性反应，不能作为病态，无须治疗，给予饮用热水，或深吸一口气慢慢吐出，或用转移其注意力等方法，呃逆现象即可消失。若呃逆反复发作，并伴有其他症状者，则为病态，当给予治疗。对于呃逆，必须区分虚实，辨别寒热。若呃逆初起，呃声响亮，声频有力，连续发作，脉弦滑者，多属实证；若呃声时断时续，呃声低沉，气出无力，脉虚弱者，多为虚证；若呃声沉缓有力，胃脘不舒，得热则减，遇寒则甚，舌苔白滑者，多为寒证；若呃声响亮，声高短促，胃脘灼热，口臭烦渴，面色红赤，便秘溲赤，舌苔黄者，多为热证。

（3）邵老指出，呃逆的病机转化取决于患者正气强弱和病邪之性质。寒为阴邪，若阴寒为病，则阴寒之邪与阳气抗争；若阳气较盛，则阴寒之邪易于消散；若阳气不足，不能抵抗阴寒之邪，则阴寒就会伤及阳气而出现虚寒之证。热为阳邪，热邪为病，则易耗伤津液而表现为阴虚证。凡寒邪、胃火、食滞、气郁、痰饮、瘀血等邪为病，多属实证，但其皆能伤及脾胃，从而表现为既有实证又有脾胃亏虚之证；脾胃阳虚或胃阴不足，常常由于正气不足，抵抗力下降，而易感邪，则表现为虚实夹杂之证。

（4）呃逆病机关键是胃气失和，胃气上逆。足三里为足阳明胃经的合穴、胃腑下合穴，合穴配五行属土，土与脾胃相应。《灵枢·顺气一日分为四时》曰："经满而血者病在胃，及以饮食不节得病者，取之于合。"《难经·六十八难》指出："合主逆气而泄。"凡气机逆乱导致的病证，均可选取合穴治疗。根据《灵枢·邪气脏腑病形》"合治内腑"之理，足三里治疗胃之腑病，可调中焦，理气机，使升降有常。本例属胃火内盛之实证，邵老重用泻法，并强调针感传至足部，可使胃经、胃腑火热之气下行，从而达到气降、热清、胃和、呃止之目的。

（5）本例患者发病已4个月，病史较久，正气不足，选用足三里穴治疗，病情虽有明显好转，但仍有发作，故选用膻中、足三里、内关、内庭、气海。膻中属任脉腧穴，为八会穴之气会，调理气机之效强，具有宽胸利膈、降逆止呃等作用，是临床治疗呃逆之常用腧穴；内关为手厥阴心包经络穴，又为八脉交会穴之一，与阴维脉相通，具有调理三焦气机、宽胸利膈、和胃降逆等作用，呃逆患者无论属虚属实均可用之，以达理气平呃之效；内庭系足阳明胃经荥穴，"荥主身热"，针而泻之，可清阳明腑热，和胃降逆，理气行滞，以达治本的目的。病情反复发作，元气亏虚，故配伍具有大补元气、总调气机作用的气海穴，培补元气，调理胃肠，驱邪外出。诸穴合用，清泄胃热，降逆利膈，标本兼治，效如桴鼓。

（6）呃逆临床常见，生理性呃逆不用治疗，病理性呃逆因患者病情不同而预后不同，若呃逆发病时间短，正气尚足，治疗及时得当，则很快痊愈；若失治、误治，久呃正气亏虚，由实转虚，使虚者更虚，而导致病情迁延。若患者出现复杂证候，如气滞痰阻、肝郁脾虚、痰热上扰、气滞血瘀、痰瘀互结等，应详察病情，权衡轻重缓急，综合论治。若在危重病症中出现呃逆不止，呃声低微，饮食难进者，多属变证，为病情恶化之表现。

【学习小结】

1.针灸治疗单纯性呃逆，疗效较好；对顽固者也有较好效果。对年老体弱或大病期间，如果出现连续不断的呃逆，呃声低微，则为胃气将败之兆，其预后不良。

2.治疗呃逆总以和胃、降逆、平呃为治疗原则，并根据病之寒、热、虚、实，分别施以祛寒、清热、补虚、泻实之法。

3.邵老治疗呃逆以内关、膈俞、天突为主穴。但由于病情、体质等差异，邵老强调，临证要做到因人、因病之不同，灵活用穴，适当配伍，才可获得满意疗效。

4.嘱患者调畅情志，避免精神刺激；要避风寒；饮食宜清淡，忌食生冷、辛辣、肥甘之品。

5.平素应注意锻炼，增强体质。

【课后拓展】

1.古代医家对呃逆发病是如何认识的？

2.怎样运用中医学理论理解呃逆"胃气上逆"的病机？

3.通过对邵老治疗呃逆经验的学习，你的心得体会及感悟是什么？

4.西医学对呃逆的发病是如何认识与治疗的？

第十三节　泄　泻

泄泻是以大便次数增多，便质稀薄或完谷不化，甚至如水样为主要特征的病证，亦称"腹泻""飧泄""濡泄""洞泄""溏泄"等。明代医家孙文胤《丹台玉案》曰："泄者，如水之泄也，势犹舒缓；泻者，势似直下。微有不同，而其为病则一，故总名之曰泄泻。"本病一年四季均可发生，尤以夏秋季多见。西医学中急性肠炎、慢性肠炎、肠吸收功能紊乱、胃肠型感冒、食物中毒、过敏性结肠炎、肠结核等以泄泻为主要表现者，均属于本病范畴。

【辨治思路】

邵老认为，引起泄泻的原因虽然比较复杂，但总不离脾胃功能失常。常因感受外邪，饮食不节，情志所伤，或脏腑虚弱等，导致脾失健运，肠腑传导失司，清浊不分，混杂而下发生泄泻。其中六淫致病和饮食不节引起者，多起病急，呈急性发病，而情志因素、脏腑虚弱引发的泄泻，多起病缓，呈慢性发作。本病病位在肠，与脾、胃、肝、肾等脏腑密切相关。急性泄泻多为实证，以湿邪为主，包括寒湿、湿热、食滞；慢性泄泻多属虚证，或本虚标实之证，常由急性泄泻失治、误治转化而来，以脾胃虚弱、命门火衰为本虚，湿邪为标，或兼夹他邪。邵老治疗泄泻以健脾化湿、理肠止泻为原则，取天枢、气海、足三里为针灸主穴处方。若急性泄泻伴呕吐，配中脘、内关；剧烈吐泻，配曲泽、委中点刺出血；小便不利，配阴陵泉、中极；恶寒发热，配合谷、曲池；失水虚脱，配灸神阙、关元。慢性泄泻，脾胃虚弱，配大肠俞、脾俞、胃俞；肝郁，配阳陵泉、太冲；肾阳不足，配肾俞、命门。

【典型医案】

病例　张某，女，38岁，1990年7月3日初诊。

[主诉]腹痛，腹泻，伴恶心、呕吐2天。

[病史]患者2天前因进食寒凉，而出现腹部绞痛，大便如水样，日10余次，肠鸣，胃脘胀闷，呕吐，即到某医院就诊，诊断为急性胃肠炎，给予输液（用药不详）治疗后，症状虽有缓解，便次较前减少，当日大便6～7次，便质稀，腹痛，呕吐，不欲饮食，经人介绍求治于针灸。

[现症]神志清楚，面色萎黄，表情痛苦，语音无力，大便泻下如水，腹胀，腹痛，肠鸣音亢进，恶心欲吐，不欲饮食。舌质淡，苔白腻，脉濡缓。

问题

（1）根据患者临床表现，其病变属于哪一脏腑？病机如何？

（2）泄泻最基本的致病因素是什么？

（3）泄泻临床上如何辨证？

[治疗过程]

治则：健脾和胃，理肠止泻。针灸处方：天枢、气海、足三里、中脘、内关。操作：令患者采取仰卧位，皮肤常规消毒，天枢、气海、足三里选用1.5寸毫针，刺入1.0～1.2寸；中脘、内关直刺，选用1寸毫针，刺入0.5～0.8寸。留针30分钟，每隔10分钟行针1次，行针采用提插捻转相结合手法。起针后，于神阙穴加拔一大号火罐，留罐10分钟。

7月4日二诊：患者精神大有好转，说话声音较前洪亮有力。患者述针罐治疗后，大便次数明显减少，仅两次大便，未再呕吐，但仍感恶心，按上法行针罐治疗。

经2次治疗，诸症消失，纳食正常，疾病告愈。

问题

（4）邵老治疗泄泻为什么以天枢、气海、足三里为主穴？

（5）治疗本病所选主穴，突出了邵老的什么学术特色？

（6）何谓魄门？如何理解"魄门亦为五脏使"？

【问题解析】

（1）本例患者因进食寒凉，使寒邪损伤中阳，致使脾运失职，升降失调，清浊不分，饮食不化，传导失常，水走肠间而发生泄泻。如《素问·太阴阳明论》云："食饮不节，起居不时者，阴受之……阴受之则入五脏……下为飧泄。"其病位在肠，责之脾胃功能失常。脾主升清，胃主降浊。胃失和降，胃气上逆则恶心，呕吐，不欲饮食；寒湿内盛，胃肠气机阻滞，则腹胀，腹痛，肠鸣。舌淡，苔白腻，脉濡缓，均为脾失健运、寒湿内盛之象。

（2）邵老认为，泄泻病因虽多，但不外内外之因；病机虽较复杂，但湿邪是导致泄泻的基本原因，即《素问·阴阳应象大论》所说："湿胜则濡泄。"

邵老指出，外邪致泻以湿为主，湿为阴邪，易困脾阳，使其运化失司，水谷不化，混杂而下而为泄泻；内因为病，与脾虚关系最为密切，脾胃互为表里，脾主升、主运，性喜燥而恶湿，胃主降、主纳，性喜润而恶燥，脾胃阴阳燥湿相济，纳运正常，脾胃升降协调，使清气得以输布，浊阴得以下行。若脾胃虚弱，纳运失职，升降反作，使肠腑分清泌浊、传导失司而发生泄泻。邵老强调，脾虚湿胜为发病之关键。正如《景岳全书》所云："泄泻之本，无不由于脾胃。"朱丹溪《金匮钩玄》云："泄泻者，水泻所为也。由湿本土，土乃脾胃之气也……脾病则升举之气下陷，湿变注并出大肠之道。"

（3）邵老认为，治疗泄泻首当区别急性泄泻、慢性泄泻，辨清寒热虚实，最后辨泄下物。急性泄泻多由感受寒湿暑热或伤食所致，其发病急骤，泄泻如倾，次频量多，便如水样，伴恶寒发热，腹痛肠鸣，口渴多饮，或津伤气脱，病程多在3周以内，舌苔白腻或黄，脉数；慢性泄泻一般多为急性失治、误治转变而来，或脾胃功能虚弱及肾阳不足所致，起病缓慢，泄泻间歇发作，大便溏薄，每日3～5次不等，食欲不振，倦怠乏力，并因情绪因素、饮食不当、劳倦过度而复发，病程超过3周。粪质清稀如水样，完谷不化，腹痛畏寒，喜温者为寒；粪便色黄褐而臭秽，肛门灼热，泻下急迫，小便短赤，口渴喜冷饮为热；病势急，脘腹胀满，腹痛拒按，泻后痛减，小便不利者为实；病势缓，病程长，腹痛不甚喜按，神疲肢冷，小便利，不渴者为虚。若饮食稍有不慎或劳倦过度，泄泻即作或复发，食后脘闷不舒，面色萎黄，倦怠乏力，病多在脾；泄泻反复不愈，每因情志因素使泄泻发作或加重，腹痛肠鸣即泻，泻后痛减，矢气频作，胸胁胀闷者，病多在肝；五更泄泻，完谷不化，小腹冷痛，腰酸肢冷者，病多在肾。大便清稀，或如水样，秽腥者多寒湿证；大便稀溏，色黄褐而臭，肛门灼热者，多为湿热证；大便溏垢，臭如败卵，夹有不消化食物残渣者，多为伤食证。

（4）邵老治疗泄泻以天枢、气海、足三里为主穴。天枢穴位于脐旁两寸，恰为人身之中点，居于天地二气之间，通于中焦，斡旋上下，是天地二气升降之枢纽，故名天枢；是足阳明胃经穴，与肠腑具有内外相应的关系，天枢又为大肠之募穴，是肠腑之气汇集募结于腹部的腧穴。《难经·六十七难》曰："阳病行阴，故令募在阴。"《素问·阴阳应象大论》云："阳病治阴。"说明治六腑病证多取相应募穴，因此，天枢穴是治疗肠腑疾病的要穴之一，能疏调胃肠气机，治疗泄泻能起到健脾和胃、通调肠腑、消食导滞、理气止痛等作用。气海是任脉穴，居于脐下，为诸气之海，总调下焦之气机，治疗泄泻既可祛邪散滞，又可补益元气。足三里是足阳明胃经合穴、胃腑下合穴，治疗胃肠腑病具有调理胃肠、理气消胀、化积导滞等功。三穴合用治疗泄泻，功效相得益彰。

（5）善用特定穴，是邵老学术特色之一，治疗泄泻选取募穴（天枢）、下合穴（足三里），是其学术特色的具体体现。募穴是脏腑之气汇聚于胸腹部的腧穴，六腑"传化物而不藏"，以动为主，故属阳，按照"阳病治阴"的治疗原则，六腑病变多取位于胸腹部的募穴，"从阴引阳"，从而达到"阴平阳秘，精神乃治"的治疗目的。下合穴又称六腑下合穴，是六腑之气下合于足三阳经上的六个腧穴。《灵枢·邪气脏腑病形》说："合治内腑。"说明下合穴常用于治疗六腑病证。由此可见，下合穴与募穴的主治特点皆为治疗腑病，合募相配，具有协同增效之功。

（6）魄门亦即肛门，是为人体九窍之一。《素问·五脏别论》指出："魄门亦为五脏使。"肛门虽然与大肠直接相连，但其启闭并非仅受大肠的支配，而是多种因素共同调节的结果，与各个脏腑的功能息息相关。魄门启闭功能的正常发挥，有赖于心神主宰、肺气宣肃、脾气升提、肝气条达和肾气固摄，各脏腑之间的功能协调，则魄门正常启闭，肠腑排泄大便有度。若脏腑功能失常，魄门启闭失度，或清浊不分，俱出体外，机体失养，耗伤正气；或糟粕停积不得排出。魄门启闭失度，不仅是脏腑功能失常的表现，也可影响脏腑功能的协调和气机的升降。

【学习小结】

1.泄泻既是临床常见病、多发病，又是针灸治疗的优势病种。泄泻的病机转化，取决于脾胃功能的强盛与否和湿邪的程度。急性泄泻属实，慢性泄泻属虚或虚实夹杂。如急性泄泻失治、误治或停治过早，病未根治，病情迁延或反复发作，病机由实转虚，形成慢性泄泻；慢性泄泻又可因饮食、感邪、情志等因素而使泄泻病情加重，出现虚实夹杂。

2.由于引起泄泻的原因众多，尤其是慢性泄泻，就西医认识来说，有很多疾病均可引起泄泻，故必要时当借助科技手段做相关检查，如B超、肠镜、钡餐、CT等，以明确诊断。

3.治疗泄泻要充分发挥中医药辨证施治的优势，根据个体差异，进行个体化治疗。

4.治疗的同时，嘱患者生活要规律，饮食宜清淡、富有营养，易消化，避免生冷滑润之品，忌食辛辣、油腻，戒酒。使患者保持乐观情绪，消除顾虑，注意减少精神压力。

【课后拓展】

1.古代医家对泄泻发病是如何认识的？
2.通过对邵老治疗泄泻经验的学习，你的心得体会及感悟是什么？
3.西医学对泄泻的发病是如何认识与治疗的？

第十四节　呕　吐

呕吐是指胃失和降，气逆于上，迫使胃中之物从口中吐出的一种病证。临床以有物有声谓之呕，有物无声谓之吐，无物有声谓之干呕，临床呕与吐常同时发生，故合称为呕吐。呕吐临床较为常见，既可单独发生，又可在多种急、慢性疾病中出现，尤其是胃肠道疾患最为常见，如常见于西医学的急性胃炎、慢性胃炎、贲门痉挛、幽门痉挛或梗阻、胃黏膜脱垂、胃神经官能症、食管癌、十二指肠壅滞症等。其他如胆囊炎、胰腺炎、神经性呕吐、内耳眩晕性呕吐、心及颅脑病变，均可导致呕吐。

【辨治思路】

邵老认为，呕吐多因外邪、饮食、痰饮、气滞、瘀血、体虚胃弱等所致，正如《医方选要》所说："若胃虚之人，不能摄养，或为寒气所中，或为暑气所干，或为饮食所伤，或气结而痰聚，皆能令人呕吐。"邵老指出，呕吐的原因虽多，但总由胃气上逆所致。正如《圣济总录·呕吐》所说："呕吐者，胃气上而不下也。"其病位虽在胃，但与脾、肝关系甚为密切。临证强调辨证施治，辨证当首辨虚实急缓，实者起病急，病程短，呕吐声响量多，体壮脉盛；虚者起病缓，病程长，呕吐息微量少，或为清水稀涎，体虚脉弱。治疗宜胃和气顺为要，当以和胃降逆为总则，急者宜化浊降逆，缓者宜温中健脾。取穴当以中脘、内关、足三里为主穴，若急性呕吐剧烈配金津、玉液（点刺出血）；外邪犯胃伴发热配合谷、曲池；饮食停滞配梁门、天枢；肝气犯胃配太冲、阳陵泉；慢性脾胃虚弱配脾俞、胃俞，或根据病情加灸。邵老指出，实性呕吐经及时正确的治疗，多能向愈；但失治、误治则可转为虚实夹杂之证或虚证，且缠绵反复。临床若非胃肠疾病所致的呕吐，如颅脑疾患、神经性疾患引起的呕吐，在取主穴的同时，可根据病情配合针刺哑门，也有较好的效果。临床辨证准确，取穴对证，是获得疗效之关键。然生活调护也不可忽略，应慎起居，避风寒，调情志，节饮食等。

【典型医案】

病例 李某，女，22岁，1997年6月9日初诊。

［主诉］反复呕吐半年余。

［病史］患者半年前因生活琐事与家人生气，次日早餐后即感恶心不舒，随即食物全部吐出，经某医院门诊给予肌注异丙嗪、甲氧氯普胺等治疗后症状消失。但1周后呕吐又现，再用上药效不明显，经某医院行胃镜及全身检

查，均未发现器质性病变，确诊为神经性呕吐。给予西药（药名不详）治疗效果不佳，改用中药治疗。初服效果尚可，病情有所改善，但时间不长，病情反复，患者甚是烦恼，呕吐亦更加频繁，经他人介绍，求治于邵老。

［现症］发育正常，形体较瘦，面无光泽，但吐不呕，每于饭后呕吐几口，呕吐为胃内容物，旋即又可进食，无胃脘部不适及嘈杂、吐酸。舌红，苔薄黄，脉弦稍滑。

问题

（1）患者病初因生气，次日早餐后即感恶心不舒，随即食物全部吐出。其病变属于何经或何脏腑？

（2）患者舌红，苔薄黄，脉弦稍滑，说明发生了什么样的病机变化？

（3）根据病案所涉及的脏腑经脉，治疗时应采用什么治法？

［治疗过程］

治则：疏肝理气，和胃止呕。针灸处方：中脘、内关、足三里、肝俞、脾俞、胃俞、太冲。操作：皮肤常规消毒后，中脘、内关、肝俞、脾俞、胃俞、太冲，均选用1寸毫针直刺0.5寸，足三里选用1.5寸毫针直刺1.2寸，均行均匀的提插捻转手法，使之得气。留针30分钟，中间行针2次。每日治疗1次。

6月12日二诊：患者经上法连续治疗3次后，呕吐明显减轻。继上方治疗。

6月18日三诊：患者经针刺治疗8次后，呕吐完全消失。为巩固疗效，又坚持针刺1周告愈。随访半年病无反复。

问题

（4）邵老治疗呕吐为什么以中脘、内关、足三里为主穴？

（5）在本案的治疗中配穴应用的意义是什么？

（6）治疗呕吐，为什么以"气顺为要"？

【问题解析】

（1）患者病初因生气，次日早餐后即感恶心不舒，随即食物全部吐出，分析其病因与情志有关。中医学认为肝性喜条达，主疏泄，肝气主升、主动。若情志不舒，肝气郁结，肝气逆乘于胃，使胃气上逆而发病。正如《灵枢·经脉》所说："肝足厥阴之脉……是主肝所生病者，胸满，呕逆。"其病位虽在胃，但与肝有着密切关系。

（2）患者病初乃肝气郁结，肝气逆乘于胃。就诊时病程已长达半年之久，其肝郁日久化热，肝火上犯，故舌红，苔薄黄，脉弦稍滑。

（3）呕吐之病位在胃。本案患者乃情志因素所致，是肝气不舒，失其疏泄，横逆犯胃，胃失和降而发病，故与肝关系密切。《临证指南医案·呕吐》云："今观先生之治法，以泄肝安胃为纲领。"故治疗当肝胃同治，通降为法，疏肝理气，和胃止呕，以治肝安胃。

（4）《圣济总录·呕吐》指出："呕吐者，胃气上而不下也。"邵老治疗呕吐的主穴是中脘、内关、足三里。中脘属任脉穴，是任脉与手太阳小肠经、手少阳三焦经和足阳明胃经交会穴，是八会穴之腑会，更重要的是，中脘为胃腑之募穴，具有调节中焦气机、健脾和胃、降逆止呕的作用；内关穴是手厥阴心包经之络穴，别走手少阳三焦经，又为八脉交会穴之一，通阴维脉。《针灸大成·玉龙歌》曰："腹中气块痛难当，穴法宜向内关防，八法有名阴维穴，腹中之疾永安康。"《百症赋》又曰："内关，扫尽胸中之苦闷。"内关穴能调畅三焦之气机，宽胸理气，和胃降逆，利膈镇痛，治疗呕吐、呃逆、胸闷、腹痛、胃痛、噎膈等。足三里穴是足阳明胃经的合穴、胃腑的下合穴，《难经·六十八难》指出："合主逆气而泄。"《灵枢·邪气脏腑病形》言："合治内腑。"足三里穴是治疗胃肠腑病之要穴，既能健脾和胃，理肠消滞，通调腑气，调和气血，治疗胃肠疾病如呕吐、呃逆、脘腹胀满、肠鸣、腹泻或便秘等，又可补中益气，扶正培元，保健延年。如明代陈会《神应经》记载足三里"治心腹胀满，胃气不足，饮食不化，痃癖气块，吐血腹内诸疾，五劳七伤"。可见足三里既能补其不足，又能损其有余，使机体阴阳偏盛偏衰的状态恢复平衡。邵老将中脘、内关、足三里三穴作为治疗呕吐主穴处方，其功效相得益彰，临床往往获得佳效。

（5）呕吐病位在胃，该患者发病与精神情志有关。邵老治疗时在选取中脘、内关、足三里三主穴的同时，配伍了肝俞、太冲、脾俞、胃俞。肝俞是肝脏之气输注于背部的腧穴，太冲是肝经之原穴，原穴是脏腑原气输注、经过、留止的部位，背俞穴与原穴均善治脏腑病，太冲又为肝经输穴，配五行属土，正应脾胃，二穴不仅具有疏肝解郁、调理气机的作用，且能抑木扶土，对肝郁乘脾犯胃者最为适宜；该患者病程长达半年之久，根据背俞穴善治慢性病、久病的特点，选取脾俞、胃俞，针刺之可健脾益胃，理气止呕。主配结合，恰中病情，立见效机。

（6）脾胃同居中焦，脾气主升，胃气主降，为气机升降之枢纽。脾气上升，将运化吸收的水谷精微和津液向上输布，有助于胃气之通降；胃气通降，将受纳之水谷、初步消化之食糜及食物残渣通降下行，有助于脾气之升运。脾胃一阴一阳，一纳一运，一升一降，气机畅达和顺，保证了人体正常的饮食纳运功能。可见，胃者属腑，以通为用，以降为顺。呕吐之病机关键是邪犯于胃，气机壅滞，胃失和降，气逆于上。邵老强调，治疗呕吐以胃和气顺为要，针对引起气机失常的原因给予相应治疗，使病邪祛除，气机调畅，胃腑得安，则呕恶自止。

【学习小结】

1.邵老认为，呕吐病因众多，复杂多变，临证当首辨虚实急缓，治疗在强调胃腑通降之性的同时，重视本病与其他脏腑间的关系，分型立法，依法处方。

2.邵老治疗呕吐以中脘、内关、足三里三穴为主，临证应遵循"急性宜化浊降逆，慢性宜温中健脾"的治疗原则。

3.平时要养成良好的生活习惯，注意饮食调理，避免进食腥秽之物，忌暴饮暴食，忌食肥甘、生冷、辛辣食物；保持心情舒畅，豁达乐观，避免精神刺激；加强锻炼，提高身体素质，避免外邪侵袭。

【课后拓展】

1. 通过查阅文献，了解历代医家对呕吐的认识。

2. 从现代研究的角度，认识针灸治疗呕吐的作用机制。

3. 通过对本病的学习，你的心得体会及感悟是什么？

第十五节　肠粘连（腹痛）

肠粘连主要是指肠管与肠管之间、肠管与腹膜之间、肠管与腹腔内脏器之间发生的异常黏附，是腹腔手术后最常见的一种并发症，其主要表现为腹痛、腹胀、便秘、纳差等，肠粘连最易引起的并发症是小肠梗阻。若并发粘连性肠梗阻，则出现腹部剧烈绞痛、呕吐、腹胀、便闭等症状，给患者造成巨大痛苦。肠粘连可归属于中医学"腹痛""便秘""肠结"等范畴。

【辨治思路】

肠粘连常见于多种腹腔手术后，轻则粘连黏附，重则梗阻穿孔。邵老认为，肠粘连多因手术损伤血脉、肠管及腹膜等组织，瘀血阻滞，肠道气机不利，通降受阻所致。肠粘连患者虽为有形积滞充斥肠腑内外，多见急迫不通等症，然腹腔术后血络受损，元气大伤，致使脾胃之受纳运化、肠腑之泌别传导功能失调，邪气结聚黏附肠间不去，久则耗伤阴液，故治疗不可妄施攻伐，更伤气液，法当紧扣其"本虚标实"（本虚指脾胃功能失调，阴血不足，肠络失养；标实指气滞血瘀，燥屎内停）的病机特点，针药并用，标本兼顾，针取脾、胃、大肠等脏腑之俞、募穴为主，以调理脾胃，通降腑气；药用归芍五仁橘皮汤，以养血活血，润肠通便，内外同治，故能迅速缓解临床症状，达到止痛通便之目的。

【典型医案】

病例 张某，男，60岁，1992年5月13日初诊。

[主诉]下腹部胀痛，大便细10年，加重1周。

[病史]患者10年前因急性阑尾炎行阑尾全切术，此后经常右下腹部胀痛，时轻时重，大便细。常因饮食不节、受凉等诱发，发作时可自行缓解，或经服消炎止痛、泻下通便类药物后可逐渐缓解。1周前因外出淋雨涉水，回家后即感右下腹部胀痛不舒，未予重视，近几日胀痛逐渐加重，今日上午讲课之时，突然疼痛发作，剧痛难忍，遂来邵老处就诊。

[现症]右下腹绞痛，连及腰背，不能直腰，头面及全身大汗淋漓，恶心呕吐，腹胀满，3日未大便。舌质暗红，苔薄白，脉弦数。

问题

（1）患者上见呕恶，下见便闭，中有腹痛，其病机是什么？是如何形成的？

（2）何谓绞痛？常见于哪些疾病？

（3）舌质暗红，苔薄白，脉弦数，说明了什么？

[治疗过程]

治则：通降腑气，缓急止痛。取穴：脾俞、胃俞、肾俞、大肠俞、次髎、中脘、章门、天枢、气海、足三里。操作：令患者先俯卧，针背腰部腧穴，后仰卧针胸腹部腧穴及足三里。脾俞、胃俞、肾俞选用1寸毫针，直刺0.8寸；大肠俞、次髎选用1.5寸毫针，直刺1.3寸；中脘选用1寸毫针，直刺0.8寸；章门选用1寸毫针，斜刺0.8寸；天枢、气海选用1.5寸毫针，直刺1.2寸；足三里用2寸毫针，直刺1.5寸。俯卧位与仰卧位针刺各留针50分钟，中间行针3次，用提插捻转运气手法（即术者发气于针柄）。针后疼痛缓解。同时给予归芍五仁橘皮汤原方（当归30g，白芍30g，火麻仁15g，桃仁12g，杏仁9g，瓜蒌仁12g，郁李仁12g，橘皮12g），3剂，每日1剂，水煎服。

5月14日二诊：患者诉昨晚即排大便，呈细条状，腹胀大减。效不更方，针药同前。

5月16日三诊：连续针治3次，守上方内服中药3剂后，诸症悉除，已能正常上班。停针，中药改汤为丸（每丸重10g，每日3次，每次2丸）内服以善后。医嘱：忌辛辣生冷，勿过劳。

> 问题
>
> （4）如何理解针灸处方中各穴的配伍意义？
>
> （5）归芍五仁橘皮汤的主药是什么？如何理解其处方配伍？
>
> （6）何谓俞募配穴法，治疗肠粘连为什么采用俞募配穴法？
>
> （7）三诊后，改汤为丸长期服用的临床意义是什么？

【问题解析】

（1）张锡纯《医学衷中参西录》指出："饮食停肠中，结而不下作疼。"本例患者为粘连性肠梗阻。10年前因阑尾炎手术，术后右下腹部疼痛反复发作。本次突发右下腹胀满疼痛，痛处固定不移，此为术后肠络受损，瘀血阻滞，日久不愈，加之发作时频繁服用消炎止痛、泻下通便等药物，数伤于脾胃阴血，导致运化失司，燥屎内停。"六腑以通为用""腑气以降为顺"，瘀血与燥屎相互搏结，闭阻肠管，不通则痛。正如古人云："通则不痛，不通则痛。"若腑气上逆则恶心呕吐，浊气不降则大便不通。

（2）绞痛之痛势剧烈，犹如刀割的感觉，多因有形实邪阻闭气机，或寒邪凝滞气机所致。临床常见如因寒邪内侵、情志失调、饮食不当、年老体虚等所致心脉失养，或心络不畅或痹阻所引起的"真心痛"，早在《灵枢·厥病》即有："真心痛，手足青至节，心痛甚，旦发夕死，夕发旦死。"寒邪客于胃肠，或饮食停滞于胃肠所引起的胃肠绞痛，正如《素问·举痛论》所说："寒气客于胃肠之间，膜原之下，血不得散，小络急引，故痛。"因情志不畅，恣食肥甘，痰湿壅盛，化热或成石；或蛔虫妄动，误入胆道，致胆腑气机不畅而引起胆绞痛，《灵枢·经脉》中有"胆足少阳之脉……是动则病，口苦，善太息，心胁痛，不能转侧"的记载。因过食辛辣、情志不遂、肾气亏虚等，致气机不畅，结石内阻，水道不通之肾绞痛。

（3）通过望舌，可以了解机体的生理功能和病理变化，舌质暗红为血瘀之色，本例患者曾经手术损伤肠络，瘀血内停，使之久留，故舌色暗红；弦脉主拘急疼痛，一切疼痛性疾病，其脉搏亦每多疾速，故其脉弦数。综合患者舌色脉象，可知其必有瘀血内阻，不通则痛。

（4）肠粘连多为腹腔手术后引起，表现为大便困难、腹部胀痛等症。邵老认为，治疗本病应针对本虚标实的证候特征，标本兼顾，虚实并重，治宜调理脾胃，养血活血，润肠通便。针灸处方以俞募配穴为主，取脾、胃及大肠之背俞穴脾俞、胃俞、大肠俞，与其募穴章门、中脘、天枢相配，脏腑同治，一则通腑降逆、理气止痛以治其标，二则健运脾胃、养血润肠以治其本。少腹部胀痛，故加气海以行气消胀；痛连腰背，故加肾俞、次髎以疏通腰背经气；足三里为足阳明胃经之合穴、胃腑之下合穴，根据"合主逆气而泄""合治内腑"的原则，针之可通降腑气，补益气血。诸穴合用，健脾和胃，理肠通腑，调畅气机，使阴血得复，瘀滞乃除，标本同治，痛止便通。

（5）归芍五仁橘皮汤的主药是：当归、白芍、火麻仁、桃仁、杏仁、瓜蒌仁、郁李仁、橘皮。方中重用当归、白芍以养血润燥为主药；辅以富含油脂的果仁以润下，桃仁可破血祛瘀，兼能通便；杏仁可降气润肠；腑气不通，气机阻滞，故佐以橘皮行气消胀。全方补中有行，标本兼顾，共奏养血活血、润肠通便、理气止痛之效，以恢复脾胃、大小肠等脏腑之功能。

（6）俞募配穴法是将俞穴、募穴配合应用，治疗所属脏腑经络、组织器官病变的方法。俞穴与募穴分别是脏腑之气输注和汇聚之处，与脏腑关系非常密切，既可反映脏腑的疾病，又可调节脏腑功能，治疗相应的脏腑病。《素问·阴阳应象大论》云："故善用针者，从阴引阳，从阳引阴。"说明背俞穴偏于治疗属阴的五脏病，募穴偏于治疗属阳的六腑病。邵老指出，由于疾病的发生是错综复杂的，往往是脏病及腑，腑病及脏，虚实并见，寒热错杂，对病情复杂、病程较久者，应俞募同用，以加强调节脏腑功能的作用。肠粘连往往病情复杂，病程较久，虚实兼有，容易反复发作，故邵老临证时常俞募同取，脏腑兼治，以奏奇效。

（7）肠粘连是一种慢性顽固病，易于复发。因此，三诊症状缓解后仍需坚持治疗，以巩固疗效，预防复发。"丸者缓也"，若病久而势缓者，改汤为丸，复减其制，则于"有不可不攻，而又有不可峻攻之势"者，用之以渐消缓散，甚为妥当，故将归芍五仁橘皮汤制成蜜丸，长期服用，缓治图本。

【学习小结】

1.邵老认为，肠粘连的病位在胃肠，病性为本虚标实。治疗需外以针刺脾胃肠之俞募穴为主，内以归芍五仁橘皮汤治之，针药并用，标本兼治，疗效显著。

2.针灸除选取俞募配穴通腑方治疗之外，常根据不同病情随症加减，如上腹部胀痛加肝俞、胆俞，少腹痛加肾俞、气海，恶心呕吐加内关，腹痛甚加阿是穴或痛点围刺。

3.归芍五仁橘皮汤的加减运用：术后初期炎症未消，局部有硬结者，去白芍，加赤芍15g，金银花15g，连翘9g，蒲公英20g；若发热，口舌干燥，舌红脉数者，加生地黄15g，牡丹皮20g，麦冬12g，玄参12g；食少纳呆者，加焦山楂9g，砂仁6g；腹胀明显者，加厚朴9g，大腹皮9g，莱菔子12g；恶心呕吐者，加枳壳9g，竹茹9g。

4.邵老强调，处方用药时不可滥用泻下之品，因泻下通腑药虽能减轻症状于一时，但易伤阴耗血，反使大便更燥，肠管痉挛，从而加重病情。邵老指出，针药结合治疗肠粘连效果满意，但在治疗过程中，须密切观察患者的腹部和全身情况，如出现套叠、闭袢、绞窄等变化，应及时就诊，以免延误病情。

5.邵老指出，日常饮食调护非常重要，应以少食多餐为原则，避免饮食过量，暴饮暴食，禁食黏性过大且不易消化的食物，否则病情易于诱发或加重。

【课后拓展】

1.查阅古代文献有关腹痛、便秘、肠结、关格的记载，了解古代医家对其认识。

2.通过学习邵老治疗肠粘连的经验，你的心得体会及感悟是什么？

3.了解西医学对肠粘连发病机制的认识和治疗方法。

4.结合现代研究现状，通过查阅资料，了解针灸治疗肠粘连的作用机制是什么？

第十六节　失　眠

失眠是指脏腑功能紊乱，气血亏虚，阴阳失调，导致不能获得正常睡眠的一种病证，又称不寐。其病情轻重不一，轻者入眠困难或眠而不酣，时寐时醒，醒后不能再寐；严重者可整夜不能入寐，夜不得寐，日间则精神萎靡不振，头昏脑胀，神疲乏力，记忆力减退。

【辨治思路】

邵老治疗失眠立足经典，依据六经辨证和脏腑辨证，抓住失眠病机中的主要矛盾，使"穴、证"相应，则心清而神安。正如张介宾在《景岳全书·不寐》中记载："不寐证虽病有不一，然唯知邪正二字则尽之矣。盖寐本乎阴，神其主也，神安则寐，神不安则不寐。其所以不安者，一由邪气之扰，一由营气之不足耳；有邪者多实证，无邪者皆虚证。"邵老临证时常以大椎、风池、神门、内关、三阴交为治疗失眠之主穴。对虚证宜养心血、安心神，针用补法；对实证宜泄热除烦、宁心定志，针用泻法或平补平泻。头痛头晕甚者，配百会、太阳、印堂；性情急躁易怒者，配肝俞、太冲；善惊易恐者，配心俞、胆俞；体虚、腹胀、纳差者，配足三里；头晕耳鸣、腰酸、遗精者，配肾俞、太溪。邵老强调，治疗失眠的关键应明辨虚实，穴证相应，主配结合，才可获得明显疗效。

【典型医案】

病例1　闫某，女，49岁，1990年2月12日初诊。

［主诉］夜卧难眠20余年。

［病史］患者自诉20多年前曾患黄疸性肝炎昏迷住院，经抢救苏醒，黄疸性肝炎得到有效控制，但出院后经常无明显诱因出现精神紧张、恐惧，夜卧难眠，甚者彻夜不眠。日久逐渐出现健忘，头痛，头昏，心烦，性情暴躁，经常无故呵斥家人，不喜他人靠近，经常独自哭泣，双目难以睁开。在当地医院诊为神经衰弱、神经官能症。曾用中西药治疗（具体药物不详），效果不佳。现间断服用安定2～4片，可维持睡眠3小时左右，有时仅能入睡10分钟。

［现症］精神萎靡，两目无神，面色晦暗，夜卧难眠，头昏，头痛，心烦，健忘，口苦，咽干，饮食减少，二便正常。舌尖红，苔薄白，脉弦细。

> 问题
>
> （1）患者头昏，口苦咽干，脉弦细，病变属于何经或何脏腑？
>
> （2）十二经脉与十二时辰有什么对应关系？
>
> （3）失眠，心烦，健忘，舌尖红，说明发生了什么病机变化？

［治疗过程］

治则：调理情志，宁心安神。针灸处方：大椎、风池、神门、内关、三阴交。操作：大椎、三阴交选用1.5寸毫针，其他穴位选用1寸毫针。常规消毒，大椎直刺约1.2寸，行均匀地提插捻转，根据患者的耐受力，采用相应的刺激量，以得气为度；风池向鼻尖方向斜刺，进针0.8寸，行提插捻转手法，使针下得气，患者即述头脑清爽，眼睛明亮。余穴均可按常规手法操作，针刺得气后，留针30分钟，中间行针2次。

2月13日二诊：自述睡眠时间延长，晨起头昏头痛减轻。按上法继续针治。

2月14日三诊：患者述昨晚睡前未服用安定，睡眠时间可达 5～6 个小时，梦少，醒后头脑清爽，双目明亮，患者心情愉悦。为巩固效果，连续针治，在上方的基础上加刺足三里，每日 1 次。

患者连续针治 10 次，睡眠正常，诸症消失而告愈。

问题

（4）如何理解邵老处方中各穴的配伍含义？

（5）如何掌握大椎的针刺手法？

（6）在患者第 3 天诊治时，邵老为什么加用了足三里？

病例 2　杜某，男，46 岁，1989 年 11 月 25 日初诊。

［主诉］夜卧难眠，多梦易醒 2 年。

［病史］患者两年来几乎每夜失眠，睡眠时间长则 3～4 小时，少则 1～2 小时，辗转反侧，心烦不宁，睡则多梦，易醒。白天经常头昏脑胀，面部烘热，记忆力下降。曾多次服用中西药物，服药时睡眠好转，停药后仍旧失眠多梦，患者不堪忍受失眠之苦，故前来要求针灸治疗。

［现症］夜卧难眠，多梦易醒，心烦不宁，口干，口苦，头昏耳鸣，心悸，健忘，纳差，食后胃胀，大便或干或溏，小便稍黄，舌红，苔黄腻，脉滑数。

问题

（1）患者夜卧难眠，多梦易醒，心烦不宁，口苦，头昏耳鸣，纳呆，出现了哪些病机变化？

（2）舌红，苔黄腻，脉滑数，说明什么？

（3）本案涉及哪些脏腑？宜选用哪些经穴治疗？

［治疗过程］

治则：清热化痰，滋阴宁神。针灸处方：大椎、风池、神门、内关、内庭、中脘、丰隆、三阴交。操作：皮肤常规消毒，大椎直刺约 1.2 寸，风池向鼻尖方向斜刺，进针 0.5 寸，均以得气为度。内庭直刺进针 0.5 寸，施以均匀的提插捻转手法，使针感传至足背；中脘、丰隆直刺进针 0.8 ～ 1.2 寸，得气后施以捻转泻法；三阴交直刺进针 1.2 寸，神门直刺进针 0.5 寸，得气后施以捻转补法。每日 1 次，每次留针 30 分钟，每 10 分钟行针 1 次，10 次为 1 个疗程。

12 月 7 日复诊：患者自述治疗 10 次后，饮食大增，夜眠较安稳，心烦面烘热等症亦减轻，但仍有心悸，健忘，耳鸣。查体：舌苔较前变薄，舌红，脉弦细。调整针灸处方穴位，取大椎、风池、内关、神门、三阴交、太溪、足三里。操作：太溪选用 1 寸毫针，直刺 0.8 寸；足三里选用 1.5 寸毫针直刺，进针 1.3 寸，两穴均施以均匀的提插捻转手法，以得气为度。其余穴位针法同前。每日 1 次，10 次为 1 个疗程，疗程间休息 3 天。

患者连续治疗 2 个多月，饮食、睡眠均趋正常。两年后，因其他病而来就诊，谈及失眠，告知治愈后至今未复发过。

问题

（4）如何理解邵老在初诊处方中使用中脘、丰隆、内庭穴的配伍含义？

（5）如何理解治疗 1 个疗程后，邵老对穴位的加减变化？

（6）针灸治疗失眠的疗效及针刺时机如何？

【问题解析】

病例 1 （1）《灵枢·邪气脏腑病形》云："胆病者，善太息，口苦，呕宿汁，心下澹澹，恐人将捕之。"《伤寒论》曰："少阳之为病，口苦，咽干，目眩也。"这是少阳病的提纲。患者头昏，口苦咽干，说明病在少阳经，脉弦，主病位在肝胆。肝藏血，"人卧则血归于肝"，《脉经》曰："肝之余气，泄于胆，聚而成精。"夜半子时至丑时，正是肝胆经气血旺盛之时，但患者长期紧张恐惧，致使肝胆不能行使正常的生理功能，阴血暗耗，故见细脉。

（2）十二经脉与十二时辰的对应关系，见表 2-1。

表 2-1 十二经脉与十二时辰的对应关系表

十二经脉	脏腑	对应时辰
手太阴肺经	肺	寅时
手阳明大肠经	大肠	卯时
足阳明胃经	胃	辰时
足太阴脾经	脾	巳时
手少阴心经	心	午时
手太阳小肠经	小肠	未时
足太阳膀胱经	膀胱	申时
足少阴肾经	肾	酉时
手厥阴心包经	心包	戌时
手少阳三焦经	三焦	亥时
足少阳胆经	胆	子时
足厥阴肝经	肝	丑时

（3）患者失眠，心烦，健忘，舌尖红，说明肝胆疏泄失司，气机不畅，郁而化热，邪热上扰心神，神不守舍，故而出现失眠、心烦等。

（4）失眠是由多种因素导致阴阳失交，阳不入阴的一种病证。阳主动，阴主静。《素问·阴阳应象大论》云："阴在内，阳之守也；阳在外，阴之使也。"夜晚阳气入于里与阴相合，则人进入睡眠状态；若阳不能入于阴，则阴阳失和而致失眠。治疗应以补虚泻实、调和阴阳为大法。本例患者之失眠源于少阳肝胆有热，邪热上扰心神，神魂不安所致。邵老认为，取督脉之大椎，可平衡阴阳，调理气血，使阴能潜阳，阳可入阴，阴阳平衡，心神得宁。足少阳胆经之风池穴，为手足少阳、阳维之交会穴，具有清头明目、开窍益聪之功。《素问·灵兰秘典论》云："心者，君主之官也，神明出焉。"心藏神，乃神明之府，为人精神意识思维活动的中枢。神门穴为手少阴心经之原穴，既是心气出入之门户，又可主治神志病，具有养心安神、醒脑定志之功。内关为手厥阴心包经之络穴，别走手少阳三焦经，又是八脉交会穴之一，通于阴维脉，具有清泄心包、疏泄三焦、理气宽胸、镇惊安神之效。配伍三阴交，可调理足三阴经经气，是临床治疗失眠的经验有效穴。五穴合用，共奏调阴阳、益心神、定神志、治失眠之效。

（5）大椎属于督脉穴，位居第7颈椎棘突下凹陷中。邵老针刺大椎时，尤其注重针刺深度和手法。不同的疾病和不同体质，手法各不相同。常规皆为直刺，针刺深度成人以1～1.2寸为宜。如果针尖向上斜刺，则进针要慢，到达一定深度，有触电感时立刻退针，切忌提插捻转。

（6）本病源于少阳枢机不利，气机郁滞，肝木克伐脾土，应遵循"见肝之病，知肝传脾，当先实脾"的理论，兼以补脾。此外，患者病程长，正气不足，根据"急则治其标，缓则治其本"的原则，在失眠有所好转的情况下，宜标本兼治，故于第3次治疗开始加入足三里，健脾和胃，补益气血，扶正祛邪。

病例2（1）患者长期情志不遂，肝胆失于疏泄，气机郁滞，生痰化火，痰热内扰，胆气不宁，故见失眠易醒，心烦不宁；郁热熏蒸，胆气上溢，则口苦；胆热犯胃，胃气上逆，故泛恶欲吐；痰热循经上扰，故头昏耳鸣。

（2）舌红，苔黄，脉数，为热；腻苔主痰湿，滑脉主痰饮、食滞；患者舌红，苔黄腻，脉滑数，为痰热内蕴之证。

（3）综合分析可知，本案影响的脏腑主要为心、胆，同时兼有胃腑。宜选取手少阴心经、手厥阴心包经、足少阳胆经、足阳明胃经之穴位为主进行治疗。

（4）患者属痰热内扰所致失眠，病位在胆、胃，六腑以通为顺，故选取胃之募穴，腑会中脘，以通调腑气，和胃安神。丰隆、内庭为足阳明胃经之络穴、荥穴，二穴合用，健脾和胃，祛湿化痰，清心泻火，使痰热消而利于睡眠。

（5）患者经过1个疗程的治疗后，症状皆有好转。但从舌质、舌苔变化，以及脉象转为弦细来看，说明痰热实邪已渐去，此时阴虚未复，心神未宁，故治疗宜兼养阴安神。当减去清热化痰之中脘、丰隆、内庭穴，增加足少阴肾经之原穴太溪，滋阴降火，清心宁神。足三里健脾和胃，养血安神，扶正培元，诸穴合用，共奏调和阴阳、健脑安神、养心定志之功，使心悸自止，夜寐得安。

（6）针灸治疗失眠效果较好，但由于引起失眠原因众多，病情轻重不同，所以疗效也有差异，对于轻中度失眠疗效优于重度失眠。若患者并发严重的焦虑、抑郁等，则病机复杂，可涉及多脏腑，这些心理障碍会影响针灸的疗效；长期严重的失眠，亦可引发许多并发症，从而影响疗效。针灸治疗失眠越早越好，早期介入针灸对失眠患者具有重要意义，从针刺时间上看，目前普遍认为针刺治疗失眠以下午或晚上临睡前为最佳。

邵老在采用针灸治疗失眠时重视辨证，强调在选取相适宜的腧穴时，要注意手法操作。对于因虚所致者，针用补法；因实所致者，针用泻法；虚实夹杂者，则补泻兼施。总体来说，针刺时手法不宜过重，留针时间可稍长；处方用穴，宜随时调整；针刺时间最好选择下午或晚间治疗，有助于提高疗效。

【学习小结】

1. 针灸治疗失眠疗效较好，临证要注重辨证。失眠常以脏腑辨证、八纲辨证为主，立足于"抓主症""抓病机"，执简驭繁，穴证相应，主配分明，方可获得明显的疗效。

2. 邵老治疗失眠常以大椎、风池、神门、内关、三阴交为主穴。结合不同兼证，辨证配穴，对症处理。

3. 大椎、风池为邵老治疗神志病要穴，针刺手法常为取效之关键环节。针刺大椎时，若遇到患者出现触电感则应立即出针，不可继续提插捻转，以免出现不良后果。针刺风池穴，患者若有头脑清爽之感，则效果最佳。

4. 邵老指出，针灸治疗失眠的时间最好选择在下午或晚间，可提高疗效。失眠患者的日常调护不可忽略，应调情志，节饮食，劳逸结合，睡前忌过度兴奋，忌进食兴奋之剂。

【课后拓展】

1. 怎样运用中医学理论理解失眠"阳不入阴，阴阳失调"的病机？
2. 查阅大椎、风池穴的穴位解剖，体会针刺深浅与局部组织的关系。

3.通过对邵老治疗失眠经验的学习，你的心得体会及感悟是什么？

4.西医学对失眠是如何认识与治疗的？

5.针灸治疗失眠有什么科学依据？如何从中枢神经递质、蛋白基因类物质、免疫调节等方面认识针灸治疗失眠的科学内涵？

第十七节　痫　病

痫病是以发作性的神情恍惚，甚则昏仆，不知人事，口吐涎沫，两目上视，牙关紧闭，四肢抽搐，或口中有猪羊般叫声，移时苏醒如常人为临床特征的一种反复发作的暂时性脑功能紊乱疾病。本病俗称"羊痫风"，古称"痫证"，且根据发病时鸣叫声的不同称之为"牛痫""马痫""羊痫""猪痫""鸡痫"；根据发病原因，又称之为"风痫""惊痫""食痫""痰痫"；根据所属脏腑辨证，又可称之为"心痫""肝痫""肾痫""肺痫""肠痫"。

【辨治思路】

邵老认为，痫病的发生与多种因素有关，如先天因素、后天饮食所伤、劳伤太过、情志失调、外感六淫或由他病转来，但究其本源，此乃诸多因素致机体功能紊乱、阴阳失衡、脏腑失调、元神失控、清窍被扰而发病。正如清代王清任《医林改错·癫狂痫总论》所云："痫证……乃气血凝滞脑气，与脏腑气不接，如同做梦一样。"

邵老指出，痫病是本虚标实之病证。临证时当首辨虚实，其次要了解病程之久暂、病情之轻重。一般病之初多属实证，病程日久反复发作多虚实夹杂。病程短，发作时间短，间歇时间长，病情轻；病程长，发作时间长，间歇时间短，病情重，更有甚者持续发作。治疗时应权衡病之急缓，发作时宜以通督开窍、息风定痫为原则，取穴以百会、水沟、合谷为主；间歇期则以通督健脑、宁志定痫为原则，以大椎、风池、百会、筋缩、腰奇为主穴。并应根据患者病情之不同，配伍相应腧穴。如昼发配申脉，夜发配照海，痰多配丰隆，抽搐不止配涌泉，心烦、失眠配神门，胸闷配内关，久病发作频繁者配肝俞、肾俞，多梦、记忆力减退配四神聪、神门、间使，纳差配足三里、中脘。在治疗痫病的同时，应当注重调摄情志，注意饮食，注重劳逸结合等生活调护。邵老强调，痫病初期正气尚足，病邪较浅，通过治疗易于康复；若病程日久不愈，正气损伤，病邪不去，愈发愈频，则成痼疾而难以治愈。因此，本病宜早发现，早治疗，方可获得满意疗效。

【典型医案】

病例　赵某，女，7岁，1982年9月14日初诊。

[主诉] 发作性四肢抽搐伴意识障碍，口吐白沫3年，加重半年。

[病史] 患儿3年前受惊吓后突然昏倒在地，不省人事，四肢抽搐，双目斜视，牙关紧急，口吐白沫，持续约2分钟后苏醒。之后常有发作，虽经治疗病情始终没有得到控制，3年来发作频次逐年增加，发作时间逐渐延长，尤其是近半年来病情加重，2～3日发作1次，甚至一日发作数次。发作时四肢抽搐，牙关紧闭，两目斜视，全身强直拘急，小便失禁，3～5分钟即可苏醒。曾于当地医院经脑电图检查，诊断为癫痫，经中西药（具体用药不详）治疗，效果欠佳，遂来求治于针灸。

[现症] 患儿体形瘦弱，面白无华，精神不振，表情淡漠，记忆力差，纳差。舌淡，苔薄白，脉沉细无力。

> 问题
>
> （1）痫病之病位在哪？主要和哪些脏腑有关？
>
> （2）如何理解痫病是本虚标实之证？
>
> （3）根据患儿临床表现，如何理解其发病机制？

[治疗过程]

治则：通督健脑，宁志定痫。针灸处方：大椎、风池、筋缩、百会、腰奇、中脘、足三里。操作：令患儿取侧卧屈髋体位，皮肤常规消毒后，大椎选用1寸毫针，快速刺入皮下，缓慢进针0.8寸；风池采用0.5寸毫针，向鼻尖方向斜刺 0.3 寸（不可向内上方斜刺，以防刺入枕骨大孔，伤及延髓，发生意外）；百会选用 1 寸毫针，向前平刺进针 0.5 寸；筋缩、中脘采用 0.5 寸毫针，直刺 0.3 寸；腰奇（尾骨端直上 2 寸，骶角之间凹陷中）用 2 寸毫针，沿督脉（皮下）向上平刺，进针 1.5 寸，使针感向上传导；足三里选用 1.5 寸毫针，直刺 1 寸，行均匀的提插捻转，以得气为度。留针 30 分钟，每隔 10 分钟行针 1 次，每日针刺治疗 1 次。

9 月 17 日二诊：患儿家长述，连续针刺治疗 3 日，患儿痫病未有发作，改为隔日针刺 1 次。取穴操作同前。

10 月 7 日三诊：家长述在上个疗程的针治中，病未反复，间歇期休息中，病又发作，但时间较前缩短，约 1 分钟。现精神尚好，饮食增加，即按上方，隔日针治 1 次。

前后共计针刺治疗 30 次，观察 3 年，未见复发。

问题

（4）邵老治疗痫病的主穴是什么？其意义何在？

（5）治疗本例患儿邵老为何又配用了中脘、足三里？

（6）痫病的日常调护应做到哪些？

（7）痫病的转归和预后如何？

【问题解析】

（1）邵老认为，痫病之病位在脑，但与肾、心、肝、脾关系密切。《灵枢·经脉》说："人始生，先成精，精成而脑髓生。"脑由髓汇聚而成。《灵枢·海论》曰："脑为髓之海。"元神藏于脑中，为生命之主宰。元神健旺，则诸窍俱灵；元神受损，则精神昏聩。无论是邪蒙脑窍，还是脑窍失荣，均可突发痫病。

肾主藏精，精生髓，髓充于脑。若肾精不足，脑髓空虚，则神机失用而发痫病。心主藏神，主血脉，为五脏六腑之大主，主宰着人之精神、意识、思维等生命活动。若心血不足，神失所养，则神明遂失，发为痫病。肝为刚脏，体阴用阳，主疏泄条达。若肝气郁滞，气机逆乱，极易化热生风，使"内风作祟"而致痫。脾主运化水谷精微，为水液升降输布的枢纽。若脾气受损，运化失职，聚生痰浊，随气逆或随风动，蒙闭心窍，上扰神明而发痫病。

（2）邵老指出，痫病之本虚多为脏气亏虚，功能减退；标实则主要责之气、风、火、痰、瘀等。痫病的发生与多种因素有关，既有先天因素，又有后天因素。先天者多由于"在母腹中时，其母有所大惊"，致气机逆乱，精伤肾亏。后天则常因饮食所伤、劳伤太过、情志失调、外感六淫，或由他病转来，致使脏腑受损，功能失常，或聚而生痰，壅塞气机，郁而化火；或气机逆乱，风阳升动；或脑络外伤，终因气、风、火、痰、瘀，蒙蔽心窍，扰乱神明，元神失控而发病。若痫病病久，必致脏腑愈虚，气、风、火、痰、瘀互结，促使痫病反复发作而成顽疾。

（3）本例患儿在 4 岁时因受到惊吓后发病。邵老指出，小儿生理特点为脏腑娇嫩，元气未充，神气怯弱。一旦受到惊吓，易使气机逆乱，脏腑受损，又因脾常不足，而使脾失健运，水津不布，痰浊内生，蒙闭脑窍，扰乱神明而发痫病。正如明代万全《幼科发挥》所说："小儿神志怯弱，有所惊恐，则神志失守而成痫矣。"《景岳全书·癫狂痴呆》更进一步指出，小儿痫病："有从胎气而得者，有从生后受惊而得者。盖小儿神气尚弱，惊则肝胆夺气，而神不守舍，舍空则正气不能主，而痰邪足以乱之。"患儿得病 3 年，虽经治疗但始终未见好转，反复发作，痰浊愈结愈深，蒙闭神明，病情愈发愈重；使正气耗伤，肾精亏虚，髓海不充，脑府失荣，故表现为精神不振，表情淡漠，记忆力差等。

（4）邵老指出，临床治疗痫病应权衡病之急缓，发作时宜以通督开窍、息风定痫为原则，取穴以百会、水沟、合谷为主；间歇期以通督健脑、宁志定痫为原则，以大椎、风池、百会、筋缩、腰奇为主穴。百会位于颠顶，又名"三阳五会"，属督脉，为百脉汇聚之处。督脉入络脑，"脑为元神之府"，具有升阳益气、安神益智、醒脑开窍、通络息风之功效；水沟穴属督脉，针刺此穴针感能传至头脑，可调节督脉经气，具有开窍醒神、强脊解痉、通经活络等作用；合谷为手阳明大肠经的原穴，阳明经多气多血，故具有较强的行气活血之力。此外，合谷还有养血养筋、平肝息风止痉的作用。百会、水沟、合谷三穴合用，用于痫病发作期，共奏通督开窍、息风定痫之效。大椎具有宣通阳气、祛邪定志、宁神益髓之功；风池位于脑后，乃风邪汇集入脑之要冲，具有除风醒脑、开窍益聪之效；筋缩是督脉穴，位于两肝俞之间，肝为风木之脏，肝主筋，本穴善治肝风内动、筋脉挛缩之病证，针之可舒筋活络，息风止痉；腰奇为经外奇穴，邵老自20世纪60年代初即运用腰奇治疗痫病，经过长期的临床实践证明，本穴是治疗癫痫的必取之穴，具有通督醒脑、镇惊息风、开窍止痉的作用。大椎、风池、百会、筋缩、腰奇五穴相配，用于痫病间歇期，功效相得益彰。

（5）《续名医类案》云："惊入心受之则癫痫。"本例患者因暴受惊恐，使气机逆乱，损伤脏腑，内生痰浊，蒙蔽心窍，扰乱神明，元神失控而发。邵老指出，初病时正气未衰，病邪不盛，病较轻浅。但因反复发作，越发越频，耗伤正气，其病逐渐加重。肾精亏虚，脑失所荣，则精神不振，表情淡漠，记忆力差；脾胃亏虚，气血生化之源不足，既不能及时充养先天之精，又可影响其机体生长发育，故患儿体质瘦弱，面白无华，食欲不振，舌淡，苔薄白，脉沉细无力。邵老根据本例患儿病情，治疗除主穴外，还配伍使用中脘和足三里穴。邵老指出，中脘是任脉穴，胃之募，有健脾和胃、调理气机、祛除痰浊之功效；足三里是胃经合穴、胃腑下合穴，健脾和胃，既可补益气血，使气血生化有源，又能运化痰湿。主配结合，标本兼顾，功效相得益彰，即可获得满意疗效。

（6）邵老认为，由于引起痫病的原因众多，临床表现差异较大，尤其是发作之时，病情紧急，甚者会危及生命。因此，对于痫病不仅要重视治疗，而且日常调护尤为重要。他强调平时应注意避免精神刺激，保持心情舒畅；饮食以清淡为宜，不宜吃寒凉、辛辣、肥甘之物，戒烟酒，以免滋生痰浊；要劳逸结合，适当锻炼，增强体质。在痫病急性发作时，要注意保护唇舌，避免咬伤唇舌；对昏迷抽搐的患者，要注意保持呼吸道通畅，不宜采取仰卧位，尤其痰涎壅盛者，应避免痰涎阻塞气道；若有义齿，应将义齿取下，以免抽搐义齿脱落，堵塞气道；保持居室清静，尤其是发作期患者，更应注意环境的安静，避免噪音、强烈光线刺激。若患者服用有抗癫痫的药物，嘱患者不要随便减量或停用，应遵医嘱，继续用药或逐渐减量。痫病患者不适宜高空作业、水上作业、驾驶车辆等，以免发生意外。

（7）痫病的预后及转归，与患者体质强弱、正气盛衰、病情轻重、病程长短、患病年龄、痫病类型及治疗是否得当等有着密切关系。不同发作类型，预后差别较大；从发病年龄看，幼儿期发病的多属原发性，一般预后良好；而新生儿及婴儿期发生的，多半有脑结构的病变，预后较差；儿童期、少年期及青年期的原发性全身大发作预后较好，大部分较易控制。从发作频率看，发作频繁者，预后较差，智力低下的发生率亦较高，甚者成为痴呆；从发作持续时间看，持续时间超过半小时的预后较差；呈持续状态的死亡率较高。由于痫病具有反复发作的特点，其病程一般较长，少则一两年，甚者伴随终身，因此对痫病的治疗越早越好。邵老指出，一般体质强壮，正气尚足，治疗得当，平时注意生活调摄，治疗效果较好；若体质较弱，正气不足，痰浊瘀滞交织，病情缠绵，常常反复发作，治疗效果较差。

【学习小结】

1. 邵老认为，引发痫病之病因有先天因素和后天因素；其辨证属本虚标实，本虚多为脏气亏虚，功能减退，标实则主要责之气、风、火、痰、瘀等；病位在脑，与肾、心、肝、脾关系密切。临证当辨病性之虚实、病程之久暂、病情之轻重；治疗取穴应权衡病之急缓而有别，由于痫病之病因病机复杂，邵老临证强调辨证施治，随症加减。

2. 西医学将本病分为原发性和继发性两种，原发性多见于青少年和儿童，老年较少见；继发性年龄不限，多因其他脑病转来，如先天性脑缺陷、脑炎、脑膜炎、脑肿瘤、脑外伤、脑寄生虫病等所致。对于继发者，应积极治疗原发病。

3. 邵老认为，生活调护在痫病的治疗中占有非常重要的地位。患者必须调情志，节饮食，避劳累，力求祛除发病之诱因，以利于本病的恢复。

【课后拓展】

1. 中医治疗痫病，除针灸外，还有哪些疗法？

2. 针灸治疗痫病的研究现状如何？能否从神经递质、细胞免疫、内分泌等方面认识针灸治疗痫病的科学内涵？

3. 西医学临床是如何认识癫痫的？治疗现状如何？

第十八节　癫　狂

癫狂是临床常见的精神失常性疾病。癫狂包括癫证和狂证，其临床表现不同：癫者表现为精神抑郁，表情淡漠，沉默痴呆，语无伦次，哭笑无常，独居暗处，不愿与他人往来等；狂者常表现为精神亢奋，喧扰不宁，打骂毁物，狂躁刚暴，动而多怒，数日不食仍精神不倦、力倍常人等；因二者在临床症状上不能截然分开，且能相互转化，故以癫狂并称。

【辨治思路】

邵老指出，癫与狂虽然表现不同，但其发病根源均为阴阳失衡，正如《难经·二十难》云："重阳者狂，重阴者癫。"《素问·脉解》云："所谓甚则狂癫疾者，阳尽在上而阴气从下，下虚上实，故狂颠疾也。"邵老认为，癫狂可由先天禀赋不足，后天摄生不当，神气不充，复因持久、剧烈的情志刺激，导致气机紊乱而郁结，日久生痰，或痰气互结，或郁而化火，或气滞血瘀，扰乱心神，蒙蔽神明而发病。其发病与气、火、痰、瘀密切相关。病位在心、脑，涉及肝、脾等脏。根据癫狂的发病及临床表现，邵老指出，癫者为阴证，本虚而标实，多属痰气郁结，治疗宜豁痰开窍，理气解郁；狂者为阳证、实证、热证，多属痰火上扰，治疗宜清心泄热，醒脑定志。取穴常以大椎或哑门（二穴轮换使用）为主穴。狂者配水沟、涌泉，癫者配百会、风池，失眠配神门、内关、三阴交。邵老强调，无论癫者还是狂者，日久反复发作均可致虚实夹杂，出现本虚标实，癫者可转化为狂，狂者亦可转化为癫。所以治疗本病的前提是明确诊断，辨清虚实，选穴恰当，操作正确，补泻适宜，配以心理疏导，方见奇效。

【典型医案】

病例 苗某，男，26岁，1970年4月6日初诊。

[主诉]精神异常3余年。

[病史]患者3年前无明显诱因出现性情急躁，失眠，日渐加重，后因琐碎小事与他人发生争执，动手打人，暴躁奔跑，夜不能眠，经多方运用抗精神病药（具体用药不详），治疗效果欠佳，病情有增无减，彻夜不眠，言语错乱，不思饮食，经人介绍寻求针灸治疗。

[现症]面色晦暗，两目无神，表情呆滞，言语错乱，不思饮食，夜不能寐。舌苔白腻，脉弦细而滑。

> 问题
>
> （1）患者发病初期出现性情急躁、失眠、动手打人、暴躁奔跑等症状，其病因病机是什么？可诊为何病？
>
> （2）患者面色晦暗，两目无神，表情呆滞，言语错乱，不思饮食，舌苔白腻，脉弦细而滑，病变属于何脏腑？其病机如何？
>
> （3）患者从动手打人、暴躁奔跑，到两目无神、表情呆滞、语言错乱、不思饮食等，说明病情发生了什么样的变化？

[治疗过程]

治则：豁痰开窍，理气解郁。针灸处方：大椎（哑门）、神门、内关。操作：大椎选用2寸毫针，神门、内关选用1寸毫针。腧穴皮肤常规消毒，针刺大椎穴时，令患者端坐，头向前倾，针与皮肤垂直，迅速刺入皮下，缓缓进针至1.5寸，感觉针有阻力时，将针退出1/2，改变针刺方向，针尖向上，沿椎间隙刺入1.5寸左右，患者一般即会出现触电感，并向上肢一侧或两侧放射，也有放射感向下传至臀部，甚至到足，应立即出针。针刺哑门穴时，令患者端坐，头部稍向前倾，保持不动，选取 2 寸毫针，针尖对准口唇方向（不可向上斜刺，以免误入枕骨大孔）快速刺入，并缓缓进针 1.5 寸左右，当针尖接触脊髓膜时，患者会立即出现触电样感觉，则立即出针，不可提插捻转。如针已至深度而仍无针感，亦不可继续进针，以免误伤延髓；大椎、哑门二穴交替选用，对于二穴的针刺操作，若患者不予配合，需要助手将其头部固定。均以进针快、送针慢、不留针之法操作。神门直刺 0.5 寸，内关直刺 0.8 寸，二穴行均匀的提插捻转法。留针 30 分钟，每 10 分钟行针 1 次。

4 月 7 日二诊：患者家属述昨日针刺后，患者夜间自己跑回家，病情改变不甚明显。按上法继续针治。

4 月 10 日三诊：患者连续针治 4 次后，神志转清，有进食需求，夜间能入睡，但睡眠较浅，有乏力倦怠感。针治处方改为大椎、风池、神门、内关、三阴交。大椎选用 1.5 寸毫针，进针 1.2 寸；风池选用 1 寸毫针，进针 0.8 寸；三阴交选用 1.5 寸毫针，进针 1.2 寸；神门、内关针刺深度按上方。诸穴均施提插捻转行针，平补平泻。每次留针 30 分钟，中间行针 2 次，每日针治 1 次。

4 月 20 日四诊：患者经过 12 次针刺治疗后，精神已基本恢复正常，可与人正常交流，夜间能安然入睡，纳食正常，回去即能正常劳作。

5 月 27 日五诊：经针治后，病情一直稳定。近日因与他人生气，引发失眠、急躁，患者自己到邵老诊室求治。按上方继续针刺治疗，每日 1 次。

患者连续针治 3 次，其睡眠及情绪恢复正常。随访 3 个月，患者病情稳定。

问题

（4）邵老治疗本例患者为什么选取大椎（哑门）、神门、内关？

（5）邵老治疗癫狂，针刺大椎、哑门穴的注意事项是什么？

（6）邵老对患者针治 4 次后，为什么改用大椎（常规针刺）、风池、神门、内关、三阴交？

【问题解析】

（1）患者发病初期性情急躁，失眠，说明患者平素肝火较盛，日久火郁气结，炼津为痰，加之与他人发生争执，致肝火亢盛，痰火互结，蒙闭心窍，扰乱神明而出现动手打人，暴躁奔跑，夜不能眠之狂证。正如《临证指南医案·癫痫》载："狂由大惊大怒，病在肝胆胃经，三阳并而上，故火炽则痰涌，心窍为之闭塞。"

（2）《医学从众录》云："盖厥阴属风木，与少阳相火同居，厥阴之气一逆，则诸气皆逆，气逆则火发，火发则风生，风生则必挟木势而害土，土病则聚液而成痰，其归并于心也。"《医林改错》云："癫狂一证，哭笑不休，詈骂歌唱，不避亲疏，许多恶态，乃气血凝滞，脑气与脏腑气不接，如同做梦一样。"心神为痰浊所蒙，或瘀阻脉络，气血不能上荣脑髓，淆扰神明，神志错乱，发为癫证。病位在心、脑，但气火、痰浊、血瘀病理产物关乎肝胆、脾胃。患者两目无神，表情呆滞，语言错乱，为心神失守；气滞血瘀，面失血荣则晦暗；痰浊中阻，脾胃失和，则不思饮食，舌苔白腻，脉弦细而滑。

（3）患者狂证日久，火盛伤阴，心血内耗，神明失养，加之长期使用镇静剂等抗精神病药物，既可出现精神疲惫，两目无神，表情呆滞，又可伤及脾胃，不思饮食。患者病情由狂转为癫，狂证属阳，癫证属阴，此乃疾病状态下阴阳相互转化的结果。

（4）癫狂是由气滞、血瘀、痰浊、火邪等多种因素导致的精神失常疾患。癫狂初起以邪实为主，若反复发作，病久即可转为虚实夹杂，甚或出现虚证。本例患者由狂证转为癫证，由阳转阴，治疗以豁痰开窍、理气解郁为大法。大椎、哑门皆属于督脉，督脉为阳脉之海，向内深入脊髓，向上运行到达清阳之窍"入属于脑"，向下运行可到元气之根，可总督一身之阳气。大椎是手、足三阳经与督脉之交会穴，为"诸阳之会""阳中之阳"，故大椎是治疗神志病的要穴，可宣通阳气，通督调神，健脑益髓，祛邪通络；哑门穴是督脉与阳维脉的交会穴，有通督醒神、祛邪散滞、益脑开音等功效；强刺激二穴，可祛邪散滞，通督调神，醒脑定志。《素问·灵兰秘典论》云："心者，君主之官也，神明出焉。"心藏神，乃神明之府，为人精神意识思维活动的中枢。神门穴为手少阴心经之原穴，是心气出入之门户，可主治各种神志病，具有清心开窍、安神定志之功；内关为手厥阴心包经之络穴，别走手少阳三焦经，又是八脉交会穴之一，通于阴维脉，具有疏利三焦、理气行滞、安神定志之功。诸穴配伍，共奏通督醒脑、清心开窍、祛邪散滞、调神定志之效。

（5）邵老善用大椎、哑门穴治疗癫狂。二穴的手法操作是取得疗效的关键，恰当的手法操作能够获得最佳的临床疗效，甚至收到针到病除的效果。然大椎穴位于第7颈椎棘突下，其深部为脊髓；哑门正对枕骨大孔处，深部为延髓。掌握二穴的针刺手法非常重要，临床若操作不当，会损伤神经或脊髓，可造成不可逆的损伤，若刺入枕骨大孔，伤及延髓，可导致生命中枢瘫痪甚则死亡。正如《素问·刺禁论》所说："刺脊间中髓，为伛。""刺头中脑户，入脑立死。"因此，一定要严格正确把握大椎、哑门二穴的针刺深度、角度、方向，正如《针灸大成》所说："凡刺浅深，惊针即止。"

（6）邵老认为，患者发病日久，木郁克土，脾胃虚弱，气血生化乏源，加之痰、火、瘀暗耗气血，气血亏耗，已出现乏力倦怠感。患者经前法治疗4次后，病情有明显好转，大椎不能继续强刺激，应改为常规针刺，以调神醒脑，清心定志。配伍风池、神门、内关、三阴交，风池属足少阳胆经，是足少阳与阳维脉之交会穴，位居髓海之下，可调整头部气血，充养脑髓，治疗脑髓病，具有醒脑宁志、开窍益髓、祛邪通络之功；神门、内关调理气机，安神定志；三阴交是足太阴脾经穴，为肝、脾、肾三经之交会穴，具有疏肝解郁、健脾益气、补肾填精、活血化瘀之功。诸穴合用，共奏醒脑开窍、安神定志、填精益髓之功，即获满意疗效。

【学习小结】

1.针灸治疗癫狂应遵循"急则治其标，缓则治其本"的原则，在癫狂发作期，针灸可有效缓解其临床症状，待症状缓解后，可根据病情需求采取针灸治疗，或针药并用，或中西医结合治疗。对长期服用抗精神病药物的患者，切不可盲目停药，以防疾病复发或加重。

2.大椎、哑门为邵老治疗癫狂的经验要穴，二穴在应用时可单用，也可交替使用。操作时一定要把握好针刺角度、方向和深度，避免发生意外。若没掌握技术要领，切忌操作。

3.在治疗过程中，要对患者进行严密的监护，防止伤人毁物等意外事件发生。

4.邵老强调，癫狂患者日常调护非常重要，饮食宜清淡，合理作息，注意调畅情志，避免不良因素刺激，同时注意配合心理疏导。

【课后拓展】

1.如何运用中医学理论理解"重阳者狂，重阴者癫"？

2.查阅大椎、哑门穴的穴位解剖，体会针刺深浅、角度与局部组织的关系。

3.通过对邵老治疗癫狂经验的学习，你的心得体会及感悟是什么？

4.西医学对癫狂是如何认识与治疗的？

5.针灸治疗癫狂有什么科学依据？如何从中枢神经递质、蛋白基因类物质等方面认识针灸治疗癫狂的科学内涵？

第十九节　郁　证

郁证是由于情志不舒、气机郁滞所引起的以心情抑郁，情绪不宁，胸部满闷，胁肋胀痛，或易怒善哭，或咽中如有异物梗阻，失眠等为主要临床表现的一类病证。西医学的神经衰弱、癔病、抑郁症、焦虑症、围绝经期综合征、反应性精神病等，均属于"郁证"范畴。

【辨治思路】

郁证有广义和狭义之分。有关"郁"的最早记载见于《黄帝内经》。《素问·六元正纪大论》提出了五郁之治："木郁达之，火郁发之，土郁夺之，金郁泄之，水郁折之。"朱丹溪则将郁证分为气、血、痰、食、湿、火六郁，这些均为广义郁证。本节所论乃由情志失调引起的气机郁结之狭义郁证。《灵枢·百病始生》云："喜怒不节则伤脏。"邵老认为，情志所伤，首伤心神，七情中任何一情的失宜都可能扰乱心神，使气机郁滞而发生郁证。若病情进一步发展，则可导致各脏腑的气机紊乱而引发他病。正如《灵枢·口问》所说："悲哀愁忧则心动，心动则五脏六腑皆摇。"本病病位在心、脑，与肝、脾、肾关系密切。其病机为气机郁滞，脏腑气血阴阳失调。

《素问·上古天真论》云："恬惔虚无，真气从之，精神内守，病安从来。"邵老治疗郁证时主张形神合一的观点，强调形神同治，采用针刺治疗和心理治疗相结合的方法，以疏肝解郁、理气调神为法则，使气机升降出入有常，神志安定，诸症自愈。针刺治疗时以大椎、水沟、内关、神门为主穴，若状如癫痫配合谷、太冲，瘫痪配哑门、环跳、阳陵泉，睡如木僵配大陵、涌泉，喉中如有异物感配天突，失明配睛明，耳聋配听宫、翳风，失语配廉泉、通里。同时配合疏导、移情、暗示等心理治疗，即可获得良好效果。正如《临证指南医案》云："郁证全在病者能移情易性。"

【典型医案】

病例　郑某，女，42岁，1970年3月5日初诊。

[主诉] 双下肢不能行走近7年。

[病史] 患者平素性情急躁，1963年年初，患者患发失眠，病情时轻时重，严重时彻夜不能入睡。情绪低落，时常悲伤欲哭，1年后突觉双下肢痿弱无力，继而不能下床行走，但尚能屈伸。每当心情欢悦时，欲下地走路，然自觉心悸，头晕欲倒。每遇生气即病情加重，两腿发硬，完全不能屈伸。曾经中西医多方治疗，疗效欠佳，病情时轻时重，始终不能下床行走，故求治于邵老针灸。

[现症] 患者神志清，精神差，情绪低落，面色尚可，两腿瘫软，不能站立行走，查体双下肢抬高、屈曲活动尚可，无明显肌张力增高和肌肉萎缩现象。饮食尚可，睡眠差，二便正常。舌淡红，苔薄，脉弦。

问题

（1）患者平素性情急躁，脉弦，病属何经或何脏腑？

（2）继则双下肢痿弱无力，渐渐不能站立行走，时有心悸，头晕，病属何经或何脏腑？

（3）如何认识郁证与心、脑的关系？

（4）如何认识"因郁致病"与"因病致郁"？

［治疗过程］

治则：疏肝解郁，理气调神。针灸处方：大椎（哑门）、环跳、阳陵泉、足三里。操作：大椎、哑门二穴交替选用，针刺时，令患者取正坐位，固定头部，行局部消毒后，选用 2 寸毫针，均以进针快、送针慢的方法，使针刺达到一定深度，当患者出现针感反应，立即出针，不做提插捻转。再令患者取侧卧位，屈髋屈膝或患者取俯卧位，环跳选 3 寸毫针，直刺 2.5 寸，有触电感向下肢传导，并使下肢抖动弹起；阳陵泉、足三里选 1.5 寸毫针，直刺 1.3 寸，行均匀提插捻转手法，令针感向足趾传导。根据病情，留针 20 分钟，中间行针 1 次，每日针刺 1 次。

3 月 11 日复诊：患者述经针刺治疗 5 次，精神好转，情绪改善，双下肢较前有力，在他人搀扶下可在室内短时行走，但睡眠没有明显改善。针灸处方改为大椎、风池、神门、内关、足三里、三阴交。常规消毒后，大椎、足三里、三阴交选用 1.5 寸毫针，直刺约 1.3 寸；风池、神门、内关选用 1 寸毫针，风池向鼻尖方向针刺，进针 0.8 寸；余穴常规针刺。诸穴均行均匀的提插捻转，针刺得气后，施以平补平泻法，留针 30 分钟，中间行针 2 次，每日 1 次。

按上法连续针刺 30 余次，患者精神好，情志舒畅，双下肢活动自如，正常行走，饮食、睡眠正常，二便调。随访半年，患者诉病愈后无反复，正常劳作。

问题

（5）如何理解邵老治疗本例患者处方主穴的临床意义？

（6）邵老治疗本例患者5次后，针灸处方为什么改为"大椎、风池、神门、内关、足三里、三阴交"？

（7）癔病有哪些临床表现？

【问题解析】

（1）肝主疏泄，性喜条达而恶抑郁。本案患者"平素性情急躁，脉弦"，说明患者肝气不舒，气机失畅，因情志致病，故其病位在肝。

（2）脾为后天之本，气血生化之源，主运化水谷精微及水湿，主四肢。医圣张仲景指出："见肝之病，知肝传脾。"若肝郁太过，气机逆乱，升降失常，横逆犯脾，脾失健运，气血生化乏源，不能运达四末，则双下肢软弱无力，日久则不能站立行走；血虚不能奉养于心，则心悸；血虚脑失所荣，则头晕。其病位在肝、脾。

（3）郁证的病位在心、脑。《素问·灵兰秘典论》说："心者，君主之官也，神明出焉。"《灵枢·邪客》云："心者，五脏六腑之大主也，精神之所舍也。"《黄帝内经》将人的精神、意识、思维活动主要归属于心，认为心主神明的功能正常，则精神振奋，神志清晰，思维敏捷，对外界信息的反应灵敏；如果心主神志的功能失常，可出现精神意识思维的异常。

《素问·脉要精微论》曰："头者精明之府。"《医宗金鉴》云："脑为元神之府，以统全身。"汪昂在《本草备要》指出："人之记性，皆在脑中。"又曰："今人每记忆往事，必闭目上瞪而思索之，此即凝神于脑之意也。"说明人的精神、思维、记忆均与脑息息相关。人之五志"神、魂、魄、意、志"为脑的生理功能所主宰；七情"喜、怒、忧、思、悲、恐、惊"是脑受到各种刺激反应于外的表现。脑可谓人精神及思维活动的发源地和指挥官。《锦囊秘录》云："脑为元神之府，主持五神，以调节脏腑阴阳、四肢百骸之用。"在脑的主导下，通过五脏的协调作用，人体才得以维持正常的情志活动。当脑神失控，脏腑功能失调，气机逆乱时，即会出现情绪急躁、低落、善悲欲哭、彻夜不眠等精神症状，而发为郁证。

（4）古代医著对"因郁致病"和"因病致郁"早就有记载，如《景岳全书·郁证》中即明确记载："凡五气之郁，则诸病皆有，此因病而郁也；至若情志之郁，则总由乎心，此因郁而病也。"清代李用粹在《证治汇补》中曰："有病久而生郁者，亦有郁久而生病者。"所谓因郁致病，是指由于情志不遂，影响脏腑气血津液的升降输布，从而引发一系列病证，如暴受惊恐，心虚胆怯，神魂不安，可引发不寐、心悸等；郁怒伤肝，肝失疏泄，横犯脾土，可引发胃痛、恶心、呕吐、泄泻等。所谓因病致郁，是指由于脏腑气血郁滞不通，功能失常，进而影响情志而引发的一类病证，如素有胸痹、头痛、哮病等痼疾，久病不愈，以致忧思不解，情志抑郁，惶恐不安，导致肝气郁结，气机不畅，进而由疾病引发或伴发郁证，出现情志抑郁、焦虑、烦躁等。因郁致病与因病致郁，在郁证的发生发展过程中相互影响，可互为因果，可病郁共存。

（5）邵老认为，郁证其标在体，其本在神，治疗时强调形神同治，以疏肝解郁、理气调神为治疗原则。对本例患者选取大椎（哑门）、环跳、阳陵泉、足三里为主穴，大椎属督脉，为手足六阳经与督脉交会穴，督脉入属于脑，脑为元神之府，大椎是治疗神志病的要穴，针刺大椎具有宣通阳气、通督调神、健脑益髓、益气活络之功；哑门亦属督脉，穴居项部，是治疗神志病和督脉病之要穴；太阳主表，少阳主枢，环跳穴为足少阳胆经与足太阳膀胱经交会穴，具有通经活络、调理气机、通阳助阳、祛风胜湿之效；阳陵泉为胆经合穴、胆腑下合穴，又为八会之筋会，肝主筋，筋主四肢关节屈伸运动及各种筋病，针刺阳陵泉可发挥疏利肝胆、调和气血、舒筋活络、缓急止痛等功效；足三里是足阳明胃经合穴、胃腑下合穴，有健脾和胃、补益气血、通经活络、强身健体等作用。诸穴合用，形神同治，采用针刺治疗和心理治疗相结合的方法，以疏肝解郁，理气调神，舒筋活络，使气机升降出入有常，神志安定，以利病愈。

（6）本例患者经邵老针刺治疗5次后，精神好转，情绪改善，双下肢较前有力，已可在他人帮助下短时行走，但睡眠没有改善，故邵老将针灸处方改为大椎、风池、神门、内关、足三里、三阴交。大椎将深刺、强刺激改为常规针刺，可发挥平衡阴阳、调理气血的作用，使阴能潜阳，阳可入阴，阴阳平衡，心神得宁；风池为足少阳胆经穴位，乃风邪侵袭入脑的要冲，位居髓海之下，针之可醒脑宁志，开窍益髓，祛邪通络；内关为手厥阴心包经络穴，《百症赋》云："建里、内关，扫尽胸中之苦闷。"神门是手少阴心经之输穴、原穴，二穴合用可宽胸理气，安神定志；三阴交是肝脾肾三经之交会穴，具有健脾和胃、调理肝肾、协调阴阳、安神定志等作用；足三里补益气血，通经活络，改善肢体功能，诸穴相配，标本兼治，如此导气通经，使神气相接，则病自愈。

（7）癔病是一种常见的心因性情志疾病，临床以抑郁善忧、情绪不宁或易怒善哭为主症。其病程多反复迁延，常见于青春期和更年期，女性居多。本病多由情志抑郁、思虑过度所致。性格孤僻，思想狭隘之人易发。其临床表现多种多样，其精神障碍表现为突然错乱，无端打闹，哭笑无常；或睡眠不醒，呼之不应，推之不动；或突然昏仆，双目紧闭，全身僵直或舞动，似如癫痫，但面色潮红，瞳孔正常，对光反射存在，脑电图正常；运动障碍：癔性瘫痪、抽搐、震颤等；语言障碍：暴喑、失语；感觉障碍：突发耳聋，失明，感觉缺失；或出现自主神经症状，如心悸、喘息、呃逆、厌食、呕吐、腹泻、尿频等。但上述症状经各种检查，如神经系统检查生理反射存在，病理反射未引出；头颅 CT、脑电图、脑血流图等均无器质性改变。本例患者为西医学之癔病，属运动障碍。

【学习小结】

1. 针灸治疗郁证具有良好的疗效，尤其治疗癔病性瘫痪疗效显著。但因郁证与情志因素关系密切，常涉及西医学精神系统方面的较多疾病，临证应根据患者症状、体征并结合相关检查，以明确诊断，排除颅内等器质性疾病。

2. 对于郁证的治疗，邵老强调，形神同治，采用针刺治疗和心理治疗相结合的方法，针刺常根据不同病情选取相应腧穴，采用不同针法；同时配合疏导、移情、暗示等心理治疗，即可获得良好效果。

3. 治疗郁证应重视早期治疗。郁证的初起多为气机郁滞，以实为主，病情较轻，一般无器质性病变。如能祛除情志因素，保持心情舒畅，则病情会很快控制或缓解。若长期精神刺激，则可出现化火、痰凝、湿滞、瘀阻等病理变化，日久可出现虚证或虚中夹实。为此，郁证应早发现、早治疗。

4. 平时应注意调畅情志，避免辛辣刺激性饮食，戒烟酒，劳逸结合，加强锻炼，增强体质。

【课后拓展】

1. 古代医家对郁证的认识如何？如何区别广义郁证和狭义郁证？

2. 如何鉴别郁证与癫证？

3. 中医是如何对郁证辨证分型的？

4. 辨病位对认识郁证有何意义？

5. 西医学对郁证是如何认识的？现代研究状况如何？

第二十节　痹　证

痹证是由于感受风、寒、湿、热之邪，使经络痹阻，气血运行不畅，临床以肢体筋骨、关节、肌肉等处疼痛、酸楚、重着、麻木，或关节肿大、屈伸不利、僵硬、变形等为主要表现的一种病证。常见于西医学的风湿热、风湿性关节炎、类风湿关节炎、骨性关节炎等病症。

【辨治思路】

邵老认为，痹证是临床常见病，不分男女老幼皆可罹患。凡素体虚弱，正气不足，腠理空虚，卫外不固之人，若遇气候突变，冷热交错，或冒雨涉水，或久居湿地、风寒湿等外邪侵袭人体，痹阻经脉，留滞于肌肉、筋骨、关节，即可发生痹痛。正如《济生方·痹》所云："皆因体虚，腠理空疏，受风寒湿气而成痹也。"另素有蕴热之体,感邪后易从热化,在《金匮翼·热痹》中即有记载:"脏腑经络先有蓄热,而复遇风寒湿气客之,热为寒邪,气不得通,久之寒亦化热。"其病位初病在经络、肌肉、关节,日久严重时可及于心,与肝、脾、肾关系密切。临证之时,邵老重视正邪之间的消长关系,即痹证新发,正虚不甚,风寒湿热邪气明显,以邪实为主;痹证日久,耗伤气血,损及脏腑,邪气不甚,以正虚为主。

治疗痹证,邵老宗《医宗必读·痹》"治外者散邪为急,治脏者养正为先"之旨,痹证新发之时,治疗当以祛邪为主,兼以扶正;痹证日久,治疗以扶正为主,佐以祛邪。在明辨正邪盛衰、病性虚实和疾病所处不同阶段的基础之上,邵老常采用不同治疗方法和针刺手法,或温补法,或凉泻法,或针,或灸,或罐。其调理气血、祛邪通络的原则贯穿始终,选穴常以疼痛局部经穴、阿是穴为主,并结合循经远端取穴,以疏通经络气血,使风寒湿热邪气无所依附,则疼痛自解。

【典型医案】

病例1 高某,女,25岁,1992年9月15日初诊。

[主诉]左腕、左踝及双膝关节肿痛6月余,加重7天。

[病史]患者6个月前无明显诱因出现左腕、左踝及双膝关节呈游走性疼痛,此起彼伏,无红肿,不影响活动,未引起重视,痛甚时自行服用止痛药即可减轻或缓解。7天前上述症状加重,疼痛部位肿大明显,疼痛剧烈,活动受限,不能自行走动,服用止痛药物症状没有明显缓解,遂由其丈夫背着前来就诊。

[现症]痛苦面容,左腕、左踝及双膝关节肿大疼痛,左腕、左踝活动受限,左手不能持物,双膝难以屈伸,双膝皮肤明亮,不能步履,稍有活动即疼痛加剧,同时伴有畏风、低热等症,夜卧难眠。舌淡,苔白,脉浮而缓。

　　问题

　　（1）临床常将痹证分为哪几种证型？邵老对痹证的发病是怎样认识的？

　　（2）为什么说痹证与肝、脾、肾关系密切？

　　（3）《素问·痹论》中对于行痹、痛痹、着痹的病机与病证特点是如何论述的？

　　（4）邵老将本例患者辨为何证型？

　　［治疗过程］

　　治则：疏经活络，消肿止痛。针灸处方：上肢选曲池、外关、合谷、阳池、阳溪、阳谷，下肢选梁丘、血海、内膝眼、外膝眼、足三里、阳陵泉、昆仑、太溪、解溪、丘墟、太冲。操作：腕、踝关节处穴位选用 1 寸毫针，刺入 0.5～0.8 寸；肘、膝关节处穴位选用 1.5 寸毫针，刺入 1.2 寸左右，其中曲池、足三里穴行温通法，余穴常规针刺操作，留针 30 分钟，每隔 10 分钟行针 1 次。起针后在膝关节处加拔两个火罐，留罐 10 分钟。针罐治疗后，双膝部皮肤即见皱褶。

　　9 月 16 日二诊：患者拄拐杖自行前来就诊，诉昨日经治疗后腕、踝及双膝关节肿胀疼痛明显减轻，左腕、踝可适当活动，双下肢可拄杖行走，昨夜睡眠基本正常。视其肿痛各个关节处皮肤出现皱褶，但关节处仍有疼痛。效不更方，继续按照首诊方案治疗，每日 1 次。

　　9 月 21 日三诊：患者步行前来就诊，自述经针罐治疗 5 次，关节肿胀疼痛基本消失，畏风、发热症状消失，夜卧正常，生活基本能够自理。按上方针治，改为隔日治疗 1 次，嘱其注意保暖，避免劳累，适当活动。

　　9 月 26 日四诊：患者共针罐治疗 10 次，各个关节肿胀疼痛消失，余症消失，疾病告愈。经随访两个月，病无反复。

问题

（5）如何理解邵老首诊处方穴位配伍？

（6）曲池、足三里穴的温通手法是如何操作的？

（7）拔罐法在本病治疗中起到的作用是什么？

病例 2　王某，男，32 岁，1992 年 12 月 22 日初诊。

[主诉]双手掌指、指间关节肿痛、僵硬、活动不利 3 天。

[病史]患者从事蔬菜批发工作，双手长期在湿冷的环境中工作。3 天前凌晨在寒风中连续工作 2 个多小时，当天中午即感觉双手掌指与指间关节僵硬，屈伸不利，至夜间双手肿胀，疼痛明显，自行温水浸泡 2 天，不见好转，求治于邵老。

[现症]患者精神尚好，体质健壮，双手掌指、指间关节疼痛、僵硬，屈伸不利，十指肿胀，畏寒喜暖。舌淡，苔白，脉沉缓。

问题

（1）本例患者辨证为痹证哪个证型？

（2）痹证与痿证临床表现有相似之处，应如何鉴别？

（3）痹证除用毫针治疗外，还可采用什么针灸疗法治疗？

[治疗过程]

治则：温经散寒，通络止痛。针灸处方：曲池、外关、合谷、八邪、阿是穴（指间关节疼痛肿胀处）。操作：曲池穴选用 1.5 寸毫针，刺入 1.2 寸左右，其余穴位选用 1 寸毫针，外关、合谷、八邪刺入 0.5 ~ 0.8 寸，阿是穴刺入 0.2 寸。消毒后按常规针刺操作，留针 30 分钟，中间行针 2 次。疼痛肿胀关节可配合艾条悬起灸。

12 月 24 日二诊：患者述针灸治疗后，疼痛、肿胀均有减轻，已可小幅度屈伸、握拳。继续按照上述方案施治，每日 1 次。

12 月 28 日三诊：患者述针灸治疗效果明显，疼痛基本消失，手指已可屈伸，仅有轻度肿胀。原治疗方案去艾条灸，曲池穴改用温通法。

1993年1月9日四诊：按上述方案连续治疗2周，关节疼痛、肿胀和活动不利均已消失，患者甚为欣喜。令患者休息1周后，再给予巩固治疗。并嘱患者注意保暖，须戴手套工作，少接触冷风凉水。

1月16日五诊：患者在治疗结束休息期间，防护做得较好，病无反复。为巩固疗效，按上法继续针治，隔日1次。

患者共前后治疗16次，诸症消失，疾病告愈。随访两个月，病无复发。

问题

（4）在本例患者的治疗中，邵老为什么配用了艾灸？

（5）针对痹证，在日常生活中应如何做好预防调摄？

【问题解析】

病例1　（1）临床常将痹证分为风寒湿痹证、风湿热痹证、痰瘀痹阻证、肝肾亏虚证；其中风寒湿痹又可细分为行痹、痛痹、着痹。邵老认为，正气不足，腠理空疏，营卫不固，是痹证发生的内在因素，正如《诸病源候论》所说："由血气虚，则受风湿。"《灵枢·五变》曰："粗理而肉不坚者，善病痹。"若摄生不当，风寒湿热之邪乘虚侵袭人体而发病。若正虚无力驱邪外出，病邪稽留，胶固不解，则使病势缠绵。

（2）痹证以筋骨、肌肉、关节的酸痛、重着、麻木、屈伸不利，甚者关节肿大等为主要临床表现特点。因肝主筋，脾主肌肉，肾主骨，故痹证的发生与肝、脾、肾关系密切。

（3）《素问·痹论》云："风寒湿三气杂至，合而为痹也。其风气胜者为行痹，寒气胜者为痛痹，湿气胜者为著痹也。"风、寒、湿等病邪留注筋骨、肌肉、关节，造成经络痹阻，气血运行不畅而发病。但风寒湿邪为患，各有偏重。行痹者，风邪偏盛，病邪流窜，疼痛游走无定处，伴有畏风发热等表证；痛痹者，寒邪偏盛，损伤阳气，疼痛剧烈，部位固定，遇寒加重，得热则缓；着痹者，湿邪偏盛，重浊凝滞，肢体关节疼痛重着、酸楚，或有肿胀，肌肤麻木，手足困重。

（4）本例患者就诊时虽为左腕、左踝及双膝关节肿大疼痛，但根据患者关节肿痛的病史，常呈游走性，此起彼伏，尚有畏风、低热等全身症状，综合症状及舌脉，符合风性善行数变、风性清扬开泄的特点，应属风寒湿痹之行痹。

（5）本例患者虽属行痹，但根据病情兼夹寒湿，治疗当以祛风散寒、疏经活络、消肿止痛为原则，选穴以局部为主，配合循经取穴。曲池穴为多气多血之手阳明大肠经合穴，此处经气最盛．其性游走通导，善调气血，通经络；血海为足太阴脾经穴，功专养血活血，通络止痛；足三里是足阳明胃经合穴，健脾和胃，益气生血；曲池、血海、足三里三者合用，有生血活血、通络止痛之效，遵循古人"治风先治血，血行风自灭"之意。配合谷、外关疏调气机，祛风通络，再加八会穴之筋会阳陵泉及病痛关节周围局部穴位，全方杂而不乱，紧扣病机，配伍得当，共奏舒筋利节、活血通络、消肿止痛之功。

（6）选取 1.5 寸毫针，分别于曲池、足三里穴处常规消毒。具体针刺操作：是先将针刺入 1.2 寸，待得气后将针缓缓提至皮下，稍停，复将针缓慢地刺入原来深度，待气复至，右手拇食指紧持针柄，意在拇指向前，固定不动，聚精会神，同时结合静功运气，以意领气，通过拇食二指把气发至针体，以促使针下产生热感。

（7）拔罐在本病中起到的主要作用是祛风散寒，行气活血，舒筋通络，消肿止痛，与本病病机颇为切合，针罐结合，收效明显。

病例 2（1）长期在寒冷的环境中作业，初病之时正值岁末寒冬。寒为阴邪，易伤阳气，其性凝滞、主收引。冬日感受寒邪，使阳气受损，失其温煦，易使经脉气血运行不畅，甚或凝结阻滞不通，不通则痛，故有"寒性凝滞而主痛"之说。患者关节疼痛、僵硬，屈伸不利，畏寒喜暖，舌淡，苔白，脉沉缓等，即属风寒湿痹之痛痹。

（2）痹证与痿证虽同是病在肢体，但二者的病因病机和临床表现均有不同。痹证是邪气痹阻经络，气血运行受阻，重者影响脏腑功能；临床以肢体关节肌肉疼痛、重着、麻木、屈伸不利，甚者关节畸形，或引起脏腑病证为主要表现。痿证则是五脏精血亏虚，不能灌溉周流，经脉经筋失养，临床以手足痿弱无力、患肢枯萎瘦削为特征。痹证久治不愈，肢体关节或因痛剧，或因变形活动减少，肌肉废用而渐瘦削，从而表现出与痿证相类似的症状。但两者可从以下几个方面进行鉴别。①痛与不痛：痹证以关节疼痛为主，痿证以手足痿弱无力为主，无疼痛。②肢体活动障碍：痹证是因疼痛而影响活动，痿证是痿弱不用，无力运动。③肌肉萎缩：痹证是由疼痛或僵硬日久废用而致肌肉萎缩，痿证一般病初即有肌肉萎缩。

（3）对于痹证，针灸疗法众多，除用毫针治疗外，还可根据病情之不同，采用耳针、灸法、拔罐、火针、刺血、穴位注射、穴位贴敷等多种方法。

（4）本例患者是寒邪为患，致经脉气血阻闭不通，不通则痛。《素问·调经论》指出："血气者，喜温而恶寒，寒则泣不能流，温则消而去之。""温"正是灸法所能达到的效果，艾灸可使火热之力快速透达肌层，正如《本草纲目》云："灸之则透诸经，而治百种病邪，起沉疴之人为康泰。"邵老治疗本例患者将针刺与艾灸结合，即是加强温经散寒、活血通络、行气止痛的作用，提高疗效。

（5）正气不足是痹证发病的主要原因，要加强体育锻炼，增强机体抗病能力。因气候与生活环境是本病发生的重要诱因，潮湿、多风多雨的环境，会导致痹证的发病率升高，故平时应避免居住在寒湿之地，气候骤变时应注意保暖；劳作、运动汗出之时，应避免骤然接触冷水，及时更换衣服。痹证患者应根据病情进行适当的功能锻炼，通过活动关节，可促进、改善局部气血运行，既可缓解疼痛，有利于关节功能的恢复，又可避免关节僵硬，防止肌肉萎缩。同时，还应注意保护患部关节，严防肢体关节的跌仆损伤。饮食宜清淡而富有营养，忌寒凉、辛辣和肥甘油腻之品。

【学习小结】

1.邵老认为，素体正气不足、腠理空虚、卫外不固之人，易遭受外邪侵袭，痹阻经脉，气血运行不畅，脉络不通，不通则痛，这是痹证发生的基本病机，"益气活血，祛邪通络"是本病的治疗总则。选穴应不仅着眼局部疼痛部位，而且要结合循经远端取穴，从而达到疏通经络气血的目的。

2. 邵老治疗本病，不拘泥于常规的毫针刺法，常根据不同病性、不同阶段灵活运用针刺手法，或温或凉，或补或泻，或针或灸或罐。

3. 邵老强调，痹证初发，正气尚未大虚之时，应及时采取积极有效的治疗措施，多可获得良好效果。若病情拖延，失治误治，反复发作，病邪深入，入里至筋至骨，或损及脏腑，多病情缠绵，预后不良。

【课后拓展】

1. 阅读熟悉、理解《素问·痹论》《金匮要略·中风历节病脉证并治》有关痹证的论述。

2. 了解痹证日久不愈，病邪内舍于脏腑，出现"脏腑痹"的演变及治疗。

3. 查阅西医学关于痹证的病因学论述，熟悉其常用治疗方法及药物应用。

4. 了解有关痹证的现代研究现状。

5. 学习邵老治疗痹证的经验对你有什么启发？

第二十一节　淋　浊

淋浊为肾系常见病证。历代医家多将"淋""浊"分而述之，其中又把淋分为热淋、血淋、气淋、膏淋、石淋、劳淋等，浊可分为尿浊和精浊。临床所见往往是淋中夹浊，浊中兼淋，难以截然分开，故合称淋浊。本病相当于西医学的急性前列腺炎、慢性前列腺炎。

【辨治思路】

邵老认为，肾虚和湿热下注，败精浊瘀阻窍，肾与膀胱气化失司，是淋浊发病的主要病机，临证常将其分为急、慢性两类进行辨证论治。急性者，症见尿道灼热涩痛，时有白色黏液溢出，性欲减退，遗精等，多为邪实，治宜清热利湿，活血化瘀，选取肾俞、膀胱俞、次髎、关元、阴陵泉、三阴交穴，针用泻法；中药内服以邵氏清热利湿化瘀汤加减。慢性者，症见尿频、尿细、尿不畅、尿后滴沥，甚则出现尿闭，小腹胀满等，多为虚实夹杂，治宜活血化瘀，清热利湿与益气固肾并施，选取肾俞、膀胱俞、关元、中极、大赫、足三里、三阴交穴，针用平补平泻法，并艾灸肾俞、关元、足三里；中药内服以邵氏化瘀软坚固气汤加减。

邵老强调，"淋在溺道，浊在精道"，淋浊合病，败精腐浊凝阻其窍，血气不和，必有瘀血阻滞，故对急性淋浊、慢性淋浊的治疗，除清热利湿和益气固肾两大治则外，将"化瘀通窍"贯穿始终，是邵老治疗本病的特色。

【典型医案】

病例1　李某，男，28 岁，1992 年 8 月 19 日初诊。

[主诉] 小便频数、浑浊涩痛 1 月余。

[病史] 患者素体健壮，自诉平时喜食辛辣，结婚 1 年有余，婚后房劳过度，1 个月前性生活后出现小便频数，浑浊涩痛，排尿时自觉尿道有灼热感，且膀胱下似有物塞之感，尿末常有白色黏液滴出，小腹及会阴部有坠胀感，伴低热、腰酸等，遂就诊于当地人民医院，诊断为急性前列腺炎，经服用西药（药名不详）和中药八正散治疗后热退，余症未见明显好转。经朋友介绍前来邵老处求治。

[现症] 小便频数，浑浊不利，排尿时自觉尿道灼热疼痛，尿末有白浊滴出，小腹及会阴部坠胀，腰酸，无发热，饮食及大便正常，舌暗红，苔厚腻，脉数。肛门指检：前列腺肥大，中间沟平，指压从尿道口排出如浆糊状脓性物。

问题

（1）本病应如何诊断？患者尿末有白浊滴出，指检时尿道口排出如浆糊状脓性物，说明了什么？

（2）患者小便浑浊不利，频数且痛，尿道有灼热感，有白浊滴出，小腹及会阴部坠胀，腰酸，舌暗红，苔厚腻，脉数，其病因病机是什么？

（3）《黄帝内经》病机十九条对小便的清与浊是如何阐述的？

[治疗过程]

治则：清热利湿，活血化瘀。针灸处方：肾俞、膀胱俞、次髎、关元、三阴交、阴陵泉。操作：先令患者俯卧位，针刺腰骶部腧穴，再仰卧位针刺腹部及下肢腧穴。以上诸穴均选用 1.5 寸毫针。皮肤常规消毒后，肾俞、膀胱俞、次髎穴均直刺 1.2 寸左右，令膀胱俞、次髎穴针感传至阴部为佳；关元穴排空小便后针刺，针尖稍向下斜刺 1.3 寸，令针感传至阴部；三阴交、阴陵泉穴均直刺 1.3 寸。前后各留针 30 分钟，中间行针 2 次。中药处方：蒲公英 30g，金银花 20g，丹参 20g，连翘 12g，滑石 12g，茯苓 12g，车前子 12g，当归 12g，赤芍 12g，莲须 12g，石菖蒲 12g，败酱草 15g，王不留行 15g，萆薢 15g，甘草 6g。3 剂，水煎服，每日 1 剂。同时嘱患者忌食生冷辛辣食物，戒烟酒，节房事，勿过劳。

8 月 20 日二诊：患者述晨起腰酸明显减轻，排尿较前稍畅利，余症同前。按上法继续针刺治疗，并嘱继服中药。

8 月 22 日三诊：患者连续针治 3 次，并内服中药 3 剂后，小便频数、涩痛和尿道灼热感等症状明显减轻，腰酸消失。舌质暗红，苔薄腻，脉和缓。为求治愈，按上方继续针刺治疗，改为隔日 1 次；中药处方调整为：蒲公英 15g，金银花 12g，败酱草 10g，丹参 20g，连翘 12g，滑石 12g，茯苓 12g，车前子 12g，当归 12g，赤芍 12g，莲须 12g，石菖蒲 12g，王不留行 15g，萆薢 15g，甘草 6g。每日 1 剂，水煎服。

前后共针治 15 次，服中药 30 余剂，诸症消失，复查前列腺已正常。观察 1 年余，未见反复。

问题

（4）针灸治疗急性淋浊的处方选穴依据是什么？如何理解邵老中药处方的配伍应用？

（5）何谓"气至病所"？其与针刺疗效的关系如何？

（6）三诊时，邵老为何减少蒲公英、金银花、败酱草的用量？

病例2　屈某，男，56岁，1991年5月12日初诊。

[主诉]排尿困难两年余。

[病史]患者多年前曾患急性前列腺炎，经治疗症状消失，近两年来出现尿频、排尿困难，尿后淋沥，严重时出现尿闭，须插管排尿。曾经某医院检查，诊断为老年性前列腺肥大，建议手术治疗，患者不愿手术，求邵老诊治。

[现症]患者精神尚可，体形肥胖，尿频、尿细，并有排尿中断现象，尿后淋沥不尽，少腹坠胀，饮食、睡眠正常，舌淡，苔薄白，脉沉涩。

问题

（1）急性淋浊与慢性淋浊的发病特点和病因病机有何不同？

（2）淋证与淋浊有何区别？

（3）排尿困难除见于淋浊外，还可见于哪些疾病？应如何鉴别？

[治疗过程]

治则：活血化瘀，益气固肾，清热利湿。针灸处方：肾俞、膀胱俞、关元、中极、大赫、足三里、三阴交。操作：先俯卧位，刺腰骶部腧穴，后仰卧位，刺腹部及下肢腧穴。肾俞、膀胱俞、关元、三阴交四穴操作同前。关元、中极、大赫穴选用1.5寸毫针，针前应让患者排空小便，中极直刺1.2寸，大赫向耻骨联合方向刺入1.2寸，皆令针感传向会阴部；足三里穴用1.5寸毫针直刺1.2寸。前后各留针30分钟，中间行针2次，每日1次。肾俞、关元、足三里穴留针时配合艾灸，每次每穴温和灸10分钟，使局部发热潮红为度。中药处方：当归12g，赤芍12g，川芎10g，丹参20g，王不留行15g，茯苓15g，败酱草15g，黄芪30g，甘草6g。6剂，水煎服，每日1剂。同时嘱患者忌生冷辛辣食物，慎起居，勿过劳。

5月18日二诊：经针灸治疗6次，服药6剂后，尿频、尿细、尿滴沥症状明显改善，针灸守上方治疗，每日1次；药方不变，继服，每日1剂。

5月25日三诊：患者经针灸治疗10次，服药10剂后，诸症皆消。为巩固疗效，继续治疗，针灸隔日1次，隔日服药1剂。

6月25日四诊：患者前后共针灸20次，服药20余剂，疗效巩固。随访半年，未见复发。

问题

（4）邵老治疗慢性淋浊和急性淋浊的针灸处方取穴有何不同？为什么？

（5）内服中药治疗慢性淋浊和急性淋浊的区别是什么？为什么？

【问题解析】

病例1（1）患者除有淋证的小便频数短涩和淋沥刺痛等症外，还有尿末白浊滴出，肛门指检时尿道口排出如浆糊状脓性物等"白浊""精浊"的特征性表现，故属"淋浊"。《证治准绳·赤白浊》认为，淋病在溺道，浊病在精道。又云："今患浊者，虽便时茎中如刀割火灼，而浊自清，惟窍端时有秽物，如疮之有脓，目之有眵，淋沥不断，初与便溺不相混滥，如河不之清也，至易辨之……盖由败精腐者什九，由湿热流注而虚者什一。"本例患者尿时茎中疼痛，与淋证的溺痛类似，但肛门指检时尿道口排出如浆糊状秽污如脓之物，有异于淋证，当属精浊无疑，概由房劳强忍，败精离位，变成污浊瘀腐之物，由尿道而出也。

（2）患者素体健壮，嗜食辛辣，易助阳生热，加之长期房事过度，败精阻窍，渐则酿生湿热，湿热流注下焦，郁蒸阻滞尿路，故见小便灼热涩痛不利，小腹及会阴部胀坠；湿热内蕴膀胱，气化失司，清浊不分，故见小便频数，浑浊不清；膀胱与肾相表里，肾藏精，湿热留滞于肾，扰动精室，故见腰酸，尿道口时有白浊滴出。舌暗红为瘀热之象，苔厚腻，脉数，均为湿热之证。

（3）《素问·至真要大论》曰："诸转反戾，水液浑浊，皆属于热。诸病水液，澄澈清冷，皆属于寒。"指出通过辨分泌物与排泄物的清与浊来区别寒热的方法。就小便而言：小便黄赤，浑浊不清者，多为内热；小便清白细长，不浑浊者，多属里寒。本例患者小便浑浊，且尿道口有白色黏液分泌物，结合其他症状与舌脉，知为湿热下注。

（4）本例患者之急性淋浊，为素体阳盛且过食辛辣，酿生湿热，流注膀胱与精室，又遇房劳之时忍精不泄，以致败精离位，阻滞窍道，影响肾与膀胱气化不利，清浊不分，气血凝滞而成。治疗宜清热利湿，化瘀通窍，针药并用。

《素问·灵兰秘典论》曰："膀胱者，州都之官，津液藏焉，气化则能出矣。"说明膀胱为人体水液代谢之重要器官，然膀胱之开阖有赖于肾之气化，今患者小便不利，为肾与膀胱气化失司，湿热蕴结下焦所致，故针刺首取肾与膀胱之背俞穴肾俞、膀胱俞，二穴分别为肾与膀胱精气输注之处，可主治肾脏与膀胱病、经脉病、气化病，可调节肾与膀胱功能。在此针刺之，一则补肾元以助气化，二则理膀胱以利水道。关元位于小腹，是任脉与足三阴经之交会穴，是元气之所藏，三焦之气所出，肾间动气之所发。针刺关元能补肾壮阳，培元固本，以助膀胱气化，气化得复，则湿热随小便而出。次髎位于腰骶部，属足太阳膀胱经，可调理下焦，通利水道。三阴交为肝、脾、肾三经之交会穴，肝主疏泄，脾主运化，肾司二便，刺之可健脾和胃，疏泄肝胆，补益脾肾，通调二便，使气血流畅，湿热自化。阴陵泉为脾经脉气所入之合水穴，功善健脾利湿，通利小便，为治湿之要穴，古人云："治湿不利小便非其治也。"使湿从小便而出，可主治一切湿证。诸穴合用，共奏祛湿热、化瘀浊、助气化、通窍道、治淋浊之功。

中药处方及其配伍意义：处方选用邵氏清热利湿化瘀汤为主方。本例患者前期曾用八正散等药治疗，效果不佳，说明非单纯湿热下注，经详细问诊及专科检查，不仅小便涩痛，尿末有白浊滴出，且前列腺触诊时更见如浆糊状脓性物自尿道口排出，说明精窍溺道，除湿热蕴结之外，必有有形败精浊瘀阻滞，故单服清热泻火、利水通淋之八正散无效，法宜通淋通瘀并举，以邵氏清热利湿化瘀汤加味治之。方中重用蒲公英、金银花，合连翘、败酱草苦寒清热解毒以通淋；滑石、茯苓、车前子、莲须淡渗通利小便以祛湿；当归、赤芍、丹参活血化瘀；王不留行散结消肿；萆薢、石菖蒲分清化浊，祛湿通窍；甘草调和诸药。全方清热利湿，活血化瘀，相得益彰。

（5）"气至病所"一词出自窦汉卿《针经指南》。早在《灵枢·九针十二原》中就有"刺之要，气至而有效"的记载；后世医家杨继洲《针灸大成》为《标幽赋》做注解，其云："凡病热者，先使气至病所。"《针灸大成·经络迎随设为问答》曰："有病道远者，必先使气直到病所。"均说明"气至病所"是提高针刺疗效的关键。临证时，在得气的基础上，要善于运用一定的调气手法，使经气感应向病变部位扩散、传导，以期获得《标幽赋》所云"气速至而速效"的即时疗效。邵老治疗淋浊，在针刺膀胱俞、次髎、关元穴时，均强调针刺感应要传至阴部，只有这样，才可获得好的效果。

（6）邵老强调，苦寒类药物不可长期大量服用。本例患者经针灸3次，服药3剂后，小便频数、涩痛，以及尿道灼热感等症状减轻，说明湿热之邪渐清，故将蒲公英、金银花、败酱草等苦寒清热利湿之药减量，这样既可避免苦寒伤胃，又可防止寒凝瘀重，助长前列腺之增生。

病例2（1）急性淋浊，多发于青壮年，常因嗜食辛辣，或酒色无度，酿生湿热，或忍精不泄，败精阻滞等造成，也有慢性淋浊急性发作者。慢性淋浊多见于中老年人，其病因多由于急性淋浊失治、误治或治不彻底，迁延日久，使肾气渐亏，湿热内蕴，气滞血瘀；也有老年患者不经急性期而由前列腺逐渐增生肥大引起。总之，二者在发病上常互为因果，致使病情反复，缠绵难愈。

（2）淋证与淋浊的区别：①病变部位不同。淋证病位仅在溺道，淋浊病位既在溺道，又在精道。②病因病机辨证不同。一般淋证以湿热下注居多，亦可因外染邪毒，其病机较为单纯而易治。淋浊可为湿热郁蒸，或由房事所伤，败精瘀浊停留，湿热与败精瘀浊常相互胶结，致使虚实夹杂而难治。③治法不同。淋证单纯清热利湿即可显效；而治疗"淋浊"往往需清热利湿与活血祛瘀并用。虚实夹杂者，则需通补兼施，益脏通腑。即使是当补之证，亦必佐以"通"法，方可收到良效。

（3）排尿困难，中医称"小便不利""小便不通"等，除见于淋浊外，还常见于淋证和癃闭。淋证小便频数短涩，淋沥刺痛，欲出未尽，每日排尿量正常；癃闭排尿困难，则无尿道刺痛，每日排尿量少于正常，甚则无尿。淋浊除了具备淋证的症状外，其尿道口常有乳白色分泌物，这是与淋证的主要区别。

（4）淋浊的基本病机是肾与膀胱气化失司，清浊不分，故在针灸治疗取穴时，无论是急性淋浊还是慢性淋浊，均以肾俞、膀胱俞、关元和三阴交为主穴。取肾俞与膀胱俞补肾元，助气化以分清浊；关元以培元固本，调益下焦；三阴交以健脾和胃，补益肝肾，调理气血，使正气充盛，病邪自却。然急性淋浊与慢性淋浊有所不同，急性淋浊以邪实为主，治疗重在祛湿热，故配伍足太阳膀胱经穴次髎和足太阴脾经穴阴陵泉，二穴功善调理下焦，通利水道，使湿祛热除。慢性淋浊往往虚实夹杂，治疗须益气固肾，除湿祛瘀，配伍中极、大赫、足三里。中极是任脉与足三阴经的交会穴，是治疗前阴病证的要穴，具有补肾气、调阴阳、理精关等作用；大赫是足少阴肾经与冲脉之交会穴，能补肾理冲，通经活络；足三里是足阳明胃经合穴、胃腑下合穴，可健脾胃，生气血，通经络，除浊邪。诸穴合用，标本兼顾而向愈。

（5）急性淋浊选用邵氏清热利湿化瘀汤治疗，药物组成：蒲公英30g，金银花20g，丹参20g，连翘12g，滑石12g，茯苓12g，车前子12g，当归12g，赤芍12g，莲须12g，败酱草15g，王不留行15g，甘草6g；慢性淋浊选用邵氏化瘀软坚固气汤治疗，药物组成：当归12g，赤芍12g，川芎10g，丹参20g，王不留行15g，茯苓15g，败酱草15g，黄芪30g，甘草6g。两方不同之处，在于清热利湿化瘀汤重用蒲公英、金银花、连翘以清热解毒，并加入滑石、车前子等利湿清热药，从而使本方切合急性淋浊湿热下注之病机，以清热利湿治之；化瘀软坚固气汤则重用黄芪健脾益气固肾。两方的共同点是均用丹参、当归、赤芍、败酱草、王不留行以活血化瘀，软坚散结，体现了邵老善用"化瘀通窍"法治疗淋浊的学术特色。

【学习小结】

1. 针药并用治疗淋浊疗效可靠。邵老强调，临证要掌握"淋在溺道，浊在精道"的病位特点，抓住"湿热流注下焦，败精浊瘀阻窍，肾与膀胱气化失司"这一病机关键，治疗将"化瘀通窍"贯穿始终。

2. 针刺治疗淋浊，邵老强调，要"气至病所"，如针刺关元、中极、大赫、膀胱俞、次髎诸穴，均要求针感传至会阴部。

3. 邵老运用中药治疗淋浊，除主方外，常根据不同病情加减用药。如治疗急性淋浊，遇到发热者，加黄芩、山栀子；便秘者，加大黄；少腹满痛者，加沉香、橘皮；舌苔黄而厚者，加苍术、黄柏；小便浑赤者，加小蓟、白茅根；小便白浊者，加萆薢、石菖蒲。而对慢性淋浊，若见面㿠神疲，少腹坠胀者，加党参、白术、怀山药、柴胡、升麻；小便频数无度者，加益智仁、乌药；头昏无力，腰膝酸软者，加菟丝子、杜仲；面色潮红，五心烦热，舌红，脉细数者，加熟地黄、山茱萸、牡丹皮、知母；面白肢冷，精神萎靡，舌淡，脉沉细者，加附子、肉桂；若患者年老，元气大虚，可加红参、鹿角片、仙茅大补元气而壮阳。

4. 邵老十分重视日常调护。强调患者要节房事，忌食辛辣生冷，畅情志，勿过劳。

【课后拓展】

1. 阅读《黄帝内经》《诸病源候论》《丹溪心法》《证治准绳》《医宗必读》《医学心悟》和《临证指南医案》等著作中有关"淋证""白浊""精浊""淋浊"的论述，了解中医学治疗淋浊的历史发展渊源。

2. 参阅叶天士《临证指南医案·淋浊》，深入研习叶氏"淋属肝胆，浊属心肾"的学术观点，开阔本病的辨证思路。

3. 通过学习邵老针灸药治疗淋浊的经验，你的体会和收获是什么？

4. 淋浊相当于西医学的前列腺炎，西医学对前列腺炎是如何认识的？

第三章　外科病证

第一节　风　疹

　　风疹又称"瘾疹""风疹块""风团疙瘩""赤白游风""鬼饭疙瘩"，是一种皮肤上出现红色或苍白色风团，时隐时现的瘙痒性、过敏性皮肤病。本病相当于西医学之"荨麻疹"，西医学认为其是由多种因素引起的以皮肤黏膜小血管扩张及渗透性增强而引起的局限性、一过性水肿反应为病理改变的过敏性皮肤病。临床多以皮肤突发性风团、瘙痒，发无定处，骤起骤退，退后不留痕迹为主要特征。本病一年四季均可发生，尤以春季为多，临床有急、慢性之分。起病急、病程短（3个月以内）者，称为"急性荨麻疹"；反复发作、病程长（超过3个月）者，称为"慢性荨麻疹"。

【辨治思路】

　　邵老指出，风疹往往发无定时，病机变化各异，与体质、感邪、饮食有着密切关系。如《儒门事亲》曰："凡胎生血气之属，皆有蕴蓄浊恶热毒之气。有一二岁而发者，有三五岁至七八岁而作者，有老年而发丹、瘾疹者。"《证治要诀》曰："瘾疹……有人一生不可食鸡肉及獐鱼动风等物，才食则丹随发。"《诸病源候论》又曰："邪气客于皮肤，复逢风寒相折，则起风瘙瘾疹。"

本病常因禀赋不足，卫表不固，风寒或风热等邪，客于肌肤，致营卫不和；或饮食不节，肠胃湿热，郁于皮肤腠理所致。若病程迁延，失治误治，脾胃受损，气血不和，或冲任失调，或劳倦过度，肝肾亏虚，均可使阴血不足，血虚风燥，肌肤失养，乃致本病。风疹临床发无定处，发时皮肤上出现形状不一、大小不等，融合成片或孤立散在，呈红色或白色，边界清楚，周围红晕，瘙痒不止之风团，其此起彼伏，消退后不留痕迹。风疹不仅可发生于体表，也可发于胃肠，表现为恶心、呕吐、腹痛、腹泻等；若喉头黏膜受累，可出现胸闷，气喘，呼吸困难，严重者可引起窒息而危及生命。邵老认为，风疹经及时正确治疗，一般很快停止发作而获愈；若失治、误治，迁延不愈，病程超过 3 个月，则转为慢性风疹。

邵老依据风疹病因病机，承古拓新，辨证施针。强调临证时要分清标本缓急，治疗以疏风止痒、养血和营为总则，急者重在祛风止痒，缓者重在标本兼治。选取曲池、合谷、血海、足三里为主穴，结合不同证型、表现，配伍相应的腧穴。如疹色鲜红，配膈俞、曲泽（放血）；疹色白，主穴加灸；伴有胃痛，配内关、中脘；腹泻配天枢；咽痛配鱼际；女性伴月经不调，配关元、三阴交；慢性风疹，配肝俞、肾俞；伴有胸闷，气喘配天突、膻中。邵老强调，针灸治疗风疹疗效显著，但必须明确诊断，避免诱发因素。若遇患者胸闷、气喘、呼吸困难等情况，应详察病史，严密观察，必要时采取中西医综合治疗。

【典型医案】

病例 鲍某，女，20 岁，1987 年 6 月 4 日初诊。

[主诉] 全身出现风团、瘙痒两个月。

[病史] 两个月前，因训练出汗受风而突然全身瘙痒，继而出现成块成片的风团。卫生员给予口服西药（不详）治疗未见好转，患者坐卧不安，夜不能眠。到当地医院就诊，查过敏原，9 种试验均为阳性，给予药物脱敏治疗（具体用药、用量不详），病情仍未减轻。为求进一步诊治，来我院邵老针灸门诊。

［现症］患者平素嗜食辛辣，精神尚可，痛苦面容，全身风团成片，大小不等，疏密不一，风团色红，此起彼伏，周身可见搔抓之痕迹，睡眠欠佳，饮食尚可，二便正常，舌淡红，苔薄，脉稍数。

> 问题
> （1）患者"平素嗜食辛辣"，与患本病有何联系？
> （2）根据患者发病原因分析，本例患者属何脏腑功能失调？
> （3）患者"风团色红……饮食尚可，二便正常，舌淡红，苔薄，脉稍数"，临床如何辨证？

［治疗过程］

治则：疏风泄热，调和气血。针灸处方：曲池、合谷、血海、足三里。操作：曲池、血海、足三里选用1.5寸毫针，合谷选用1寸毫针。皮肤常规消毒，曲池、血海、足三里直刺1.2寸，合谷直刺0.8寸；针用泻法，留针30分钟，中间行针2次。

6月5日二诊：患者自觉全身瘙痒明显减轻，风团颜色变浅，数量减少，面积缩小，昨夜睡眠尚好。守上法继续治疗，每日1次。

6月10日三诊：患者经上方针刺治疗5次，全身风疹团、瘙痒全部消失，睡眠正常，仅在两眉之间和鼻翼两旁有散在疹块，故在原治疗方案基础上加刺迎香、印堂穴，每日1次。

6月16日四诊：按上法给患者连续针刺治疗5次后，面部疹块全部消失。为巩固疗效，预防复发，令患者继续针刺治疗5次。

前后共针刺治疗15次，疾病告愈。随访3年，未见复发。

> 问题
> （4）如何理解邵老治疗风疹的组方用穴？
> （5）邵老治疗本例患者的选穴特点及意义是什么？
> （6）邵老对慢性风疹为什么配用肝俞、肾俞？

【问题解析】

（1）本例患者平素喜食辛辣，饮食不节，使肠胃积湿生热。大肠与肺相表里，肺主皮毛，胃肠湿热，易影响肺之宣肃，致使湿热郁积于皮肤腠理而易发风疹，早在《疡医大全·斑疹门主论》即有："总属阳明胃与大肠之风热亢盛已极，内不得疏泄，外不得透达，怫郁于皮毛腠理之间，轻则为疹。"更因患者汗出当风，营卫失和，气血失调导致本病发生。

（2）风邪是风疹的主要致病因素。《素问·风论》云："风者百病之长。""风者善行而数变。"临床上风疹起病急，变化快，疹块骤然而生，迅速消退，即是风邪致病之特性。根据本例患者发病之因分析，本例是内因、外因双重致病。外因是患者训练疲劳，卫阳不固，身热汗出当风，致营卫失和，气血失调而发风疹，正如《诸病源候论》所说："夫人阳气外虚则多汗，汗出当风，风气搏于肌肉，与热气并，则生瘖癗，状如麻豆，甚者渐大，搔之成疮。"内因为饮食不节，喜食辛辣，肠胃湿热，内热与外风交织，使肺之宣肃失调，风、热郁于肌肤而成。可见本例患者病属肺、胃、肠功能失调。

（3）由"风团色红……饮食尚可，二便正常，舌淡红，苔薄，脉稍数"，可以看出患者虽有内热，但并未出现热盛之黄苔，而且饮食尚可，二便正常，说明病邪尚未深入脏腑，居于卫分、气分腠理之间。

（4）阳明经为多气多血之经，可以帮助人体调补气血，同时大肠与肺经相表里，肺主皮毛，大肠可以帮助排泄肺中之浊气毒邪。曲池穴为手阳明大肠经之合穴，对全身气血具有较强的调节作用，合谷同属阳明，其性轻清升散，既可疏风解表，又能清泄阳明，曲池、合谷二穴合用，曲池走而不守，合谷升而能散，共奏调理肺气、祛风通络、解肌透表、调和气血之功而治风疹，正如《针灸资生经》所云："合谷、曲池疗大小人遍身风疹。"《医宗必读》云："治风先治血，血行风自灭。"血海为足太阴脾经穴，专走血分，具有行血活血、清热凉血、祛风止痒之力，常用于风疹、湿疹、皮肤瘙痒等与风、血有关的过敏性疾病。曲池、合谷以理肺走表为主，血海以调血行里为要，表里兼治，调和营卫，祛风止痒。更取足阳明胃经的合穴足三里，以健脾和胃，益气生血，通经活络，调和营血。诸穴合用，使风祛邪除，经脉通畅，营卫调和，气血和顺，则风疹痊愈。

（5）本例患者为全身泛发性风团，邵老以整体辨证取穴为主，配合局部取穴。针灸处方侧重点为祛风理血，选用多气多血之阳明经曲池、合谷穴，以达解表祛风泄热之效；同时根据"治风先治血，血行风自灭"的理论，选用血海、足三里穴，养血活血，不治风而风自去。针治5次后，患者全身疹块消失，仅在两眉间和鼻翼两旁尚有散在疹块，故配用局部迎香、印堂穴，以加强疏通局部气血的作用，使气血调和，则诸症消失。

（6）邵老认为，慢性风疹是病程迁延，脾胃受损，肝肾亏虚，血虚风燥，肌肤失养而成。血液的来源是水谷之精，而水谷之精是由脾胃所化生，故脾胃为"气血生化之源"；肝为风木之脏，体阴而用阳，主藏血能调血；肾为先天之本，五脏阴阳之根，卫气根源于肾气，肾中精气的盛衰是决定正气强弱的重要因素。脾、肝、肾功能正常，气血充足，行于脉中，存于体内，贯注全身，发挥着滋养、濡润作用，正气旺盛，机体能抵抗外邪，不易患病。否则，脾气虚弱，气血无源化生，失于统摄之权；肝气受损，失去藏血、调血之功，脏腑失养；肾之精气不足，不能温分肉，实腠理，养五脏，致精血亏虚化生内风，内风易招外风，使风郁肌腠，肌腠失濡，风疹难除。对于慢性风疹的治疗，邵老所选用的主穴血海、足三里，既可活血通络，祛风止痒，又可健脾和胃，补益气血。再配伍肝俞、肾俞，肝俞是肝之精气输注之处，具有疏肝健脾、调理气血、强体健身等功效，肾俞是肾之精气输注之处，具有温补肾阳、补益肾阴、扶正培元等功效；二穴对于精血亏虚、风郁肌腠、失于濡养之风疹顽症，从本施治，可获得满意的效果。

【学习小结】

1.风疹虽常发生在体表，但机体任何部位皆可受累。邵老强调，针灸治疗风疹效果虽好，但若累及喉头黏膜，则出现胸闷、气喘、呼吸困难，严重者可引起窒息而危及生命，临床应根据病情及时使用抗过敏药物及综合治疗。

2.针灸对于急性者具有较好的消疹止痒效果。但对反复发作、使用激素治疗、病程久者，疗效不易巩固。因此，必须坚持长期治疗，才能获得满意的疗效。

3. 邵老强调，治疗风疹的方法要灵活变通，补泻分明。如风热犯表者，只针不灸，采用泻法；风寒束表者，可针灸并用，采用泻法；血虚风燥者，以针刺为主，采用平补平泻法；肠胃实热者，只针不灸，采用泻法。

4. 在治疗过程中，要根据病情缓急选择针刺次数和时机。如急性者每日可针灸治疗 1 ～ 2 次，慢性者可以每日或隔日针灸 1 次；若风疹发作与月经周期有关者，可在每次月经来潮之前的 3 ～ 5 天进行预防性治疗。

5. 患者应锻炼身体，增强体质，保持环境清洁，远离过敏原，减少疾病的发作。

【课后拓展】

1. 针灸对免疫性疾病具有很大的优势，通过查阅文献，总结其治病机制。

2. 认真研读古典著作，探寻前人治疗风疹的经验及用穴。

3. 如何解释月经紊乱与风疹的关系？

4. 通过对邵老治疗风疹医案的学习，你对中医、针灸的整体观有何认识？如何运用于临床？

5. 随着环境污染的加重，本病的发病率在逐渐上升，思考："能否用针灸提前干预来降低其发病率？"

第二节　瘰　疬

瘰疬俗称"老鼠疮"，是生于颈部的一种感染性外科疾病，因其结块成串，累累如串珠之状，故名瘰疬。其小者为瘰，大者为疬；推之可动者为瘰为气，推之不动者为疬为血，故又有气瘰、血疬之说。本病起病缓慢，初起结核如豆，皮色不变，不觉疼痛；随着病情发展，逐渐增大，融合成串，后期成脓，皮色变为暗红，溃破后排出脓液，创面难收，易成窦道，经久不愈。

瘰疬相当于西医学的颈淋巴结结核。

【辨治思路】

中医学认为瘰疬是因情志不畅，肝气郁结，横犯脾土，失运生痰，或肝郁化火，炼液成痰，痰火结于颈项；或因肺肾阴亏，虚火内炽，肺津不布，灼津为痰，痰火凝聚成核结于颈项。或风火邪毒侵扰，痰火结于颈项，兼之情志不舒，气机郁滞而成。邵老博览古籍，追本溯源，认为瘰疬致病不外乎"郁""毒""痰""瘀""虚"，而"痰""郁"又贯穿始末，作用凸显。如陈士铎《辨证录》云："盖瘰疬之症，多起于痰，而痰块之生，多起于郁，未有不郁而能生痰，未有无痰而能成瘰疬者也。"《疡科心得集》中记载："瘰疬不系膏粱丹石之毒，因虚劳气郁所致。"邵老常说瘰疬为慢性病，其病程较长，病情顽固，邵老治疗瘰疬善用火针，他认为"火郁发之"，火针可借助火力强开外门，引动火热毒邪直接外泄，火泻毒清；同时能够温通经脉，促进局部气血运行，火毒随气血运行而消散。邵老指出，瘰疬临床所处阶段不同，表现各异，治疗可采取不同的治法。初期（硬结期）结核如豆，不痒不痛，治宜疏肝解郁，化痰软坚；中期（成脓期）皮核粘连，痛如鸡啄，治宜理气活血，透发散结；后期（破溃期）破溃流脓，经久不愈，治宜祛腐生肌，扶正祛邪。在具体操作时，邵老虽均用火针，但其操作手法不同，如瘰疬痰核未破者，用火针刺其核中，以热引热，速进急出，火热毒邪随之而去，无不应瘥；痰核结块成脓者，火针刺破脓包，转动其针，停针慢出，并加拔一小号火罐，促其浊脓排出，使毒外泄而不内攻，脓尽以无菌纱布覆盖；破溃久不收口，瘘管或窦道形成，火针刺入瘘管或窦道中，并平刺周围增生肉芽组织，使管壁脱落，恶肉尽去，化腐生肌。操作时医者手法要熟练，整个过程须一气呵成，避免给患者造成不必要的痛苦。并嘱患者注意休息，调畅情志，加强营养，忌食辛辣发物。

【典型医案】

病例　王某，女，21岁，1958年7月2日初诊。

[主诉] 颈部硬结 15 年，加重 5 年。

[病史] 患者 15 年前颈部两侧各出现一小硬结，不痛不痒，未予重视。之后硬结逐渐变大、增多，在当地治疗未见好转。近 5 年曾化脓溃破 3 次，留有瘢痕。现仍有一处溃破，已有 3 个月未愈合，时流脓水，服用中西药治疗无效，故来邵老门诊求治。

[现症] 体质虚弱，贫血面容，颈部两侧硬结累累，大小不一，右侧有一硬结溃破如铜钱大小，时流脓水，肉芽增生如石榴子样数个，高出皮肤。舌淡，苔薄，脉细弱。

> 问题
>
> （1）患者体质虚弱，贫血面容，舌淡，苔薄，脉细弱，病变属于何脏？
>
> （2）患者颈部硬结累累，大小不一，近 5 年内曾化脓溃破 3 次，说明发生了什么样的病机变化？
>
> （3）现有一处溃破，时流脓水，已有 3 个月未曾愈合，说明发生了什么样的病机变化？
>
> （4）瘰疬与瘰核是一种病吗？

[治疗过程]

治则：祛腐生肌，扶正祛邪。选取阿是穴，用火针法治疗。皮肤常规消毒后，左手拇食二指将硬结溃破处固定，右手持针将针尖及针身前半部在酒精灯上烧红，待发亮呈白色时快速将火针刺入窦道，并平刺肉芽增生处。操作后将无菌敷料覆盖于针刺部位，胶布固定，保持局部清洁干燥。

7 月 7 日二诊：患者述上次治疗后疮口未有脓水流出，视其创面较前干燥，肉芽增生较前平坦。治疗按上法火针操作。

8 月 1 日三诊：患者按上法先后共治 5 次，肉芽萎缩，溃疡面基本愈合。检查其颈部仍有多个小结节。将火针烧红后，对准结节，快速刺入一定深度，稍加捻转针柄，立即拔出，用干棉球按压针孔片刻。

8 月 18 日四诊：患者按上法每周 1 次，连续针治 3 次，结节全部消失。

随访多年无复发。

> 问题
>
> （5）如何理解火针治疗瘰疬？
>
> （6）对局部溃疡面愈合，增生消除后，邵老为什么又对小硬结进行针治？

【问题解析】

（1）《外科正宗·瘰疬论第十九》曰："瘰疬者，饮食冷热不调，饥饱喜怒不常，多致脾气不能传运，遂成痰结。"瘰疬之形成乃脾失健运，运化水湿失司，久则聚湿成痰，浊痰流注，凝聚于颈项而成。《血证论》指出：脉"实则水与血并交而成形也"，患者虽年纪尚轻，但患瘰疬已15年，此系脾气亏虚，气血生成不足，加之脓水长流，耗伤气血，渐成虚损，故见体质虚弱，贫血面容，舌淡，苔薄，脉细弱。

（2）瘰疬初期，患者正气尚可，气血不虚，病邪轻浅，多为实证；患病日久，正气不足，气血亏耗，病邪由浅入深，多为虚证，或虚中有实。本例患者痰浊凝聚日久不治，滞于血络，必影响血行，使瘀血阻络。瘀血与痰浊同源异流，"血积既久，亦能化为痰水""血不利则为水"，致痰瘀互结，久郁化热，局部痰血败坏，肉腐成脓，溃破成疮。

（3）《灵枢·本脏》云："气血运行于全身，周流不息，外而充养皮肉，内而灌溉五脏六腑。"患者病程长达15年，颈部硬结现有一处溃破，时流脓水，已有3个月未曾愈合，其体质虚弱，脏腑失调，气血不足，肌腠失养，加之局部肉腐成脓，破溃成疮，脓水淋漓，更损气耗血；且痰瘀凝结，脉络闭阻，新血无法到达，毒邪留恋而疮面久不收口，脓水淋漓不尽。

（4）瘰疬与臖核不是一种疾病。臖核常由颜面和口腔咽喉部炎症或四肢等部位的皮肤损伤而引起，一般多为单个，颏部、颈部、腋部、胯腹部结核如豆，边界清楚，压之疼痛明显，很少化脓破溃，一般无全身症状。有时原发炎症已消退，但臖核仍在，应仔细询问病史。此病即西医之慢性淋巴结炎。

（5）《黄帝内经》云："火郁发之。""菀陈则除之。"《外科正宗·瘰论》指出："火针之法独称雄，破核消痰立大功。"邵老治疗瘰疬即是选用火针，认为火针能够借助火力强开外门，引动火热毒邪直接外泄，火泻毒清；同时能够温通经脉，促进局部血气运行，气行则火散，血行则瘀化，火毒之邪随气血运行而消散。相关研究表明，火针法是基于热效应，起到改善局部微循环、促进病理性代谢物吸收、抑制介质合成与释放，以及增强免疫功能的作用。

（6）虽说患者局部溃疡面愈合，肉芽增生已消除，但仍有小硬结存在，说明病未彻底治愈，邵老认为，该患者病初之时即是颈部有小结节，未引起重视而后酿成大病，所以治疗要治病求本。仍采用火针刺之，以借火针之热力，温通局部经络，运行气血，活血化瘀，软坚散结，消除痰浊败血，以防生变。

【学习小结】

1.火针治疗瘰疬疗效显著，但有较高的操作技术。要求医者既要熟练掌握操作手法，又要掌握局部解剖结构，以免误伤血管、神经。临床可根据病情，必要时配合其他针灸方法治疗。

2.邵老治疗瘰疬善用火针，对于瘰疬所处的不同阶段，常采用不同的治疗手法。邵老强调，无论是属于哪个阶段，在运用火针操作时，整个操作过程均要一气呵成，避免给患者造成不必要的痛苦。

3.在采用火针治疗前，应向患者做好解释工作，以消除患者的恐惧心理，防过度紧张导致晕针，同时患者应配合医者操作，便于治疗顺利实施。

4.施术部位要求严格消毒，尤其在成脓和破溃期，治疗后疮口要清洁干净，保持干燥，谨防感染。

5.若颈部淋巴结破溃引起继发性感染，局部或全身的急性炎症；或破溃的干酪样变淋巴结侵入颈动脉，导致结核杆菌播散至全身，引起严重并发症者，应及时转至专科治疗，以免延误病情。

6.邵老强调，瘰疬患者应调整生活起居，淡泊寡欲，清淡饮食，食物应富含营养，切忌辛辣刺激、发物等，多静养休息。

【课后拓展】

1. 怎样运用中医学理论解释"火郁发之""以热引热"？

2. 通过对邵老治疗瘰疬经验的学习，你的心得体会及感悟是什么？

3. 西医学对瘰疬是如何认识和治疗的？

4. 火针治疗瘰疬有什么科学依据？如何从微循环、介质的合成和释放、免疫调节等方面认识火针治疗瘰疬的科学内涵？

第三节 瘿 病

瘿病古书中又称"瘿""瘿气""瘿瘤""瘿囊""影袋"等，临床以颈前喉结两侧肿大结块，不痛不溃，逐渐增大，缠绵难消为特点，属于外科的一种常见病。历代医家对本病均有论述，并根据临床症状进行分类，如清代吴谦在《医宗金鉴》指出："瘿有五种：肉色不变者为肉瘿；其筋脉现露者，名筋瘿；若赤脉交络者，名血瘿；随喜怒消长者，名气瘿；坚硬推之不移者，名石瘿。"临床常见的多为气瘿、肉瘿，其次为石瘿。气瘿相当于西医学的单纯性甲状腺肿大，俗称"大脖子病"；肉瘿相当于甲状腺瘤；石瘿相当于甲状腺癌。

【辨治思路】

邵老认为，瘿病的发生主要与情志内伤、饮食失调及水土失宜三方面密切相关。若患者长期忿郁、焦虑、忧思，致肝失疏泄，气郁化火；或致脾失健运，聚生痰火，使气郁、痰火阻于经络，气血瘀滞，结聚成块，聚于颈前而生瘿病；或若饮食不节，偏食嗜食，脾失健运，聚生痰湿，致气血受阻，痰气瘀三者结于颈前则发为瘿病；或因居住地域与生存环境，水土失宜，一则影响脾胃功能，使脾失健运，聚生湿痰，再则影响气血运行，致气滞血瘀而发本病。正如《圣济总录·瘿瘤门·诸瘿统论》所载："忧恚劳气，郁而不散，若或婴之，此瘿所为作也。亦因饮沙水，随气入脉，留连颈下而成，又山居多瘿颈，处险而瘿也。"邵老认为，瘿病之病位在颈部喉结两旁，发病之关键是气滞、痰凝、瘀血，与肝、脾、胃关系最为密切。因本病病程绵长，在不同阶段可呈现虚实不同证候，病初多实，久病转虚，或虚实夹杂。

邵老治疗本病，以疏肝健脾、理气化痰、消瘀散结为治则，标本兼顾，扶正祛邪，以达疏经通络、调理气血、消瘿散结之功效，取穴以阿是穴、合谷为主。心悸、手颤配内关、足三里，呼吸不利配天突，性情急躁配太冲，其他随症加减。

【典型医案】

病例1 王某，男，32 岁，1988 年 5 月 6 日初诊。

[主诉] 颈部右侧肿块半年余。

[病史] 半年前右颈部不明原因出现一肿块，皮色如常，不痛不痒，遂到当地医院求治，用中西药治疗，效果不明显，且觉肿块有增无减，即到省城某医院检查，诊断为甲状腺腺瘤，建议手术摘除，患者不愿接受，故要求针灸治疗。

[现症] 体质尚可，性情急躁，颈部右侧有一 3cm×4cm 肿块，触之不痛，质地较硬，表面光滑，边缘清楚，皮色不变，并可随吞咽上下移动。饮食正常，睡眠欠佳，二便正常。舌红苔薄，脉弦数。

> 问题
>
> （1）肿块触之不痛，质地较硬，表面光滑，边缘清楚，皮色不变，并可随吞咽上下移动，属于瘿病中的哪个类型？
>
> （2）根据瘿病的发病部位，瘿病和哪些经脉有联系？
>
> （3）甲状腺肿大的轻重度如何区分？
>
> （4）临床确定甲状腺肿的主要检查方法是什么？

[治疗过程]

治则：理气化痰，消瘀散结。针灸处方：阿是穴、合谷、太冲。操作：

患者采取仰卧位（勿用枕头），针取阿是穴（采用围刺法，用 1 寸毫针在肿块中心直刺 1 针，在肿块四周将毫针呈 45°向肿块中央斜刺 4 针），合谷、太冲穴选用 1 寸毫针，直刺进针 0.8 寸，用平补平泻法操作。留针 30 分钟。每日针治 1 次，10 次为 1 个疗程。

5 月 17 日二诊：患者经 1 个疗程的治疗，颈部肿块明显缩小，令其休息 5 天。

5 月 23 日三诊：患者病情稳定，没有不适感觉，按上法治疗，隔日 1 次。

7 月 9 日四诊：治疗两个疗程，患者肿块基本消失，结束治疗。

10 月 11 日五诊：患者述自针刺治疗后诸症好转。2 周前因生气病情出现反复，肿块又现，约 2cm×2cm 大，质软。按前法隔日针治 1 次。

连针两个疗程，肿块完全消失。随访 1 年，病无复发。

> 问题
>
> （5）邵老治疗瘿病选用围刺法的意义何在？
>
> （6）对本例患者的治疗，邵老为什么选用阿是穴、合谷、太冲？
>
> （7）本例患者受情志影响病情反复，如何解释？

病例 2 秦某，女，36 岁，1977 年 11 月 22 日初诊。

［主诉］手颤、心慌、眼球突出，颈前肿大 3 年多。

［病史］患者初病自觉时有心慌、手颤，因症状较轻，未给予重视。渐渐心慌、手颤加重，并出现眼球突出，颈部变粗，到某医院就诊，检查：甲状腺吸碘率增高，闻及颈部血管有杂音，确诊为"甲状腺功能亢进症"。经中西药（用药不详）治疗效果不明显，即找邵老求治于针灸。

［现症］患者平素性情易于激动，遇事急躁，颈前甲状腺肿大，眼球突出，形体消瘦，常觉面部发热，手颤，心悸，易汗出，心率 109 次 / 分钟，心律齐。舌质红，苔薄，脉弦数。

问题

（1）患者"手颤、心悸、眼球突出，颈前甲状腺肿大"，属于哪种类型的瘿？

（2）本例患者与病案1有何不同？如何鉴别？

（3）瘿病与瘰疬均为颈部结块，如何鉴别？

［治疗过程］

治则：理气散结，宁心消瘿。针灸处方：阿是穴、合谷、内关、足三里。操作：阿是穴（选用1寸毫针，约在人迎穴上下各0.5寸处，左右两侧共刺4针）；合谷、内关穴选用1寸毫针，直刺0.8寸；足三里选用1.5寸毫针，直刺1.2寸。留针30分钟，每隔10分钟行针1次，每日针刺1次。

12月7日二诊：经针刺治疗10次，手颤、心悸、易汗出明显好转，心率减缓，甲状腺不仅明显缩小而且变软。嘱其休息，不适随时就诊。半年后随访，病无反复。

问题

（4）邵老治疗本案患者，为什么配用内关、足三里？

（5）瘿病的转归、预后是什么？

【问题解析】

病例1（1）根据患者病史及临床症状和体征，年龄在30～40岁，符合肉瘿的诊断。临床中肉瘿的生长位置多在结喉正中一侧或双侧，为单个肿块，呈圆形或半圆形，表面光滑，质韧有弹性，可随吞咽而上下移动，生长缓慢，一般无明显的全身症状，多在无意中发现。若肿块增大，可感到憋气或有压迫感。巨大的肉瘿可压迫气管，使之移位，但很少发生呼吸困难和声音嘶哑，有的可伴有性情急躁、胸闷易汗、心悸、手颤等症，女性患者会出现月经不调。少数患者可发生癌变。

（2）本病病位在颈部喉结两旁，颈部为多条经脉所过之处，如脾、胃、肾、心、大肠、小肠等经脉，与胃经关系尤为密切。根据《灵枢·经脉》记载，足太阴脾经"属脾络胃，上膈夹咽"；足阳明胃经"其支者，从大迎前下人迎，循喉咙，入缺盆"；足少阴肾经"其直者，从肾上贯肝膈，入肺中，循喉咙，夹舌本"；手少阴心经"其支者，从心系上夹咽，系目系"；手阳明大肠经"其支者，从缺盆上颈贯颊"；手太阳小肠"其支者，从缺盆循颈上颊"。

（3）临床上甲状腺肿大可分为三度：Ⅰ度表现为外观未见肿大，但能触及，其肿大不超过胸锁乳突肌内缘；Ⅱ度肿大表现为外观可见，又能触及，肿大范围未超过胸锁乳突肌外缘；Ⅲ度肿大表现为外观明显可见，且超过胸锁乳突肌外缘。

（4）B超是临床确定甲状腺肿的主要检查方法。甲状腺彩超能准确地判断出甲状腺的位置、大小、形态，内部回声是否均匀，以及对结节的数目、大小、形态、边界是否光滑、纵横比等提供客观且真实的数据，并能够准确地判断及区分结节的性质，了解结节有无钙化、周边血流分布及周围淋巴结情况。

（5）孙思邈《备急千金要方》曰："凡病皆由血气壅滞不得宣通，针以开导之。"围刺法又称围针法，是一种在病变部位周围进行包围式针刺，以达到提高疗效为目的的刺法，是扬刺法的发展。《灵枢·官针》云："扬刺者，正内一，旁内四而浮之，以治寒气之博大者也。"邵老指出，采用毫针围刺法治疗因"气滞、痰凝、瘀血"所致的甲状腺肿大，具有很好的临床疗效，能起到调和阴阳、疏通经络、行气活血、消瘀散结、恢复机体正常功能的作用。

（6）阿是穴最早见于《备急千金要方》："有阿是之法，言人有病痛，即令捏其上，若里当其处，不问孔穴，即得便快成痛处，即云阿是。灸刺皆验，故曰阿是穴也。"随着腧穴理论的发展，对阿是穴的认识并非仅是疼痛点，而常为脏腑、经络病变的反应点。即当脏腑、经络功能失调或发生病变时，会在相应的部位出现压痛、结节、凹陷、条索样改变等各种异常反应，这些部位即为阿是穴。本例患者"颈部肿块，质地较硬"，即是脏腑、经络功能失调，气血失和，致使气滞、痰凝、瘀血聚于颈前而生。根据病情，邵老在病变部位选取阿是穴，采用围刺法，以调理局部气血，疏导壅滞，使局部经脉得以疏通，瘀滞得以消散；《灵枢·九针十二原》曰："五脏有疾，当取之十二原。"针刺原穴具有调节脏腑经络虚实的功能。合谷为手阳明大肠经的原穴，阳明经为多气多血之经，颈部属阳明经之分野，合谷为循经远取，具有调和气血、通经活络、行气散结之功。太冲为足厥阴肝经原穴，肝主藏血，主疏泄，太冲具有疏肝理气、调和气血、通经行瘀之效。邵老认为，合谷主气，清轻升散，太冲主血，重浊下行，二穴一阴一阳，一气一血，一升一降，配合应用，既可行气活血，通经活络，消瘀散结，又可调节整体功能。加之阿是穴局部围刺，其调气和血、软坚散结、行滞消瘿之功益彰。

（7）《诸病源候论·瘿候》曰："瘿者，由忧恚气结所生。"《济生方·瘿瘤论治》云："夫瘿瘤者，多由喜怒不节，忧思过度，而成斯疾焉。大抵人之气血，循环一身，常欲无滞留之患，调摄失宜，气凝血滞，为瘿为瘤。"本案患者因生活琐事，情志变化，致使病情反复，说明忿郁恼怒使肝气失于疏泄条达，气机郁滞，津液不得正常输布，气结不化，痰瘀互结，旧病复发。可见情志对瘿病患者的影响是很大的，平时一定要注意避免精神刺激，调畅情志，防止旧病复发。

病例2 （1）邵老根据患者自述平素情志易于激动，遇事急躁，认为其发病与情志密切相关。邵老指出，该患者长期忿郁恼怒，使肝失疏泄条达，气机郁滞，日久化火，炼津为痰，气火痰凝，结于颈部则肿大；灼伤阴血，血不养心或动风，则形体消瘦，性情急躁，心慌，手颤，眼球突出，脉弦数等。根据其病史、临床症状，分析其病因病机，本例患者属气瘿。

（2）邵老指出，本病案为气瘿，相当于西医学的甲状腺功能亢进症，正如《实用中医内科学》所说："是以颈前轻度或中度肿大，其块触之柔软光滑，无结无根，可随吞咽而活动，并见急躁易怒，眼球外突，消瘦易饥等为特征的颈前积聚之病证。"病案1为肉瘿，相当于甲状腺腺瘤。甲状腺腺瘤好发年龄在20～40岁的青壮年，多数患者无自觉症状，往往无意中发现颈前肿物。肿块多为单发，甲状腺肿呈圆形或椭圆形，边界清楚，表面光滑，质地柔韧等，无压痛，与皮肤无粘连，可随吞咽而上下活动。肿块直径一般在1cm左右或乒乓球大小，巨大者少见。

（3）瘿病与瘰疬的鉴别要点有二：一是患病的具体部位，二是肿块的性质。瘿病的肿块位于颈部前方，喉结两旁，一般较大，并可随吞咽上下活动。如《外台秘要·瘿病》所述："瘿病喜当颈下，当中央不偏两边也。"瘰疬肿块在颈部两侧，或耳前后连及颐颔，一般较小，约如蚕豆大小，个数多少不等，如《外科正宗·瘰疬论》描述："瘰疬者，累累如贯珠，连接三五枚。"

（4）患者"消瘦，手颤，心悸，易汗出，舌质红，苔薄，脉弦数"，说明病变脏腑在心肝，肝郁气滞，日久化火，气火伤阴，血不养心，故选用内关穴，此乃手厥阴心包经络穴，又为八脉交会穴之一，通于阴维脉，具有清泄包络、疏利三焦、宽胸理气、行滞降逆、宁心定悸等功能；又因患病3年，病程较久，耗伤阴血，出现虚实夹杂之证，故选足阳明胃经之合穴足三里，调节整体功能，可健脾和胃，补血养心，调气行滞，通经活络。二穴配伍，调理气血，宁心解痉。

（5）瘿病起病缓慢，早期症状表现不明显，往往被患者忽视而延误治疗。因此，对本病应早发现、早治疗，瘿病的预后大多较好。瘿肿小、质软、治疗及时，多可治愈。若未能及早发现而迁延失治，使正气亏损，虚实相搏，则较难治愈。如果能及时扶正祛邪，病情可由重转轻而愈。如果久失调治，邪盛正损，则预后不良。若瘿肿较大，不易完全消散。若肿块坚硬、移动性差且在短时间内增长较快，疼痛者，当及早手术，否则预后凶险。若甲状腺显著肿大，出现压迫症状，而针刺、药物不能迅速取效者，应考虑手术。若患者出现高热、呕吐、谵妄、面红、脉数（每分钟超过140次）等症状，则为甲状腺功能亢进危象（简称"甲亢危象"），应迅速进行抢救治疗。

【学习小结】

1.瘿病是以颈前出现肿块为基本特征，临床较为常见。其病因主要是情志内伤、饮食失调及水土失宜三方面，但体质因素是本病形成的内在原因。病机关键是气滞、痰凝、瘀血。病初为实，久病由实致虚，或虚实夹杂。邵老临证强调标本兼治，注重局部与整体结合，临床实践证明疗效满意。

2.针对瘿病发病原因，调畅情志尤为重要，对心烦易怒的患者重在精神调护，要给予安慰和开导。嘱患者要保持愉快情绪，使情志畅达，气机调和，血脉通畅；注意饮食调摄，应吃富有营养食物及瓜果蔬菜，避免肥甘辛燥之品。在瘿病多发地区生活者，应常吃海带、发菜，或用碘化盐烹调食物。

3.医者在针刺阿是穴时，应注意角度、深度，防止刺伤气管、喉头或大血管，出针时，尤其是有出血时应用消毒棉球按压针孔片刻，以防止出血而形成血肿。

4.治疗过程中，要密切观察患者瘿肿的形态、大小、软硬和活动度等方面变化。若肿块经治不消，增大变硬，应引起重视，防止癌变。

【课后拓展】

1.围刺法临床还可用于哪些疾病的治疗？

2.熟悉颈部腧穴的局部解剖，掌握其操作要点。

3.西医学对甲状腺肿大的用药情况如何？

第四节　肩凝症

肩凝症是指肩部酸重疼痛及肩关节活动受限、强直的一种病证，属中医学"痹证"范畴，是临床的常见病、多发病。早在《灵枢·经筋》就有"肩不举"的记载，之后历代医家对本病均有所论述，如金元四大家之一的朱丹溪在其《脉因证治·肩背痛》中，对肩凝症的典型症状进行了描述："病则……颈肩臑肘臂外后廉痛。"肩凝症相当于西医学的肩关节周围炎，简称肩周炎，是发生于肩关节周围组织（肌肉、肌腱、筋膜、滑膜和关节囊）的一种范围较广的慢性无菌性炎症，引起组织广泛粘连，限制肩关节的活动。其发病多见于50～70岁中老年人，与组织退行性变、慢性劳损、外伤及风寒湿的侵袭有关。

【辨治思路】

根据肩凝症的发病年龄、病因、部位、临床表现的不同，而有"五十肩""漏肩风""肩痛""冻结肩"等称谓，对于本病的治疗，邵老认为，应根据受累的病位、病因及正气的虚实，病、症、位结合，以经络辨证为主，治宜舒筋活络，通经止痛；取穴重视远近结合，以大椎、肩髃、曲池、外关、合谷为主穴。肩前内侧疼痛为主，肩后伸疼痛加剧属太阴经证，配肩前；肩前外侧疼痛为主，上举痛甚属阳明经证，配手三里；肩外侧疼痛为主，三角肌压痛、外展、平举疼痛加剧属少阳经证，配臂臑；肩后侧疼痛为主，肩内收疼痛加剧属太阳经证，配肩贞；痛点显著，配阿是穴。

邵老采用针灸治疗肩凝症，分期论治，方法有别：患病初期肩周剧痛、夜间为甚，肩关节活动正常或轻度受限，采用针法为主，用轻、中等刺激，针后拔罐；因寒而致配合艾灸或运气手法；痛甚活动受限，可配下肢远端腧穴，行运动针法，强刺激，疗效显著。中期者，疼痛日轻夜重，并有不同程度的肩关节活动受限，治疗除采用针罐或针灸等法外，常配合下肢远端腧穴，按疗程施治，同时令患者进行适当的肩部功能锻炼，可获得良效。进入后期，以肩关节活动功能受限为主，同时伴有肩部疼痛酸重不适，针灸治疗虽能缓解症状，但疗效欠佳，可在针灸治疗的同时，根据患者具体病情采取相应的肩部功能锻炼，以提高疗效。

【典型医案】

病例1　何某，女，48岁，1989年10月23日初诊。

[主诉] 左肩疼痛3周。

[病史] 患者3周前无明显诱因出现左肩部疼痛，逐渐加剧，以致抬举不能，白天影响工作，夜卧痛不可眠。在某医院治疗1周，无明显好转，前来我院就诊。

[现症] 左肩疼痛，日轻夜重，左上肢上举明显受限，抬举90°，后背到尾骨，无明显压痛。舌红，苔薄白，脉紧。

问题

（1）临床中肩凝症是如何分期的？

（2）本例患者左肩部疼痛，逐渐加剧，属于肩凝症的哪一期？

（3）肩凝症为什么要进行经络辨证？

[治疗过程]

治则：舒筋通络，行气止痛。针灸处方：阳陵泉、大椎、肩髃、曲池、外关、合谷。配臂臑、肩前。操作：令患者坐位，阳陵泉用 3 寸针，直刺 2.5 寸，行大幅度提插捻转强刺激手法，同时嘱患者活动肩部，内外旋转，前伸后背，以右上肢活动带动左上肢，患侧上肢高举，半分钟后疼痛减轻，活动幅度、频率逐渐增加，留针 10 分钟，行针 1 次，重复以上动作，出针。大椎、肩髃、曲池、臂臑、肩前穴选用 1.5 寸毫针，大椎、曲池、臂臑、肩前直刺 1.2 寸；肩髃向下斜刺 1.2 寸，外关、合谷穴选用 1 寸毫针，直刺 0.8 寸。诸穴行提插捻转平补平泻手法，留针 30 分钟，每 10 分钟行针 1 次，起针后在肩髃、肩髎、臂臑穴处各加拔一火罐，留罐 10 分钟。

10 月 24 日二诊：患者述昨日治疗后疼痛明显减轻，夜晚能入寐。按上法继续治疗，每日 1 次。

10 月 28 日三诊：经针罐治疗 5 次后左肩疼痛基本消失，肩关节活动范围增大，左上肢上举手已可摸到头顶，后背手已接近肩胛骨下角。按上法继续治疗，隔日 1 次。

前后共治 10 次，患者疾病告愈。随访两个月，病无复发。

问题

（4）邵老对本例患者的治疗，除主穴的应用外，为什么又选用了肩前、臂臑？

（5）邵老治疗肩凝症为什么取阳陵泉？

（6）阳陵泉的针刺操作有何特点？

病例2　李某，女，58岁，1990年11月3日初诊。

［主诉］左侧肩痛4个月，加重两天。

［病史］患者在4个月前夜间睡觉时受凉，出现左肩部冷痛，在家里自行拔火罐后缓解，偶有发作，曾服小活络丸后症状减轻。两天前由于夜卧睡姿不当，左肩部冷痛加重，活动困难，不能抬举，拔罐后不能缓解疼痛，经人介绍寻求针灸治疗。

［现症］神志清晰，语言流利，左上肢上举、外展、内旋均明显受限，左手上举摸不到头，内旋不能脱衣，肩周有压痛，肩髃穴处压痛最为明显。舌淡红，苔薄白，脉紧。

问题

（1）患者左肩部冷痛，病初家中自行拔火罐后缓解。本次发病拔罐无效，为什么？

（2）患者左肩部冷痛，活动困难，夜间加重。如何解释其病因病机？

（3）为什么服小活络丸能减轻症状？

［治疗过程］

治则：温经散寒，通络止痛。针灸处方：以大椎、肩髃、曲池、外关、合谷穴为主，配臂臑、肩前。操作：大椎、肩髃、曲池、臂臑、肩前穴选用1.5寸毫针，大椎、曲池、臂臑、肩前直刺1.2寸；肩髃向下斜刺1.2寸，外关、合谷穴选用1寸毫针，直刺0.8寸。肩髃行"努针运气热感法"，其余腧穴常规操作。留针30分钟，每10分钟行针1次。起针后，嘱患者要注意活动肩部，范围由小到大，频率由慢到快。

11月4日二诊：患者述昨日经针治1次后，效果特别明显，疼痛减轻，活动范围增大。按上法继续针治。

11月5日三诊：述肩痛消失，左手能高举过头，能脱衣，没有任何不适，为巩固疗效，继针1次，疾病告愈。

问题

（4）邵老为何在肩髃穴施以"焫针运气热感法"？

（5）大椎穴在本病的治疗处方中意义何在？

（6）邵老的"焫针运气热感法"操作，与"烧山火"手法操作有何不同？

【问题解析】

病例 1 （1）肩凝症在临床分三期，即急性期、粘连期和缓解期。①急性期：又称疼痛期，病期 1～2 个月，临床表现以肩部疼痛为主，昼轻夜重，局部喜温怕冷，疼痛可向上肢和背部扩散，肩关节因疼痛而活动受限，梳头、穿衣等均感困难，常因突然活动或碰撞而剧痛，肩关节被动活动尚可。②粘连期：亦称冻结期，病期 2～3 个月，急性疼痛期已过，患者疼痛症状减轻，肩关节活动功能严重受限，肩关节周围软组织广泛粘连，挛缩，呈"冻结"状态，活动范围极小，外展、前屈时，肩胛骨随之摆动而出现耸肩现象。③缓解期：又称解冻或功能恢复期，有两种情况，大多数患者经治疗、锻炼，肩部疼痛逐渐消减，肩关节的挛缩、粘连逐渐解除，活动范围逐渐增加，肩关节功能恢复到正常或接近正常；有小部分患者失治、误治或害怕疼痛，未注意功能锻炼，肩部肌肉萎缩韧带挛缩、钙化，软组织粘连，活动范围极小，甚至僵化，此时疼痛不甚明显。

（2）本例患者左肩疼痛 3 周，昼轻夜重，因痛而致活动受限。从该患者发病时间和临床表现分析，均符合肩凝症的疼痛期特征。

（3）辨证论治是指导中医诊治疾病的基本原则，是临床取得良好效果和疗效的基础。邵老临证强调辨证，指出由于肩凝症临床表现不同，疼痛部位各异，治疗时不仅要重视分期施治，还应根据患者的病位，突出经络辨证，辨经选取相应腧穴。正如《神灸经纶·手足证略》中所说："臂痛人皆谓风寒袭臂而然，不知邪之所凑，其气必虚，宜分别经络而治之……视其何经受病，按经取穴，以行灸法，庶无南辕北辙之误。"

（4）邵老临床治疗肩凝症强调以经络辨证为主，治宜舒筋活络，通经止痛，取穴以大椎、肩髃、曲池、外关、合谷为主穴。本例患者左肩疼痛，左上肢上举、后背明显受限，抬举90°，后背到尾骨。根据经络辨证，证属太阴经证、少阳经证合病，故邵老在治疗时不仅选取了主穴，而且配用肩前、臂臑穴，以加强疏通经脉、调理气血、通络止痛之力。

（5）《杂病源流犀烛·筋骨皮肉毛发病源流》中说："筋也者，所以束节络骨，绊肉绷皮，为一身之关纽，利全体之运动者也，其主则属于肝。"《人镜经附录全书》说："筋和能屈能伸也。"说明筋的生理作用是利于关节的屈伸活动。《素问·调经论》云："病在筋，调之筋。"肩关节是人体活动范围最大、最复杂的关节，筋之所会之处，肩凝症属于经筋病，阳陵泉穴是八会之筋会，为筋之所汇聚之处，因此，针刺阳陵泉可祛除风邪，疏利关节，舒筋活络，缓急止痛，使痹阻之脉络得以疏通，拘挛宗筋得以滋养。

（6）邵老针刺阳陵泉的操作属于运动针法，该针法以深刺为主，强刺激，在针刺阳陵泉时，配合肩关节的活动，可采取主动运动、被动运动两种方式，可大大提高临床疗效。

病例2（1）患者病初因风寒外邪侵袭肩部，郁闭络脉，气血痹阻，造成肩部疼痛不适，其病位较浅。拔罐法可疏风散寒，通络止痛，作用于皮部，治疗病轻位浅者效果较佳，故初病自行拔罐即可缓解症状。本次发病病情由轻到重，病位由浅入深，正如《素问·长刺节论》云："病在筋，筋挛节痛，不可以行，名曰筋痹。"属于"主束骨、司运动"的经筋，故拔罐无效。

（2）《素问·痹论》说："风寒湿三气杂至，合而为痹也。""痛者，寒气多也，有寒故痛也。"患者"肩部冷痛"，是由于正气亏虚，风寒外邪乘虚而入，阻滞经络，气血凝滞，不通则痛；肩臂疼痛，则功能受限而致"活动困难"；夜间阳气潜藏于里，人体阴气最盛，气血运行迟滞，加之患者感受阴寒之邪，诸因叠加，故"夜间疼痛加重"。

（3）小活络丸具有祛风散寒、化痰除湿、活血止痛之功，临床用于风寒湿邪闭阻、痰瘀阻络所致的痹证，患者服用后能够减轻症状，说明药对其证，可以推断本病乃风寒湿邪闭阻脉络所致。

（4）肩髃穴位于肩部，是手阳明经穴，与阳跷脉相交会，阳明经为多气多血之经，跷脉主肢体运动，故疏经活络、调理气血、通利关节的作用甚强，为治疗上肢痿、痹、顽麻、不遂等诸疾要穴，临床治疗肩凝症常作为主穴而应用。该患者肩部有压痛，以肩髃穴处最为明显，该处为风寒之邪侵袭的主要部位，因此应为重点施术部位。邵老在肩髃穴采用"努针运气热感法"操作，可引导阳气入内，祛除风寒湿邪，使患者局部和上肢产生温热感，以通经活络，疏利关节，调理气血，达到标本同治的目的。

（5）大椎为手足三阳及督脉之会，在背部的上端，为阳中之阳穴，手足三阳经的阳热之气由此汇入本穴，并与督脉的阳气上行头颈，穴内的阳气充足。邵老认为，肩凝症患者多为中老年人，机体阳气不足，又感受风寒之邪，大椎是治疗肩凝症的特色选穴，针刺之可振奋人体阳气，祛风散寒，通行气血，使经脉畅达，痹痛乃除。

（6）《刺法灸法学》中烧山火的操作是将针刺深度分为三层，即天、人、地三部。具体操作是将针刺入腧穴应刺深度的上1/3（天部），得气后行捻转补法，再将针刺入中1/3（人部），得气后行捻转补法，然后将针刺入下1/3（地部），得气后行捻转补法，即慢慢地将针提到上1/3，如此反复操作3次，即将针紧按至地部留针。在操作过程中，或配合呼吸补法。而邵老的努针运气热感手法操作是将针刺深度分为浅深两层，手法是提插、捻转、努针、运气相结合，突出运气，做到以意领气，提插以"引阳入内""扶助阳气"，捻转则"左转从子，能行诸阳"，努针以激发经气，静功加强经气运行，促使针下产生热感。这两种操作方法均能达到温阳的效果，邵老的操作较常规操作更为简单，但要求术者针刺手法娴熟，并精通运气，二者结合，其疗效优于单一的手法操作。许多针灸大家在治病时均能结合运气以提高临床疗效。

【学习小结】

1.针灸治疗肩凝症有很好的疗效，一般来说，病程越短疗效越好。

2.邵老治疗肩凝症总的原则是标本兼治，首先要减轻患者的疼痛，以治其标，根据病因选择不同的治疗方法，以经络辨证为主，结合病、症、位进行论治。选穴方面重视远近结合，在针刺远端穴位时，采用运动针法，鼓励患者配合主动运动肩关节，以提高针刺的疗效。

3. 邵老治疗肩凝症取得疗效的关键是操作手法。"努针运气热感法"是邵老在长期的临床实践中将针刺与运气结合而创立的，在具体操作时需要一定的指力和熟练的针刺技巧。本法可加强祛除病邪，温通经络，调理气血，疏调经筋，加速病愈。

【课后拓展】

1. 肩凝症都能治愈吗？
2. 查阅肩髃、阳陵泉的穴位解剖，谈谈针刺深度与局部组织的关系。
3. 通过学习邵老治疗肩凝症的经验，你在针刺手法方面有什么感受？
4. 西医学如何认识针灸治疗肩凝症的止痛机制？

第五节　腱鞘囊肿

腱鞘囊肿属中医学"筋结""筋瘤"范畴，是发生于关节部腱鞘内的囊性肿物，内含无色透明或淡黄色胶状黏液，是关节囊、韧带、腱鞘中结缔组织退变所致的一种疾病。本病是临床常见病、多发病，好发于四肢关节附近，尤以腕关节背面、足踝部为多见，女性发病多于男性，任何年龄均有发病，但以 20～40 岁青壮年为多见。

【辨治思路】

邵老认为，本病的发生多因患部关节过度活动，或反复持重劳伤，或外感寒湿，或经久站立等，劳筋伤膜，气津运行不畅，寒凝气结，痰积瘀滞，客于经络，留滞骨节筋膜而成筋结。其病位在筋，属经筋病变，本虚标实之证，正如《医宗必读》所说："积之成也，正气不足，而后邪气踞之。"对于腱鞘囊肿的治疗，《素问·调经论》指出："病在筋，调之筋；病在骨，调之骨。

燔针劫刺其下及与急者。"《针灸聚英》曰："凡癥块结积之病，甚宜火针。"邵老善用火针治疗腱鞘囊肿，以"开门祛邪"，使痼疾得以治愈。

【典型医案】

病例 张某，女，40 岁，工人，1992 年 4 月 17 日初诊。

[主诉] 左腕背关节处核桃大硬块 3 年。

[病史] 患者 3 年前左腕背关节横纹处不明原因出现一较小圆形硬块，不痛不痒，不影响腕部活动，未引起重视。近期硬块渐渐增大如核桃，腕部常感酸困无力，时有疼痛，即来针灸科就诊。

[现症] 可见左腕背关节横纹处一核桃大包块，触之坚硬如石，推之固定不移，伴腕关节酸困无力，不能提重物，旋腕、屈伸时疼痛明显。舌淡，苔白，脉弦。

> 问题
>
> （1）根据本案患者现症，临床如何辨证？
>
> （2）腱鞘囊肿的诊断依据是什么？
>
> （3）邵老治疗腱鞘囊肿为何选用火针治疗？

[治疗过程]

治则：疏调经筋，软坚散结。针灸处方：阿是穴。操作方法：采用火针治疗。局部常规消毒后，将火针上端（针尖、针身）在酒精灯上烧至通红发亮后，从囊肿一侧快速刺至对侧皮下，立即出针，挤出约 5mL 胶状透明黏液，当即肿块消失，局部平坦，消毒后包扎固定。半个月后随访，未见复发。

> 问题
>
> （4）火针治疗腱鞘囊肿的操作要领是什么？
>
> （5）邵老治疗腱鞘囊肿除选用火针外，还常用什么方法？
>
> （6）采用火针治疗本病时，注意事项有哪些？

【问题解析】

（1）本案患者因腕部关节长期受力，形成慢性劳损，伤至筋膜，导致气血运行阻滞，水湿、痰浊、瘀滞凝结，形成筋结。其病程长达 3 年之久，未及时治疗，使有形之邪日益增加，形成核桃大小的囊肿。根据患者脉症，属本虚标实证。

（2）腱鞘囊肿的诊断依据：有外伤史或慢性劳损史；可发生于任何年龄，以青、中年多见，女性多于男性；好发于腕关节周围、足背及膝关节附近，尤其以腕背处多见。主要表现为局部肿块，缓慢发生或偶然发现，局部酸胀不适，握物或按压时可有痛感；肿块小至米粒、豌豆，大至乒乓球大小不等，半球形，光滑，与皮肤无粘连，但附着于深处的组织，活动性较小，有囊性感。

（3）瘀血、痰浊、水湿均为有形之邪，属阴，善凝聚，是导致腱鞘囊肿的病理产物。临床常用的治疗方法有手法挤压、局部抽吸，但用这些方法处理后囊肿常会复发，原因是被破坏的囊壁很快闭合，囊液又会再次聚集而成囊肿。虽说有报道手术治疗效果好，但手术治疗费用较高，创伤较大，病程较长，患者较为痛苦，不易接受。邵老善用火针治疗腱鞘囊肿，他认为火针不仅具有温热助阳、激发经气、行气活血、消痰散结、扶正固本等作用，且能借助其针具粗，针孔大，将瘀血、痰浊、水湿等有形之邪及风寒暑湿燥火等邪气从针孔排出体外，充分发挥火针独特的"开门祛邪"之功，使痼疾得以治疗。同时，火针刺其囊壁，使囊壁破坏、萎缩，囊液失去依附，难以复生，故火针治疗腱鞘囊肿见效快，疗效持久，效专力宏。烧针的程度和刺入的深度都会直接影响疗效。

（4）邵老指出，采用火针治疗本病时，医者手法要娴熟。首先是烧针，若烧针的方法和火候掌握不好，既会影响治疗效果，又会伤及皮肉。点燃酒精灯后，术者右手持火针，在酒精灯外焰加热，使针尖及针体加热至通红发白；用左手拇、食指将囊肿推至一边，固定之，右手将烧好的火针迅速刺入囊肿，刺入深度以达囊肿基底部为宜，邵老强调，临床运用火针治病时，一定要注意"切忌太深，深则反伤经络；不可太浅，浅则治病无功，但消息取中也"。速入速退，出针后挤出胶状黏液，挤压干净后用酒精棉球擦干，消毒后再用无菌干棉球压迫，胶布固定包扎。火针治疗本病作用于囊壁，使其碳化、萎缩，囊液难以复生，即可获得痊愈之效。

（5）临床对恐惧火针不予配合的患者，邵老还常采用扬刺法治疗本病。《灵枢·官针》曰："凡刺之要，官针最妙。""扬刺者，正内一，旁内四而浮之，以治寒气之博大者也。"扬刺法扬散浮浅，属多针浅刺，适用于寒邪凝滞、经络气血痹阻所致的疼痛、麻木、局部肿胀等。操作时在局部常规消毒后，选取四支1寸毫针在肿块周围向中心平刺，再取一支1寸针在肿块中心直刺，用提插捻转强刺激手法行针，治疗范围大，针感传导范围广，故临床疗效亦佳。

（6）《针灸聚英》云："凡行火针，必先安慰患者，令勿惊心。"临床应用火针时，首先应做好解释工作，消除患者的恐惧心理，亦不可刺入过深，以免刺伤骨膜和血管。操作前注意局部皮肤的严格消毒，治疗后加强护理，嘱患者2天内针灸处避免碰水，局部发痒时不要用手搔抓，以免感染；发热患者不宜使用火针；糖尿病患者慎用或不用火针；火针点刺时注意避开血管、神经；酒精不要距离患者太近，以免烫伤患者。治疗期间及治愈之后，应注意患部的休息及保暖。

【学习小结】

1.腱鞘囊肿是手足掌指趾关节、腕关节、踝关节、膝关节等处隆起之囊肿。当前由于长期与电脑、手机接触，使本病的发生率上升。治疗本病的方法较多，邵老善用火针以"开门祛邪"治之。

2.采用火针治疗本病时，应严格按照操作要求进行，能获得事半功倍的效果。

3.火针治疗本病治愈率高，治疗次数少，不易复发，值得推广。

【课后拓展】

1. 火针的适应证有哪些?

2. 西医如何治疗腱鞘囊肿?

3. 通过学习邵老火针治疗腱鞘囊肿的经验,你的心得体会及感悟是什么?

第六节 流 痰

流痰是发于骨与关节的慢性化脓性疾病,属中医学"阴疽"范畴。其命名特点有二:一是具有流动性,它能随痰流窜至脊椎、肩、肘、腕、髋、膝、踝及全身骨与关节间,壅阻而发病;二是本病溃后脓液清稀,夹有败絮样物质,其形如痰,故以流痰名之,又称"骨痨"。常因发病部位和形态不同而命名不一,如龟背痰、附骨痰、鹤膝痰、穿拐痰、蜒蜒蛀等。本病多见于西医学骨髓炎、骨结核、关节结核等疾患。

【辨治思路】

邵老认为,流痰多是由于先天禀赋虚弱,肝肾不足,或后天久病,营养失调,气血失和,脉络、骨骼空虚,以致风、寒、湿、痰之邪侵袭,流注凝聚于筋骨与关节而发病。邵老认为,流痰发病缓慢,病初全身症状不甚明显,仅感病变关节略有酸痛,外形既无肿胀,也无皮色改变,但随着病情的发展,关节处渐渐肿胀,酸痛加剧,活动障碍;如脓已成熟,则患处肤色稍红,按之应指;破溃之后,疮口时流稀脓,或夹有败絮样物质,久则疮口凹陷,周围皮色紫暗,形成瘘管,久不收敛。本病中、后期患者可表现有低热,颧红,盗汗,纳呆,消瘦,乏力,脉细数等。其好发部位大都在负重大、活动多、易于遭受慢性或积累性劳损和肌肉附着少的部位。邵老临证常用火针配合中药阳和汤治疗本病。他认为本病为骨与关节深部化脓,手术切开排脓,不易愈合，采用火针治疗，则有较好的疗效。邵老临证根据患者的病情而灵活运用火针。对未化脓者，常采用火针局部浅刺以行消散；脓成未溃者，在病变发软处施以火针，并配合拔火罐以利于脓液的排出；溃后脓水淋漓、久不收口者，则用火针刺瘘管及管壁数针，以祛腐生新，促进愈合。

【典型医案】

病例 马某，女，38 岁，1961 年 6 月 29 日初诊。

［主诉］双髋疼痛 5 年余，加重 3 个月。

［病史］患者素体较差，5 年前因搬重物摔倒而引起双髋关节处疼痛，活动后疼痛加剧，在当地诊所诊治，医生予以内服止痛药（药名不详）、外敷膏药后症状缓解，但双髋经常感到疼痛不适。半年前又到当地医院诊治，诊断为双髋关节结核，经住院西药保守治疗（具体治疗不详）后，病情好转，但仍反复发作。3 个月前患者突然发现双髂窝深处有一肿块，触之有波动感，双腿屈曲或伸直则有疼痛感，因影响活动而常常卧床。后经人介绍，到门诊求邵老给予针灸治疗。

［现症］患者精神萎靡，体质虚弱，走路困难，双髋处坚硬如石、疼痛，双髂窝深处可触及一肿块，如核桃状大小，触之有波动感，双腿屈曲及伸展则疼痛显著，二便尚可。舌红，苔薄白，脉沉细。

> 问题
>
> （1）根据患者临床症状，辨证当属何证？
>
> （2）本病与何脏腑关系最为密切？
>
> （3）邵老为什么采用火针治疗本病？

［治疗过程］

治则：温阳化痰，祛除瘀阻。处方：针药并用。①针灸取穴：阿是穴。操作：令患者采取舒适体位，充分暴露施术部位，常规消毒后，用左手拇食二指将肿块固定，右手持针将针尖前半部在酒精灯上烧红，待发亮呈白色时，对准肿块中央，迅速刺入一定深度，将针柄稍加捻动后立即拔出，不按压针孔，让脓液自然流出，用干棉球擦净，然后在肿块处拔火罐。隔日治疗 1 次，②中药治疗：阳和汤（熟地黄 30g，麻黄 2g，鹿角胶 9g，白芥子 6g，肉桂 3g，生甘草 3g，炮姜炭 2g）加减，每日 1 剂，水煎服，早晚分服。

7 月 10 日二诊：患者经火针治疗 5 次后，患者精神好转，肿块明显缩小，触之无波动感，双腿活动时疼痛减轻。火针操作按上法，改为隔 3 日治疗 1 次。阳和汤继服，每日 1 剂。

7 月 26 日三诊：按上法又治疗 5 次后，患者精神状态良好，肿块已缩小至蚕豆样大小，两髋部位肌肉变软，下肢活动时疼痛消失，无其他不适。令患者休息 1 周，阳和汤继服。

8 月 2 日四诊：患者精神好，无明显不适，肿块似黄豆大，火针改为隔 5 日治疗 1 次，操作同上。阳和汤停止服用。

经火针共治疗 15 次，并配合阳和汤内服后，肿块完全消失，疾病痊愈。1 年后随访，患者身体健康，病未复发。

> 问题
> （4）邵老治疗流痰，在采用火针治疗的同时，为什么使用阳和汤？
> （5）火针操作的注意事项是什么？

【问题解析】

（1）患者述自幼身体弱，体质较差，常有小恙，说明其先天不足，后天失于营养；髂窝深处触有肿块，且有波动感，说明是痰浊病邪，壅滞郁阻于机体深部骨和关节附近；双腿屈曲及强伸则疼痛显著，是活动时病变局部经筋受到牵拉而引起。患者虽患病较久，但从其整体情况看，并无内热表现，结合患者舌象和脉象，本病诊断为流痰，证属气血亏虚，寒痰凝聚。

（2）本病与脾肾关系最为密切。《疡科心得集》云："肾主骨，肾经阳和之气不足，故肾部隧道骨缝之间气不宣行，而阴寒之邪得深袭伏结，而阴血凝滞，内郁湿热，为溃为脓。"《医门补要》云："腰痛日久成龟背痰，脾肾二亏，加之劳力过度，损伤筋骨，使腰胯隐痛，恶寒发热，食少形瘦，背脊骨中凸肿如梅，初不在意，渐至背伛项缩，盖肾衰则骨痿，脾损则肉削，但龟背痰已成，愈者甚寡，纵保得命，遂为废人。"可见"肾衰脾损"是其根本所在。

（3）火针是邵老常用之针法，邵老认为，火针综合了火灸、针刺、腧穴的作用，既可借火助阳，温经通络，鼓舞气血运行，又能祛邪散结，活血化瘀，搜风止痛。《针灸聚英》云："破痈坚积结瘤等，皆以火针猛热可用。"邵老临证对汤药所不及之病痛，常常选用火针。邵老常说，火针是借助火力，灼烙腧穴腠理或病灶，加之针具较粗，出针后其针孔不会很快闭合，以利开门祛邪，使痈脓、瘀血、痰浊、水湿等有形之邪，以及风寒暑湿燥火等外邪，均可从针孔直接排出体外，使痼疾得以治愈。根据本病为风寒湿邪及痰浊凝聚于骨与关节而发病的特点，邵老指出，火针治疗流痰，既可温阳化痰，祛除寒湿，又能强开其门，使壅结凝聚的邪气直接外泄，因此，可以收到很好的治疗效果。

（4）邵老认为，本病主要是正气不足，风寒湿邪及痰浊壅阻凝聚于骨与关节而发病，此证属阴，发于骨髓，进展缓慢，属里、虚、寒证。阳和汤主治一切阴疽，具有温阳补血、散寒通滞之功效，可化阴凝而使阳和，故名。邵老根据流痰之发病特点，外用火针强开其门，使壅阻的邪气直接外泄，内用具有温阳、散寒、通滞之效的阳和汤，可使凝滞的寒痰得以消散。针药并用，内外合治，标本兼顾，疗效更佳。

（5）邵老在应用火针时强调，烧针是火针操作的关键。正如《针灸大成》曰："灯上烧，令通红用方有功。若不红，不能祛病，反损于人。"故火针的操作应注意：选择型号适宜的火针，插入火焰中，可先烧针身，并根据针刺的深度，选择针体烧红的长度，后烧针尖，将针置于酒精灯外焰烧针，以针体、针尖通红发亮呈白色为度。再者，邵老强调运用火针时要避开大血管和重要脏器，做到"深浅操之，手有定数"，灵活把握刺激量和深浅度，针刺过深，内伤良肉；针刺太浅，不能祛病。医者必须操作熟练，动作敏捷，细心慎重，一刺即能达到深度，不要留针。由于火针刺激强，对于久病体弱者、儿童及孕妇要慎用；有出血性疾病者禁用。

【学习小结】

1. 邵老擅长使用火针配合阳和汤治疗流痰，临证时应根据流痰发病的不同部位，选取相应的穴位；根据病情选择适当的针刺方法，这样方可取得较好的临床疗效。

2. 邵老强调，火针操作时要做到"稳、准、快"，把烧好之火针对准穴位，迅速刺入一定深度，将针柄稍加捻动后立即拔出。

3. 因本病较为顽固，治疗周期一般较长。应嘱咐患者做好长期治疗的心理准备，积极配合治疗。必要时应配合西医抗结核药物治疗。

4. 流痰相当于西医学的结核病，具有很强的传染性，一旦发现应尽早确诊、尽早治疗。不适宜针灸治疗的，应转诊至其他相应科室进行诊治。

【课后拓展】

1. 龟背痰、附骨痰、鹤膝痰、穿拐痰、蜷蝲蛀，其好发病部位分别在哪里？

2. 通过对邵老火针治疗流痰经验的学习，你的心得体会及感悟是什么？

3. 西医学是如何认识和治疗流痰的？

4. 流痰的现代研究有何进展？

第七节 脱 肛

脱肛是指直肠黏膜或直肠全层脱垂，少数可发生部分乙状结肠脱垂的一种疾病，临床可发生于任何年龄，但多见于小儿、老人及多产妇女。本病起病缓慢，无明显全身症状，早期大便时直肠或肛管脱出肛外，便后能自行回纳，随着病情发展，逐渐不能自行回纳，需用手托回。日久失治，脱出物逐渐增长，甚至咳嗽、远行时也可脱出。病情严重时可伴有大便不尽，或下腹坠胀感，因直肠黏膜反复脱出，常发生充血、水肿、糜烂、渗液，甚至渗血。

本病相当于西医学的肛管直肠脱垂。

【辨治思路】

邵老认为，脱肛的发生多与久病劳伤、年老体弱、产育过多、嗜食辛辣等因素有关，其病机乃中气不足，气虚下陷；或湿热下注，瘀阻脉络。邵老认为，脱肛虽有虚实之分，但以虚者居多，如便后肛门有物脱出，甚则咳嗽、行走、排尿时即脱出，劳累后加重，伴有脘腹坠胀，纳少，神疲体倦，气短声低，头晕心悸，或伴有胃下垂、子宫脱垂，舌淡体胖，边有齿痕，脉弱者，乃脾虚气陷证；若直肠滑脱不收，肛门坠胀松弛，腰膝酸软，面白神疲，听力减退，小便频数或夜尿多，久泻久痢，舌淡，苔白，脉沉细者，为肾气不固证；若直肠脱出，嵌顿不能还纳，伴肛门灼热肿痛，面赤身热，口干口臭，腹胀便干，小便短赤，舌红，苔黄腻或黄燥，脉濡数者，为湿热下注证。《证治汇补》指出："病之虚实，入者为实，出者为虚，肛门脱出，非虚而何？"邵老认为，脱肛临床终归虚多实少，治当补虚为主，有实者佐以泻实，治则当以升阳益气为主，处方取穴以百会、长强、环门为主。脾虚气陷配脾俞、足三里，肾气不固配肾俞、关元（气海），湿热下注配阴陵泉、三阴交，阳虚者加灸。临床明辨病性，穴证相应，加强调护，即可获得良好的治疗效果。

【典型医案】

病例 赵某，女，56岁，1977年8月18日初诊。

［主诉］脱肛3年，加重1个月。

［病史］患者3年前饮食稍不注意，即大便次数增多，便质稀薄，之后渐渐出现脱肛，由于脱出较轻，可以自行回纳，当时未注意治疗。日久脱肛逐渐加重，尤其近1个月不但大便时脱出，而且在行路或稍事劳动后肛门即脱出。一般脱出4cm，每次脱肛，需要自己用手帮助还纳。在其他医院用中西药治疗效果不明显，故前来寻求针灸治疗。

［现症］神志清楚，语言流利，体质较瘦，动作自如。每次大便肛门即脱出，达4cm左右，需要用手还纳，且在行路或稍事劳动后肛门即脱出，神

疲乏力，睡眠尚可，饮食较前稍有减少，大便溏薄，每日 2～3 次。舌淡红，苔薄白，脉缓弱。

> **问题**
>
> （1）患者便后脱肛 4cm 左右，需要用手帮助还纳，且在行路或稍事劳动后肛门即脱出，伴饮食减少，大便溏薄，舌淡红，苔薄白，脉缓弱，病变属于何经或何脏腑？
>
> （2）邵老采用针灸治疗脱肛的依据是什么？
>
> （3）临床如何判断脱肛的病情轻重？

［治疗过程］

治则：健脾益气，升阳固脱。针灸处方：百会、长强、环门（位于肛门两侧，在时钟 3 点、9 点处，位于肛缘赤白肉际交界处）三穴为主穴。因久病体弱，故配用气海、足三里。操作：先令患者采取侧卧屈膝，百会选用 1 寸毫针，向前刺入 0.8 寸，并配合艾条温和灸；长强和环门穴选用 3 寸长毫针，刺入 2.5 寸，留针 30 分钟，中间行提插捻转手法 2 次，患者自觉针处有紧迫收缩感。起针后，令患者采取仰卧位，复针刺气海、足三里，用 1.5 寸毫针，各刺入 1.2 寸，采用补法，配合艾条温和灸 30 分钟，以促进正气之恢复。

8 月 26 日复诊：在第 1 次针灸后，大便时肛未脱出，但走路活动时，肛门自觉有胀坠感。治疗如前法，每日 1 次。

患者又连续针灸 2 次，饮食增加，大便正常，脱肛再未发生。观察多年，疗效巩固，患者脱肛未再复发。

> **问题**
>
> （4）邵老治疗脱肛为什么选用百会、长强、环门穴作为主穴？
>
> （5）针刺治疗时，邵老为什么嘱患者采取侧卧屈膝位？
>
> （6）邵老治疗本例患者为什么配用气海、足三里？

【问题解析】

（1）脱肛是全身疾病的局部表现，其发病与肺、脾、肾关系密切。肺与大肠相为表里，脾为后天之本，气血生化之源，肾为先天之本，主一身之元阳，开窍于二阴，若肺、脾、肾功能失常，可影响肠腑而发生本病。其关键是中气不足，气虚下陷，失其固摄，以致肠管脱出。小儿多因气血未旺，久泻久痢；年老者多因久病体弱，气血不足，中气下陷，不能固摄所致。正如清代《疡科心得集·辨脱肛痔漏论》所说："老人气血已衰，小儿气血未旺，皆易脱肛。"该患者56岁，病程较久，形体瘦弱，不仅便后脱肛，且体力活动后加重，纳少便溏，说明其中阳亏虚，纳运失职，气血化源不足，升举、固摄无力，导致肛管直肠向外脱出。舌淡红，苔薄白，脉缓弱，乃脾虚之证。本例患者病位在脾，属脾虚气陷证。

（2）针灸治疗脱肛历史悠久，早在晋代皇甫谧的《针灸甲乙经》中，即有"脱肛下，刺气街主之"的记载。孙思邈《千金翼方》曰："灸尾翠骨七壮，立愈，主脱肛，神良。"《针灸逢源》曰："脱肛，此由气血虚而下陷，脐中（灸随年壮），长强（三壮），水分（灸百壮）。"通过针刺或艾灸的作用，能改善局部血液循环，增强肛门括约肌和盆底肌的收缩力，提高肛门直肠周围组织（主要是盆底肌群）对直肠的支持作用。邵老在长期临床实践中运用针灸治疗脱肛，获得了满意疗效，故治疗脱肛首选针灸疗法。

（3）临床根据脱肛脱出物和脱出的程度，常将其分为三度：①Ⅰ度脱垂：亦称不完全性直肠脱垂，多见于排便或努挣时，直肠黏膜脱出，呈淡红色，长3～5cm，触之柔软，无弹性，不易出血，便后能够自行回纳，肛门功能良好者。②Ⅱ度脱垂：亦称完全性直肠脱垂，排便或腹压增加时，直肠全层脱出，淡红色，长6～10cm，呈圆锥状，表面呈环状而有层次的黏膜皱襞，触之较厚，有弹性，肛门松弛，肛门括约肌功能下降，便后需用手复位。③Ⅲ度脱垂：亦称重度直肠脱垂，排便或腹压增加时，直肠全层或部分乙状结肠脱出，长达10cm以上，呈圆柱形，表面环状黏膜皱襞变浅或消失，触之很厚，肛门松弛无力，括约肌功能明显下降，需用手复位。

（4）《疡科心得集·辨脱肛痔漏论》云："治脱肛之证，不越乎升举、固摄、益气三法。"邵老治疗脱肛选用百会、长强、环门穴为主穴。百会属督脉，又名三阳五会，具有温经通络、升阳举陷、回阳固脱等作用，针刺配以灸法，对气虚升提无力之证效果较好。长强又名"尾闾"，是治疗肛肠疾病的要穴，为督脉之络穴，督脉为"阳脉之海"，总督诸阳经，局部近取长强，有通调督脉、调和气血、益气升阳、理肠清热等功效，取百会穴、长强治疗脱肛疗效佳，古代文献早有记载，如《针灸大成》云："脱肛：百会、尾闾（七壮）、脐中（随年壮）。"《针灸聚英》云："脱肛趋百会、尾翳之所。"故长强治疗脱肛一直沿用至今。环门穴是邵老多年临床治疗脱肛的经验有效穴。三穴上下同取，重用局部穴治疗脱肛，可改善肛管直肠局部血液循环，调节肛管直肠组织的功能，使肛门括约肌收缩，增强肛周组织的支撑力，能够有效地治疗脱肛等肛肠疾病，经邵老长期年临床实践验证，其疗效确切。

（5）长强和环门穴均位于肛周，针刺进针较深，且要留针。为便于取穴和针刺操作，在选择体位时既要患者舒适持久，又必须充分暴露针刺部位环门穴，故让患者采取侧卧屈膝位，使双膝靠近胸腹，暴露病位。由于肛门属隐私部位，患者有性别观念及害羞心理时，可能会影响患者治疗的依从性，故在操作时尽可能保护好患者的隐私，使患者能够遵医嘱，顺利完成治疗。

（6）气海是任脉穴，居于脐下 1.5 寸，为诸气之海。《针灸资生经》云："气海者，盖人之元气所生也。"本穴具有大补元气、总调下焦之气机的作用，可主治脏气虚惫、真气不足和下焦气机失畅所致的病证；足三里是足阳明胃经合穴、胃腑下合穴，具有健脾和胃、补益气血、调理肠腑、扶正培元、通经活络、升阳举陷等作用，《通玄指要赋》曰："三里却五劳之羸瘦。"本例患者年过半百，久病体虚，邵老根据本病形成之原因，针对其病情，在主穴处方中配伍气海、足三里，以加强培元健脾、升阳举陷治本之力量，采用局部、邻近和远端三部配穴法，针灸并施，治疗脱肛效如桴鼓。

【学习小结】

1.针灸治疗脱肛疗效肯定，尤其对轻、中度患者疗效较好。但临证要重视辨证，应"抓病机"，辨虚实，穴证相应，标本同治，主配分明，即可获得明显疗效。

2. 凡可增加腹压而诱发或加重脱肛的久泻、久痢、久咳、便秘等疾病，要积极给予治疗。

3. 脱肛患者可能伴有不同程度的精神心理症状，因此，在接诊时宜给患者详细说明病情、病因及治疗方法，对患者的痛苦和恐惧心理给予耐心疏导，增强患者的治疗信心。

4. 养成良好的饮食习惯，注意饮食营养。嘱患者注意适当休息，避免增加腹压的动作，指导患者做提肛锻炼。

5. 对重度脱肛或局部感染者，应采取综合治疗。

【课后拓展】

1. 查阅古代文献对脱肛的认识。

2. 查阅长强的穴位解剖，体会针刺深浅与局部组织的关系。

3. 通过对邵老治疗脱肛经验的学习，你的心得体会及感悟是什么？

4. 西医学对脱肛是如何诊治的？

5. 针灸治疗脱肛有什么科学依据？如何从中枢神经递质、免疫调节等方面认识针灸治疗脱肛的科学内涵？

第四章　妇科病证

第一节　痛　经

痛经是指机体感受风寒湿邪，邪客胞中，血行涩滞，或情志失调，肝气郁结，血行受阻，胞络不通而痛；或因肝肾亏虚，气血虚弱，冲任失调，胞络失荣而痛。临床表现为女子在经期前后或正值行经期间，出现小腹或腰部疼痛，甚至痛及腰骶，或伴恶心、呕吐、冷汗、肢凉，甚至昏厥，因伴随月经周期而出现，故亦称"经行腹痛"。西医学将痛经分为原发性痛经和继发性痛经两大类，针灸治疗原发性痛经疗效显著。

【辨治思路】

邵老治疗痛经推崇经典，认为引发痛经的因素较多，病机复杂，但究其根本不离虚实两端，实者多因寒凝气滞，经行不利；虚者多由气损血耗，肝肾不足，胞脉失养。正如《诸病源候论》所云："妇人月水来腹痛者，由劳伤血气，致令体虚，受风冷之气，客于胞络，损冲任之脉。"又如《景岳全书》载："经行腹痛，证有虚实。实者或因寒凝，或因血滞，或因气滞；虚者有因血虚，有因气虚。"邵老强调，治疗痛经当首辨虚实，临证可从疼痛发生之时间、性质及程度辨，从经血的量、色、质辨，审证求因，方能取得良好的治疗效果。邵老认为，痛经病位在胞宫，与冲、任二脉和肝、肾关系密切。治疗时实证者宜温经散寒，理气化瘀，针用泻法；虚证者宜补肾养肝，针用补法；寒者重灸、多灸。取穴当以关元、三阴交、太冲为主穴。腹痛拒按配中极、次髎、地机；痛及胸胁两乳配内关、阳陵泉、气海；腹痛绵绵、腰酸困痛配肾俞、足三里。在治疗的同时，要注意生活调护，忌食寒凉辛辣，调畅情志，避免过度劳累。

【典型医案】

病例 钟某，女，23 岁，未婚，1992 年 9 月 25 日初诊。

［主诉］行经腹痛 10 余年，加重 3 年。

［病史］患者自诉 13 岁时月经初次来潮，每于月经来潮第 1～2 天小腹作痛，至 3 天经量增多痛止，每月如此。由于痛势较轻，不影响学习，故未予治疗。近 3 年来月经来潮腹痛加重，拒按，经量少，色暗红有血块，服用镇痛剂，可暂时缓解，但下月经期仍然发作，故邀针治。

［现症］痛苦面容，正值经期第 1 天，小腹部疼痛，卧床不能活动，稍动则小腹剧痛难忍，痛及胸胁、乳房。口唇、舌质紫暗，苔薄，舌下静脉迂曲，脉弦。

问题

（1）本例患者痛经辨证，当属虚证还是实证？

（2）患者痛及胸胁乳房，脉弦，病变属于何经？涉及何脏？

（3）原发性痛经和继发性痛经有何不同？

［治疗过程］

治则：疏肝理气，活血化瘀。针灸处方：中极、关元、三阴交、合谷、阳陵泉、太冲。操作：选用 1.5 寸毫针，中极、关元直刺 1.2 寸（嘱患者排空小便），令针感传至会阴部；阳陵泉、三阴交直刺 1.3 寸，针感传至足底；合谷、太冲选用 1 寸毫针，直刺 0.5 寸。得气后，阳陵泉、太冲行均匀的提插捻转泻法，余穴行平补平泻法。采用动留针，疼痛逐渐减轻，20 分钟后痛止。

继续留针 10 分钟后起针。

9 月 26 日二诊：患者述昨日针刺后月经量增多，排出较多黑色血块，腹痛未出现，两胁部似有气流走窜，两胁及双乳胀痛缓解。守原方继续针治。

患者由于月经周期不稳定，针治时间不易掌握，故嘱其经行腹痛时进行针治。每个月经周期治疗 2～3 次。连续针治 5 个月经周期，痛经未再发作，疾病告愈。随访 5 年，未见反复。

> 问题
> （4）邵老治疗痛经的原则是什么？
> （5）如何理解处方中各穴的应用意义？
> （6）邵老为什么要根据患者的月经周期来治疗痛经？

【问题解析】

（1）邵老强调，痛经辨证首辨虚实，重辨疼痛。临床根据疼痛发生的时间和部位，疼痛的性质，疼痛之程度，结合经色、经量、经质，以及患者的舌脉、伴随症状等，辨别其虚实寒热。本例患者腹痛发生在经期，痛时剧烈难忍且持续作痛，经量少且质稠而有块，多属血瘀之实证。

（2）《傅青主女科》载："妇人有经前腹痛数日，而后经水行者，其经来多是紫黑块……夫肝属木，其中有火，舒则通畅，郁则不扬。经欲行而肝不应，则抑拂其气而疼生。"《临证指南医案》云："因女子以肝为先天，阴性凝结，易于拂郁，郁则气滞血亦滞。"《灵枢·经脉》指出："肝足厥阴之脉……过阴器，抵小腹，夹胃属肝络胆，上贯膈，布胁肋。"患者小腹部疼痛，且痛及胸胁、乳房，说明病在足厥阴肝经。素有女子以血为本，以气为用，痛经虽病位在胞宫，但变化在气血，肝主疏泄而藏血，肝气不舒则气滞血瘀，阻遏胞脉，不通而痛也。脉弦，亦说明病位在肝。

（3）原发性痛经是指生殖器官无明显器质性病变的月经疼痛，又称功能性痛经，常发生在月经初潮或初潮后不久，多见于未婚或未孕妇女，往往在生育后痛经缓解或消失。继发性痛经是指生殖器官有器质性病变，如子宫内膜异位症、盆腔炎、子宫黏膜下肌瘤、子宫腺肌症或宫颈狭窄等，导致经血排出不畅而引起的月经疼痛，并有可能进行性加重，多见于已婚的中年妇女。

（4）治疗痛经总以调理冲任气血为基本原则，但根据病情之不同，又有补虚、泻实、行气、活血、祛寒、清热之异；整个治疗过程中应做到标本兼顾，或痛经发作时，以调经止痛治标为重，平素应辨证求因，治本为要，或疏肝，或补肾，或健脾，使冲任气血调和，胞脉畅通，经血畅行而疼痛消失。

（5）本例患者乃肝郁气滞、血瘀阻胞所致。中极位于小腹部，内应胞宫，为冲任之脉的起始部位，是任脉与足三阴经之交会穴，常用于治疗妇科疾病，治疗痛经有调理冲任、活血化瘀、通经止痛之功；元代王国瑞在《扁鹊神应针灸玉龙经》中指出："妇人血气痛：合谷（补），三阴交（泻）。"三阴交为足三阴经的交会穴，足三阴经之循行与任脉相交会，任脉起于胞宫，故三阴交与胞宫有着非常密切的关系，是治疗妇科疾病之要穴，既能疏肝健脾，又能补肾益精，治疗痛经，可调理冲任，通络止痛；阳陵泉是足少阳胆经之合穴，具有疏肝利胆、调理气机、活络止痛之功，能缓解小腹及胸胁乳房之痛；合谷为手阳明大肠经之原穴，阳明经多气多血，妇女以血为本，合谷善调气血，针刺之能行气活血，调理月经，通络止痛；太冲是足厥阴肝经的原穴，《灵枢·九针十二原》云："五脏有疾也，当取之十二原。"且根据"经脉所过，主治所及"的原理，太冲能够调节肝脏和肝经的虚实，有疏肝理气、活络止痛之功。五穴合用，共奏疏肝理气、活血化瘀、通经止痛之效。

（6）月经的产生是脏腑、经络、气血作用于胞宫的正常生理现象。脏腑无病，气血充足，经脉畅通，则月经正常。邵老认为，月经本身具有规律性、周期性，气血、阴阳随着月经周期而不断消长变化。经后阴长渐至重阴，"血海空虚"；经间重阴转阳，阴精旺盛；经前阳长渐至"重阳"，阴精已充，阳气旺盛，"阴盛阳动"；经期重阳转阴，经血排泄，除旧生新。阴阳的消长循环往复，月经周期亦随之交替。治疗痛经时，要注意月经周期气血、阴阳的调理。正如《素问·八正神明论》云："月生无泻，月满无补……是谓得时而调之。"对于月经周期规律的患者，根据月经周期来调节气血、虚实，能起到事半功倍的效果。但对于月经周期不规律的患者，可根据"急则治标"之原则，在痛经发作时以治其标，针灸止痛效果非常满意。当然平时治本不可忽略，正如《素问·阴阳应象大论》所说："治病必求于本。"临证还须辨析其病因病机，明确痛经是"不通而痛"，还是"不荣而痛"，针对本质治疗才是最终目的。

【学习小结】

1.痛经可分为原发性痛经和继发性痛经，针灸治疗原发性痛经有较好的临床效果，尤其对偶尔经行腹痛者，可获立竿见影的疗效；对继发性痛经，针灸缓解疼痛疗效肯定，但应明确诊断，针对原发病进行治疗，才能收到满意的治疗效果。

2.邵老治疗痛经以止痛为效，故常以关元、三阴交、太冲为主穴。但止痛不是最终目的，更不是治法，应在痛止后追本溯源，求因治本，辨证论治，合理配穴，这样才能达到标本兼治的最佳效果。

3.痛经伴随月经周期而规律出现，因此，掌握治疗痛经的时机，对提高治疗效果具有重要意义。在月经周期的不同时期，子宫气血、阴阳、虚实、变化亦不同，治疗应在月经来潮前3～5天开始针治，一直针至月经来潮。这样不仅能够有效预防痛经的发生，更能调节月经周期，从而达到事半功倍的治疗效果。

4.痛经与心理因素关系密切，嘱患者保持心情舒畅；同时也要注意经期卫生，慎起居，避风寒，勿食生冷及刺激性食物，以防疾病复发。

【课后拓展】

1.如何运用中医学阴阳理论解释月经周期规律的变化?

2.通过对邵老治疗痛经经验的学习，你的心得体会及感悟是什么?

3.西医学对痛经是如何认识和治疗的?

4.针灸治疗痛经有什么科学依据? 如何从血浆中 β－内啡肽水平、子宫组织前列腺素含量和神经－内分泌－免疫网络等方面认识针灸治疗痛经的科学内涵?

第二节　崩　漏

妇女在非行经期间阴道突然大量出血，或经血暴下不止，或淋漓下血不断者，称为"崩漏"，发病急骤，大量出血者称为"崩"，病势缓，出血少，淋沥不断者称为"漏"。正如《诸病源候论》所述："血非时而下，淋沥不断，谓之漏下也；忽然暴下，谓之崩中。"若行经时间超过半月以上，甚至数月不止者，应属崩漏范畴，崩称经崩，漏称经漏。崩漏是妇科常见病，也是疑难重症。西医学的功能性子宫出血、女性生殖器炎症和肿瘤等所出现的阴道出血症，皆属中医学"崩漏"范畴。

【辨治思路】

邵老认为，崩漏属月经病范围，根据女子生理特点，凡饮食、劳伤、情志、体质、环境及气候等因素都会影响月经，成为崩漏的发病原因。邵老根据历代医家认识，结合长期临床实践，认为崩漏的发病原因复杂多端，在其发病过程中，可谓病变非一经一脏，因果往往相互影响，气血同病，累及多个脏腑。邵老指出，崩漏的病位在胞宫，与脾、肾、肝三脏关系密切，病机关键是冲任失调，不能制约经血，使胞宫藏泻失常。临床常有血热、血瘀、血虚之不同。血热者一般月经先期，月经量多色紫暗，伴有烦热，口干便秘，脉数；血瘀者淋沥不断或突然量多兼有血块，腹痛拒按，舌绛脉涩；血虚者出血量多少不一，色淡红，多伴有倦怠腰酸，头晕心悸，面色㿠白，舌淡，脉弱。邵老指出，崩漏乃女科急重病证，出血量大时，也可谓急危病证，早在明代徐春甫《古今医统大全》即有："妇女崩漏，最为大病。"临证当以"塞流、澄源、复旧"为其治疗大法，"急则治标，缓则治本"，审证求因，标本兼治，当针则针，当灸则灸，或针灸并用。临床常以隐白、关元、三阴交为主穴治疗崩漏，血热者配太冲、血海，血瘀者配血海、合谷，血虚者配脾俞、足三里、气海、太溪（加灸）。同时，针对崩漏复杂多变之病机，要灵活应变，不可固守一方，以免延误治疗时机。对大出血、病情紧急者，应采用中西医结合治疗，待病情稳定后，方可使用针灸治疗。治疗时应嘱患者保持心情舒畅，禁食辛辣动血之品，劳逸结合，加强锻炼，增强体质。经期不宜参加剧烈运动及体力劳动。

【典型医案】

病例 1 李某，女，29 岁，1981 年 3 月 6 日初诊。

［主诉］月经过多 1 年余，加重 4 个月。

［病史］患者于 1980 年 2 月做人工流产后，出现月经量明显增多，经期延长，行经 7～10 天，或一月两至。经当地妇科医生检查，诊断为子宫内膜炎，给予输液和口服西药（具体治疗不详）治疗，病情有所好转。4 个月前病情反复，月经来潮量多，淋沥不断，再次给予药物治疗，经量减少，但经血始终不断。体质逐渐消瘦，乏力，纳差，经多方治疗无效，前来要求针灸治疗。

［现症］精神差，形体消瘦，月经量多，淋沥不断，面色㿠白，头晕，心慌，乏力，纳差，腹部呈舟状腹，大便溏，小便正常。舌质淡红，苔薄白，脉缓而无力。

> 问题
> （1）患者面色㿠白，月经过多，乏力，纳差，大便溏，脉缓而无力，说明属于何经、何脏腑病变？为什么？
> （2）邵老根据崩漏临床表现，认为崩漏常有热、瘀、虚之不同，其辨证依据是什么？
> （3）简述冲脉、任脉与女子的关系。

［治疗过程］

治则：健脾补肾，调理冲任。针灸处方：关元、三阴交、隐白、次髎。操作：嘱患者排空小便，常规消毒后，关元、三阴交用 2 寸毫针，直刺 1.5 寸，得气后，行提插捻转补法，关元穴针感向下放射至会阴部；三阴交针感向上放射至膝，或向下放射至足跟下；隐白穴用 1 寸毫针，直刺 0.2 寸，行捻转手法；次髎穴用 2.5 寸针，直刺 2 寸，使酸胀感向下腹部或前阴部传导。留针 30 分钟，每 10 分钟行针 1 次。

3 月 7 日二诊：患者述昨日针刺治疗后漏血即停止，按上法继续针刺治疗，隔日 1 次。

3 月 9 日三诊：昨日下午患者因劳作又有少量漏血。但自觉头晕、心慌、气短、乏力等症状明显减轻。继续针治，隔日 1 次。共治疗 4 次，患者诸症基本消失。视其精神佳，面色红润，舌质淡红，苔薄，诊其脉象缓和，未再出现漏血现象，疾病告愈。

6 月 26 日随访：3 个月来月经来潮 3 次，经期 4～7 天，未出现月经妄行现象。

问题

（4）邵老针刺治疗该患者的处方选穴意义何在？

（5）关元穴针刺时为什么要排空小便？

病例 2　金某，女，16 岁，1998 年 5 月 8 日初诊。

［主诉］月经提前、量多 3 月余，加重 2 天。

［病史］3 个月前患者正值经期，连续吃火锅，引起月经过多，色紫红，伴有烦热、口臭、口干、便秘，面部青春痘明显增多，未予以重视，亦未进行相关治疗。随后两个月，患者月经均提前来潮，量多。本次月经提前 10 天而至，月经量较前明显增多，昨日起血流如注，活动加剧，由家人陪同前来就诊。

［现症］患者素体阳盛，喜食辛辣之品，月经先期而至，血流如注，动则加剧，血色紫红，口臭，汗多，气短乏力，怕热，口干，面部暗红丘疹，便秘，舌暗红有斑点，苔薄黄，脉数。

问题

（1）患者月经过多，汗多，怕热，口臭，口干，病变属于何经或何脏腑？

（2）阳盛体质有何表现？其常见病机转化是什么？

（3）本例患者的病因病机是什么？

[治疗过程]

治则：调理冲任，凉血止血。针灸处方：关元、三阴交、隐白、太冲、血海、内庭。操作：嘱患者排空小便，皮肤常规消毒后，关元、三阴交用 2 寸毫针，直刺 1.5 寸，得气后行提插捻转泻法，关元穴针感向下放射至会阴部；三阴交针感向上放射至膝，或向下放射至足跟下；隐白穴用 1 寸毫针，直刺 0.2 寸，行捻转手法；太冲、内庭用 1 寸毫针，太冲直刺 0.7 寸，内庭直刺 0.5 寸，血海用 1.5 寸毫针直刺 1.2 寸，三穴得气后，均行提插捻转泻法。留针 30 分钟，每 10 分钟行针 1 次。

5 月 9 日二诊：患者述昨日经针刺治疗后，月经量明显减少，其他症状均有所改善。按上法继针。

5 月 12 日三诊：患者连续针治 4 次，经血停止，口臭、口干、汗多、怕热等症状明显减轻。嘱患者下次月经来潮前 3～5 天复诊，继续针治，巩固疗效。

6 月 3 日四诊：患者述经针刺治疗后面部痤疮明显减轻，口臭、口干、怕热、汗多等症状消失，二便正常，偶有乏力。现月经尚未来潮，遵医嘱提前来诊，患者舌红，苔白，脉细数。针灸治疗：原处方减内庭，加足三里，选 2 寸毫针直刺 1.5 寸，得气后，行提插捻转补法。余穴操作按上法，每日 1 次，连针 1 周。

嘱患者按周期治疗，每于经前 3 天开始针治，连治 3 个周期，月经恢复正常，无血块，量适中，一般 4～5 天干净。随访 1 年，未复发。

问题

（4）治疗该患者的处方中，邵老为什么配用了太冲、血海、内庭穴？

（5）如何理解邵老在患者6月3日四诊时针灸处方变化的意义？

（6）邵老治疗月经病的周期有什么特点？

【问题解析】

病例1（1）胃主受纳、腐熟水谷；脾主运化、消化食物，脾胃共为后天之本，"气血生化之源"。脾胃功能正常，气血生化有源，内养五脏六腑，外濡四肢百骸、皮毛筋肉，使其发挥正常功能。脾主统血，可统摄血液在经脉中运行而不溢于脉外。气血旺盛，冲任调和，经血正常。本患者素来体质较弱，加之人工流产，使脾气受损，气血大亏。脾失健运，则表现为便溏、食欲不振、消瘦等症；脾虚失运，则气血化源不足，表现为面色㿠白，乏力，倦怠，纳差，大便溏，脉缓而无力等；统摄无力，则月经量多，淋沥不断；脉症合参，本例患者为脾胃虚损，冲任不固。正如《薛氏医案·血崩治法》云："崩之为患……因脾胃虚损，不能摄血归源。"《景岳全书·妇人规》所说："先损脾胃，次及冲任。"

（2）邵老根据崩漏患者的病情，认为临床常有热、瘀、虚之不同。热者一般经行前期，月经量多色紫，伴有烦热，口干便秘，脉数；瘀者见淋沥不断或突然量多，兼有血块，腹痛拒按，舌绛脉涩；虚者出血量多少不一，色淡红，多伴有倦怠腰酸，头晕心悸，面色㿠白，舌淡，脉弱。

（3）冲、任二脉同属奇经八脉，均起源于胞中，下出会阴，分别循行于前正中线和腹部两侧。任，有担任、妊养之义，"任主胞胎"，任脉为"阴脉之海"；冲，有要冲的含义，能上行于头，下至于足，贯穿全身，通行十二经之气血，是总领诸经气血之要冲，冲脉有"十二经脉之海""血海"之称。两脉与女性生理病理关系密切，如清代徐灵胎在《医学源流论·妇科论》中说："凡治妇人，必先明冲任之脉……此皆血之所以生，而胎之所由系，明于冲任之故，则本源洞悉，而后其所生之病，千条万绪，以可知其所从起。"《素问·上古天真论》云："女子……二七而天癸至，任脉通，太冲脉盛，月事以时下，故有子……七七任脉虚，太冲脉衰少，天癸竭，地道不通，故形坏而无子也。"可见，冲、任二脉的盛衰与"天癸"的至与竭密切相关，与女子生长、发育、生殖等功能活动有着密切关系。

（4）邵老根据患者病情，治疗选用关元、三阴交、隐白、次髎。关元为任脉经穴，是足三阴经与任脉的交会穴，为男子藏精、女子蓄血之处，具有补益元气、培肾固本的作用；三阴交是肝、脾、肾三经的交会穴，有健脾益肾养肝之作用；关元、三阴交是邵老临床治疗男女生殖系统疾病的常取要穴，尤其治疗妇科病，二穴配伍运用，屡获良效；隐白是足太阴脾经之井穴，为治疗崩漏的经验效穴，临床观察表明，单用本穴，无论针或灸，对子宫出血性疾病都有较好的止血效果；次髎是足太阳膀胱经腧穴，位于腰骶部，前面对应胞宫，临床善于治疗妇科病，可补益下焦，调理经气，主治月经不调，赤白带下等。诸穴同用，共奏健脾补肾、调理冲任之功。

（5）关元是任脉经穴位，位于脐下 3 寸，穴位深处应于膀胱。邵老治疗崩漏时，关元穴用 2 寸毫针，刺入 1.5 寸左右，进针较深，故治疗前使患者排空小便，以防止膀胱在充盈状态下针刺，导致刺破膀胱而发生危险。

病例 2 （1）胃主受纳、腐熟水谷，乃足阳明经，阳明经多气多血。阳明病多气分热盛，《伤寒论》第 182 条云："身热，汗自出，不恶寒反恶热也。"患者正处于青春期，生长发育较快，易生热，阴阳之气易于失衡。加之患者喜食辛辣之品，病初之时连吃火锅，更助阳生热。阳明热盛扰动血室，致冲任失固，则出现月经过多，火邪循经上炎，则口臭、口干等。其病变涉及足阳明胃经、冲任二脉及胃腑、胞宫。

（2）阳盛体质者，多以形体壮实、面赤时烦、声高气粗、喜凉怕热、口渴喜冷饮、小便热赤、大便秽臭为其特点。若病则易从阳化热，而见高热、大渴、饮冷、脉洪大等症状。

（3）因患者属阳盛体质，喜食辛辣，有口臭、怕热等现象，说明患者平素内热偏盛，致热伏冲任，加之过食辛辣之物而诱发，火热之邪扰动血室，迫血妄行，则发崩漏。

（4）邵老治疗该患者，除主穴外，处方中又配用了太冲、血海、内庭。太冲是足厥阴肝经的原穴，具有疏肝理气、平肝潜阳、清利湿热、活血通络的作用。血海为足太阴脾经腧穴，是治疗血证的要穴，具有活血化瘀、补血养血、清热凉血、摄血止血之功效；二穴相配，具有清热凉血、摄血止血的作用。内庭为足阳明胃经的荥穴，阳明经为多气多血之经，"荥主身热"，针刺之可调气血，可清泄阳明经邪热，本例患者的发病病机是阳明热盛，扰动血室，迫血妄行，冲任失固，在选用三主穴的同时，又配伍了太冲、血海、内庭。

（5）患者在6月3日四诊时，根据患者的病情变化，其热象基本消除，偶有乏力，且患病数月，血亏气耗尚未完全恢复，故邵老在上次治疗的处方基础上，减去内庭穴，加用足三里，和三阴交相配，健脾和胃，益气养血，使气血生化有源，以利康复。

（6）邵老指出，在治疗月经病时，应在月经来潮前3～5天或1周开始治疗，根据病情治疗至月经来潮，或至月经结束为1个疗程，一般需要连续治疗3～5个疗程。但对病情复杂多变者，治疗时间当灵活掌握，不可拘泥一法，以免延误治疗时机。

【学习小结】

1.针灸对崩漏有较好疗效，但因崩漏临床有轻重急缓之别，因此，邵老强调，临证要遵循"急则治标，缓则治本"的治疗原则，立足于"抓主证""抓病机"，分清主次，重视辨证施治。针对主要病机选取穴位，做到穴证相应，主配分明，手法得当，方可取得较好的临床疗效。

2.邵老强调，对病久体弱、疗效不易巩固的患者，应配合药物治疗。若患者大出血不止，面色苍白，冷汗淋漓，脉微弱者，属危急重症者，应采取中西医急救治疗，待病情稳定后，方可施行针灸治疗。

3.在经期前后或正值经期，患者应注意避免剧烈活动和重体力劳动；避免精神刺激，保持乐观情绪；忌食辛辣刺激燥热之品和寒凉之物；注意经期卫生，避免冒雨涉水。

【课后拓展】

1. 怎样理解中医治疗崩漏的"塞流、澄源、复旧"大法?

2. 通过对邵老治疗崩漏经验的学习,你的心得体会及感悟是什么?

3. 西医学对崩漏的认识和治疗如何?

4. 针灸治疗崩漏有什么科学依据? 如何从大脑皮层、下丘脑、垂体、卵巢、子宫等各器官、组织之间的协调关系方面认识针灸治疗崩漏的科学内涵?

第三节　闭　经

闭经为妇科常见病、多发病,临床有原发性闭经和继发性闭经之别。原发性闭经系女子年逾 16 周岁而月经未至,或开始月经周期不规律,经量少,经期延长,终致闭经;继发性闭经是正常月经周期建立后,月经停止 6 个月,或按自身原有月经周期计算停止 3 个周期以上,常有其他伴随症状。妊娠期、哺乳期、绝经期前后的停经,均属正常生理现象,不视为病态。

【辨治思路】

中医学认为,月经的产生是脏腑、天癸、冲任功能协调作用于胞宫的结果,"肾气–天癸–冲任–胞宫"是调节月经周期的核心。邵老认为,任何环节的功能紊乱均可引起月经失调。闭经病位在胞宫,其病因多由先天禀赋不足、感受外邪、情志失调、饮食起居失节,诸因相互影响,终致经络、气血、脏腑合而为病。经络为病,冲任失调;气血为病,气化失常,易致血虚、血瘀;脏腑为病,肾、肝、脾胃功能失衡。邵老指出,临证当分虚实,虚者多由禀赋不足,或劳欲太过,或患病日久,或多产失血,血源枯竭,冲任失养,经期错后,经量渐少,终致断绝;实者常因经期受寒饮冷,或情志抑郁,致冲任失调,胞脉受阻,月经骤停,且伴有少腹或胸胁胀痛,舌质暗红或有紫点,脉象沉涩。治疗闭经邵老以调理冲任为总法则,取穴以关元、三阴交、血海为主。虚证宜健脾益肾,养血通经,针用补法;实证宜理气散寒,活血通经,针用泻法。血虚者配肾俞、脾俞、足三里;气滞者配合谷、中极、次髎;寒凝者重灸以温通。邵老强调,由于闭经病机复杂,临床辨证施治要分清主次,权衡病情之轻重急缓,有的放矢。闭经若因体弱或病久血虚所致,应配合药物;若因生理缺陷所致,则针灸无效。

【典型医案】

病例 张某,女,23 岁,1991 年 1 月 8 日初诊。

[主诉]经停 5 个月。

[病史]患者自诉 15 岁月经来潮,经量、周期(每月一至)一直正常。5个月前正值月经来潮,淋雨受寒,经量突然减少,之后月经一直未来,曾经口服药物治疗(用药不详)无效,特来要求邵老针灸治疗。

[现症]少腹冷痛,形寒怕冷,腰酸乏力,饮食、二便正常,舌暗淡,苔薄白,脉缓。

> 问题
>
> (1)患者月经来潮时,淋雨受寒,经量突然减少,其病机是什么?
>
> (2)患者少腹冷痛,形寒怕冷,舌暗淡,苔白,脉缓,发生了什么样的病机变化?
>
> (3)患者闭经后腰酸乏力,又发生了什么样的病机变化?

[治疗过程]

治则:调理冲任,温通胞脉。针灸处方:关元、三阴交、血海。操作:嘱患者排空小便,令其采取仰卧位,腧穴皮肤常规消毒后,选用 1.5 寸毫针,三穴均进针 1.2 寸,行提插捻转手法,使关元穴针感下传至会阴部,针用泻法;将一根艾条截成四小段,点燃后均匀地摆放在艾灸箱内,再把艾灸箱放置于腹部。留针施灸 30 分钟。治疗过程中对患者进行心理疏导,并嘱咐调节饮食,调整作息。

1月11日复诊：患者自诉少腹冷痛消失，仍觉腰酸，乏力，原方不变，加刺脾俞、肾俞、足三里，针用补法。

连针8次，患者月经来潮，诸症皆愈。随访半年，月事依时而下，病情未见反复。

问题

（4）如何理解邵老治疗本例患者处方中各穴的运用意义？

（5）治疗过程中，为什么邵老对患者要进行心理疏导？

（6）针治3天后，邵老为什么加刺脾俞、肾俞、足三里？

【问题解析】

（1）寒为阴邪，易伤阳气，且有凝结阻滞、收缩之特性。当行经之时，素体本虚，患者又淋雨受寒，使邪乘虚而入，寒客胞中，血为寒凝，瘀阻冲任，血下不利，故致经量突然减少，最终发为闭经。正如《诸病源候论·月水不通候》云："风冷伤其经血……得寒则涩闭，既为冷所结搏，血结在内，故令月水不通。"

（2）肾主藏精，主生殖，为天癸之源，冲任之本。肾中精气充盈，才能"肾气足，冲任脉盛，天癸至，月事以时下"。正如《医学正传·妇人科》云："月经全藉肾水施化，肾水既乏，则经血日以干涸。"可见，肾中精气充足是"天癸至"的先决条件，肾气在月经产生中起着主导作用，即《傅青主女科》谓"经水出诸肾"。肾有肾阴、肾阳两个方面，它们分别代表肾生理活动中寒和热、静和动、入和出、降和升等相互对立、制约和协调的作用关系。凡外感或内伤诸因，使这种平衡关系遭到破坏，就会出现肾阴亏虚，或肾阳不足，继而发生闭经。又冲任之脉起于胞中，冲为血海，任主胞胎，对月经具有重要的调节作用。本案患者素体本虚，又淋雨受寒，使寒凝瘀阻，冲任失调，日久损肾伤阳，导致肾阳亏虚。本例患者少腹冷痛，形寒怕冷，舌暗淡，苔白，脉缓，均系肾阳不足之表现。

（3）妇女以血为本，血是月经的物质基础。肾主藏精，精血互生。脾胃乃后天之本，气血生化之源，脾胃强健则气血化生有源，下注冲任，胞宫有血可藏，血海充盈，这是保证女子月经能如期疏泄的前提条件。患者闭经日久，肾中精气亏耗，继而影响脾胃运化功能。"腰为肾之府"，肾精亏耗，腰府失其荣养则腰酸；脾虚气血生成不足，不能充达肢体、肌肉，则乏力。

（4）闭经是妇科临床的常见病，也是疑难病症，发病原因较多且复杂。肾中精气充足是"天癸至，任脉通，太冲脉盛"的先决条件；肝藏血，主疏泄，肝疏泄功能正常，经血得以调节，这是"月事以时下"的必要条件；加之胃强脾健，气血生化有源，气机升降有序，精血下行藏于胞中，经水得行。本例患者闭经源于寒邪客于胞宫，致肾阳亏虚，冲任受损，故治疗以"调理冲任，温通胞脉"为大法。《素问·举痛论》有云："寒气客于冲脉，冲脉起于关元。"取任脉与足三阴经交会穴关元穴，针而灸之可培元补肾，调理冲任。足太阴脾经之三阴交穴，为肝、脾、肾三经交会穴，有健脾理血、补肾平肝之功，历代医家认为凡属肝脾肾三经症之关于血分者，三阴交统能治之，如《针灸聚英》载："如经脉闭塞不通，泻之立通，经脉虚耗不行者，补之，经脉益盛则通。"足太阴脾经之血海穴，为血之归聚处，善于调血，可治疗与血有关的各种疾病，闭经者取血海以达行血调经之效。关元、三阴交、血海三穴合用，针用泻法，配合艾灸，通中有补，调养兼施，共奏温肾培元、散除寒凝、疏肝健脾、调理冲任、活血调经之功。

（5）女性生理结构特殊，社会角色多变，加之性格特点等因素，在社会竞争中生存压力大，常会导致肝气郁滞，此乃多种疾病之最常见病因。本例患者闭经日久，思想压力大。在治疗过程中，邵老多次对患者进行心理疏导，目的在于安定患者心神，调畅情志，使肝之疏泄功能正常，气血运行畅通，有助于闭经的治疗。

（6）"若欲通之，必先充之"，患者闭经日久，脾肾受损，若气血生化无源，可进一步导致闭经的加重，故第3天后加刺脾俞、肾俞、足三里穴，以调理后天之本，充盈肾精，滋养气血，加速疾病向愈。

【学习小结】

1.闭经临床常分为原发性闭经和继发性闭经，针灸治疗闭经效果确切，但因继发性闭经诱因较多，又有功能性疾病或器质性疾病引起之不同，针灸效果也各不相同，临证时应详察病情，明确诊断，采取相应的治疗方法，必要时采取中西医结合治疗，方能取得良好的治疗效果。

2.邵老认为，闭经起因诸多，但基本病理无外虚、实之分。虚者多有血虚、肾虚或气血两虚；实者多有气滞、血瘀或寒凝。病位主要在胞宫，与肝、肾、脾、胃关系密切，日久可累及于心。治疗以关元、三阴交、血海为主穴，辨证加减，对症处理。

3.闭经日久，症状繁多，病机复杂，常涉及多条经脉和多个脏腑。邵老在治疗时常采用通、补兼施的方法，在行肝郁之气的同时，不忘补脾胃不足之气，以畅达冲任气机；化瘀血之际，补肾精之元，祛瘀滞而生新血，冲任满而血海盈。因此，能收到满意的治疗效果。

4.针灸在治疗闭经时，心理因素不可忽略。应注意心理疏导，调整情志，饮食有节，规律作息，对闭经的治疗具有积极的辅助作用。

【课后拓展】

1.怎样运用中医学理论动态解释闭经发展不同阶段所出现的病机变化？

2.通过对邵老治疗闭经临床经验的学习，你的心得体会及感悟是什么？

3.西医学对闭经是如何认识和治疗的？

4.针灸治疗闭经有什么科学依据？如何从大脑皮层、下丘脑、垂体、卵巢、子宫等各器官、组织之间的协调关系方面认识针灸治疗闭经的科学内涵？

第四节　带下病

带下病是指女性阴道内白带量明显增多，或有色、质、气味异常，或伴有腰膝酸痛等全身症状的一种病证。古有"下白物""流秽物""白沃""赤白沥"等名称。本病发病率高、复发率高，为妇科领域中仅次于月经病的常见病，常并见月经经期延长、周期缩短、经间期不规则出血等情况。西医学中各类阴道炎、宫颈炎、盆腔炎、妇科肿瘤、内分泌失调等，均可引起带下异常。

【辨治思路】

邵老认为，带下病的发生可因感受外邪、饮食失节、劳倦太过，或情志失畅等诸多原因，致脏腑功能失调，湿浊内生而下注，使任脉不固，带脉失约而发病。其病位在胞宫，与带脉、任脉及脾、肾、肝关系密切。致病关键是湿邪，正如《素问·太阴阳明大论》云："伤于湿者，下先受之。"《灵枢·百病始生》云："清湿伤下。"《傅青主女科》说："夫带下俱是湿证。"邵老指出，带下病有虚实之分、寒热之别，临证当以带下量、色、质、气味为辨证要点。带下色淡、质稀，属虚寒；带下色黄、质稠，秽臭，为实热。治疗既应重视除湿，又宜健脾益肾，固摄任带，取穴以关元、三阴交、带脉为主，实者针用泻法，虚者针用补法并灸之。脾虚甚者，配足三里、阴陵泉；肾虚明显者，配肾俞、次髎，针灸并用；湿热下注所致，可配阴陵泉、行间。邵老强调，治疗期间应注意日常调护，勿冒雨涉水，忌食辛辣、肥甘之品，注意经期、产后卫生等。

【典型医案】

病例　刘某，女，32岁，1986年8月13日初诊。

［主诉］白带过多两年余，加重5个月。

［病史］患者两年前出现月经周期错后，经量时多时少，白带量多，常感腰膝酸软，少腹部胀痛。经用中西药（用药不详）调治，月经基本正常，但白带时多时少，尤其近 5 个月白带量多，淋沥不断，虽经多方治疗，效不明显，今求治于邵老。

［现症］神志清楚，精神尚可，语言流利，体质较瘦，面色㿠白无华，动作自如，白带量多，其质稀薄，气味不甚明显，腰酸如折，小腹发凉，喜暖喜按，舌淡，苔白，脉沉细。

> 问题
>
> （1）患者白带量多，其质稀薄，伴腰酸如折，小腹发凉，舌淡，苔白，脉沉细，病变属于何经或何脏腑？
>
> （2）带下病主要与哪些经脉有关？
>
> （3）肾虚导致带下病的病因病机是什么？

［治疗过程］

治则：补益肾气，固摄带脉。针灸处方：关元、三阴交、带脉、肾俞、次髎。操作：先令患者俯卧，肾俞选用 1 寸毫针，直刺 0.8 寸，次髎选用 1.5 寸毫针，直刺 1.2 寸，针刺得气后，行提插捻转补法操作，留针 20 分钟；再令患者仰卧，关元、带脉、三阴交均选用 1.5 寸毫针，直刺 1.2 寸，关元针前嘱患者排空小便，令针感传至会阴部；三阴交针感传至足底。针刺用补法并配合艾灸，施术 20 分钟。每日治疗 1 次。

8 月 27 日复诊：患者述经针灸治疗 10 次后，白带明显减少，腰酸腹凉基本消失。上方去肾俞、次髎穴，继针关元、三阴交、带脉，操作同上，隔日 1 次。

前后共针灸治疗 30 次，白带正常，诸症消失。随访半年，未见反复。

问题

（4）邵老治疗带下病，为什么选用关元、三阴交、带脉作为主穴？

（5）对于本案患者的治疗，邵老为什么在主穴处方的基础上又加了肾俞、次髎？

（6）应如何预防带下病？

【问题解析】

（1）邵老指出，本例患者出现"白带量多，其质稀薄，伴腰酸如折，小腹发凉，舌淡，苔白，脉沉细"，属于肾虚，任脉、带脉受损。肾阳不足，命门火衰，固摄无权，以致任脉不固，带脉失约，则白带量多，其质稀薄；腰为肾之府，故肾虚则腰酸如折；肾阳不足，不能温煦胞宫，故小腹发凉，喜暖喜按；舌淡，苔白，脉沉细，均为肾阳不足之证。

（2）任主诸阴，司阴液，为阴脉之海，又通于胞中，与肾相系。带脉起于季胁，环行腰腹一周，能约束诸脉，固摄下元。清代黄元御《四圣心源》曰："带下者，阴精之不藏也……五脏之阴精，皆统于任脉。任中阳秘，带脉横束，环腰如带，为之收引，故精敛而不泄。任脉寒沍，带脉不引，精华流溢，是谓带下。"《傅青主女科》云："夫带下俱是湿证，而以带名者，因带脉不能约束而有此病。"可见，带下病是湿邪伤及任带二脉，致使任脉不固，带脉失约而发病。

（3）邵老认为，肾为先天之本，主生殖，是人体生长发育的根本。肾在妇女的生理、病理上都具有非常重要的意义。肾虚是导致带下病的主要原因，正如明代孙文胤《丹台玉案》曰："奇经八脉之中，带脉在腰，如带之状。妇人患带下者，病在带脉也，虽有赤白，总属肾虚。"若患者先天禀赋不足，素体阳虚，或后天劳欲太过，多产多孕，或久病体弱，使肾气亏耗；肾阳不足，命门火衰，失其温煦，气化失常，任带失约，水湿下注；或肾阴不固，封藏失职，任带失其固约，阴精滑脱，则发为带下病。

（4）邵老认为，湿邪是导致带下病的主要原因。其病位在胞宫，与带脉、任脉及脾、肾、肝关系密切。关元为任脉经穴，是足三阴经与任脉的交会穴，穴居于脐下3寸，为男子藏精、女子蓄血之处，具有培元补肾、调理冲任、暖宫固精、祛湿止带等作用；三阴交是足太阴脾经穴，又为足三阴之交会穴，能统调三阴经之气血，具有健脾祛湿、调理肝肾、活血行气、固摄止带等功；关元、三阴交二穴与肝、脾、肾及冲、任关系甚密，为治疗妇科病之要穴，治疗带下病可健脾益肾，调理冲任，祛湿止带。带脉穴虽为胆经穴，但又是胆经与带脉的交会穴，带脉起于胁下，环行腰间一周，络胞而过，具有约束诸经之功，带脉穴可固摄带脉，调理冲任，为治疗带下病的重要穴位，早在《针灸资生经·第七》即有"带脉治带下赤白"。邵老治疗带下病以关元、三阴交、带脉为主穴处方，其功效相得益彰，临床可获满意疗效。

（5）本案患者症见带下清稀色白，腰酸如折，小腹发凉，喜暖喜按，面色㿠白，舌淡，苔白，脉沉细，此乃肾阳不足，命门火衰，固摄无权，以致任脉不固，带脉失约，湿浊下注而成。肾俞、次髎二穴皆为足太阳膀胱经经穴，肾俞乃肾脏之精气输注之处，具有补肾培元、益水壮火、强健腰膝、温阳化气、利水渗湿、固约任带等功，《千金翼方》提出"灸肾俞"治带下；次髎具有调理下焦、通经散滞、温散寒湿等功能，《针灸甲乙经》记载："女子赤白沥，心下积胀，次髎主之。"《针灸大成》云："次髎主妇人赤白带下。"邵老对本例患者在选取主穴的同时，配伍肾俞、次髎，针灸并施，可达补益肾气、温暖下焦、固摄止带之目的。

（6）带下病的主要病因为湿邪，因此，预防带下病，应做到：①避免冒雨涉水，久居湿地，预防外湿内侵。②饮食有节。元代朱丹溪在《丹溪心法》指出"必须断厚味"，因此，应忌过食生冷、辛辣，勿食肥甘厚味，以免伤脾生湿，蕴湿生热而发病。③调畅情志。保持心情舒畅，减少精神刺激。④避免房劳多产，以免耗伤肾气、肾精，致封藏失职，阴精不固。此外，应保持外阴清洁，注意经期、产后卫生，勤洗勤换内裤，禁止盆浴。

【学习小结】

1.邵老根据临床经验指出，带下病虽有多种证型，但其病变所属脏腑不外脾、肾、肝三脏,经脉不离任、带二脉。临床若审病求因,辨证论治,一般都能收到较好的效果。但若是滴虫性阴道炎及真菌性阴道炎引起者,宜结合外用药,以增强疗效。

2.临床若伴有月经不调、不孕症的经带同病者,邵老认为,应根据病情轻重,可治带调经,或调经治带;需经带并治者,主张经前调经,经后治带,行经期不宜治带,以免月经紊乱。

3.避寒湿,调情志,慎饮食。养成良好的卫生习惯,经常保持会阴部清洁干燥卫生。

【课后拓展】

1. 你了解"五色带"吗?临床如何以"五色"论治?
2. 如何运用奇经八脉理论指导临床治疗带下病?
3. 完带汤出自何部著作?临床主要用于治疗哪种证型的带下病?
4. 运用中药治疗肾虚带下的代表方是什么?

第五节　阴　痒

阴痒属妇科常见病,是指妇女阴道或外阴部瘙痒,多由外阴各种不同病变所引起,但也可发生于外阴完全正常者。一般多见于中年妇女。瘙痒多表现为持续性或阵发性,当瘙痒严重时,白天患者坐卧不安,影响正常的生活和工作;夜间加重,影响睡眠。由于入睡后不自觉搔抓,可使局部皮肤破溃或有搔抓痕,使外阴皮肤红肿、感染。中医又称"阴门瘙痒""痒风"等。本病常伴有不同程度的带下,常见于西医学的阴道炎、外阴炎等疾病。

【辨治思路】

邵老指出,引起阴痒可由内外之因,外因常是不注意局部卫生,外阴不洁,感染湿热或虫疾;内因多因忧思忿怒,伤于肝脾,脾虚生湿,肝郁化热,湿热下注；或因体虚久病，精血亏虚，化燥生风，外阴失濡而发阴痒。邵老认为，阴痒病位在阴部，但与肝、脾、肾三脏功能失常有关。邵老治疗阴痒常以健脾利湿、疏肝清热、祛风止痒为原则，根据多年的临床经验，其治法以针刺为主，常配合中药外洗。针刺处方以关元、三阴交、中极、曲泉为主，若带下量多，外阴潮湿配阴陵泉、蠡沟，以健脾利湿、泄肝止痒；带下色黄，配阴陵泉、太冲以清热利湿；外阴营养不良，配照海补血；心烦，配大陵以宁心安神。邵老指出，针灸治疗阴痒疗效确切，若配合中药外用，如蛇床子、花椒、枯矾、苦参、百部、艾叶，水煎，先熏后洗，疗效更佳。临床中有部分患者病情严重，情绪焦躁或郁闷，在治疗的同时，应注意疏导患者心理，了解病情，问其有无其他疾病，如糖尿病、肝病、皮肤病等，找出根源，审因施治，才是防治阴痒之关键。

【典型医案】

病例　张某，女，54 岁，1965 年 4 月 26 日初诊。

［主诉］阴部瘙痒 10 年余。

［病史］患者自述 10 年前无明显诱因出现阴部瘙痒，因症状较轻，没有引起重视，未给予治疗。之后阴痒逐渐加重，到当地医院妇科检查，诊断为阴道炎，给予内服药和局部中药熏洗（具体用药不详）治疗，病情始终未得到有效控制，时轻时重，痒甚时夜不能寐，患者非常痛苦。正值邵老参加下乡巡回医疗队，患者即到邵老医疗队就诊。

［现症］阴痒不肿，严重时奇痒难忍，坐卧不安，夜间影响睡眠，性情急躁，时有口苦，小便黄，大便干，无白带，舌苔薄腻，干燥少津，脉弦数。

> 问题
>
> （1）根据经络学说，阴痒与哪几条经脉有关？
>
> （2）本例患者发病的病因病机是什么？
>
> （3）阴痒有虚证和实证之不同，临床应如何区分？

[治疗过程]

诊断：阴痒。治则：平肝泄热，利湿止痒。处方：中极、三阴交、曲泉、太冲。操作方法：嘱患者排空小便，取仰卧位，穴位常规消毒，中极、三阴交、曲泉选用1.5寸毫针，直刺1.3寸，针刺中极时令针感传至会阴部；太冲穴选用1寸毫针，直刺0.8寸，诸穴针刺得气后，采用提插捻转泻法操作。留针30分钟，中间行针2次。

4月27日二诊：患者自诉阴部瘙痒症状减轻，夜间睡眠明显好转。嘱继续针治。

4月29日三诊：患者阴部瘙痒明显减轻，心情好转，口苦消失，二便基本正常。按上法坚持针治，隔日1次。

患者20天内坚持针治8次，阴部瘙痒等诸症消失，患者精神状况很好，疾病告愈。1个月后随访，阴痒未见反复。

问题

（4）邵老治疗本例患者时，处方选取中极、三阴交、曲泉、太冲穴，意义何在？

（5）详述邵老治疗本病时，针对不同表现所取腧穴的作用。

（6）从经络角度阐释足厥阴经络与前阴病、妇科病的关系。

【问题解析】

（1）阴痒是指外阴或阴道瘙痒的症状，病位在前阴，从经脉循行看，《素问·骨空论》云："任脉者，起于中极之下，以上毛际，循腹里。"《难经·二十八难》云："督脉者，起于下极之俞，并于脊里。"《灵枢·经脉》云："肝足厥阴之脉……入毛中，过阴器，抵小腹。"三条经脉都与阴器发生直接联系，故本病与任脉、督脉、足厥阴肝经有关。

（2）本例患者平素性情急躁，肝火较盛，肝火横犯脾土，使脾虚生湿，湿热互结，下注阴部，日久生虫，虫毒侵蚀则瘙痒不已，白昼坐立不安，夜间影响睡眠。《疡医大全·阴痒门主论》云："妇人阴户作痒，乃肝脾风湿流注，亦有肝火郁结而成。"然患者年过五十，精血不足，阴器失濡，亦有血燥津少之征。《女科经论·前阴诸证》云："厥阴属风木之脏，木朽则蠹生，肝经血少，津液枯竭，致气血不能荣运，则壅郁生湿，湿生热，热生虫，理所必然。"

（3）阴痒有虚实之分。实证多见于肝经湿热下注，主要表现为阴部瘙痒难忍，坐卧不安，外阴皮肤粗糙增厚，有抓痕，或带下量多，色黄，味腥臭；伴有心烦易怒，胸胁满痛，口苦口腻，食欲不振，小便黄，舌红，苔黄腻，脉弦数。虚证多由肝肾阴虚、血燥生风所致。临床表现为阴部瘙痒难忍，干涩灼热，夜间加重，伴有眩晕耳鸣，五心烦热，口干不欲饮，舌红少苔，脉细数无力。

（4）邵老治疗本例阴痒患者，选取了中极、三阴交、曲泉、太冲穴。中极穴位于脐下4寸，腹中线上。内应胞宫，为任脉经穴，任脉起于胞中，出于会阴；中极穴是任脉与足三阴之交会穴，根据经脉循行，腧穴之所在，以及交会穴的特点，针之可调血室，理下焦，清热利湿。三阴交是肝、脾、肾三经之交会穴，脾统血，肝藏血，肾藏精，精血互生。妇女以血为本，因此本穴为治疗妇科病的首选腧穴，取之能健脾利湿，补益肝肾，调理冲任。曲泉位于膝内侧，为足厥阴肝经之合穴，是肝脉之气最旺盛之处，调节肝经和肝脏作用比较强。"肝足厥阴之脉……入毛中，过阴器，抵小腹"，因此，选曲泉具有平肝息风、清利湿热、通理下焦、消除阴痒的作用；太冲是足厥阴肝经的输穴、原穴，取之可疏肝理气，清热利湿，止痒止痛。诸穴配伍，标本兼治，取效卓著。

（5）若带下量多，外阴潮湿配阴陵泉、蠡沟。阴陵泉为足太阴脾经之合穴，脾主运化水湿，古人云："治湿不利小便非其治也。"阴陵泉是治疗水湿为患之要穴，健脾利湿，通利小便，使湿邪从小便而出。蠡沟为足厥阴肝经的络穴，联络于足少阳胆经，肝胆相表里，肝胆火旺，湿热下注而致阴痒；阴陵泉、蠡沟二穴合用，以清肝健脾，利湿止痒。带下色黄，配阴陵泉、太冲，阴陵泉为脾经合穴，为健脾和胃、通利水湿之要穴，太冲为足厥阴肝经原穴，可调节肝脏和肝经虚实，清泻肝火，统治肝病，二穴合用，以调理肝脾，清热利湿。外阴营养不良配照海，照海为足少阴肾经穴，肾为先天之本，取之可益肾养阴，滋补精血。心烦配大陵，大陵为手厥阴心包经之原穴，心主神志，患者阴部剧烈瘙痒，难以忍受，则心情烦躁，坐卧不安，取大陵以宁心安神。

（6）足厥阴经络与前阴病关系甚为密切。其经脉循行："入毛中，过阴器，抵小腹。"其病候："是主肝所生病者……飧泄，狐疝，遗溺，闭癃。"其络脉主病为："足厥阴之别，名曰蠡沟……实则挺长，虚则暴痒。"其经筋病候为："足厥阴之筋……伤于寒，则阴缩入，伤于热，则纵挺不收。"综上所述，足厥阴肝之经脉、络脉、经筋均与前阴部密切相关，因此，足厥阴肝经穴位常用于治疗前阴病和妇科病。

【学习小结】

1. 阴痒是妇科临床常见病，其病因有内外之别，辨证有虚实之分，针灸治疗疗效确切。邵老常以关元、中极、三阴交、曲泉为主治疗阴痒，但临证重视辨证，治疗强调穴证相应，主配分明，根据具体病情灵活施治，方能取得良好的治疗效果。

2. 邵老提出在使用针灸治疗阴痒的同时，配合中药熏洗疗效更佳。其中药（蛇床子 30g，花椒 30g，枯矾 20g，苦参 30g，百部 30g，艾叶 20g）熏洗阴部，以助清热利湿、杀虫止痒之效。

3. 邵老强调，患者一定要保持外阴清洁干燥，切忌搔抓，衣着宜松软，沐浴勿过勤，少用肥皂，少搓擦，避免搔抓和各种刺激。

4. 本病多数预后良好，但极易复发，应引起高度重视。注意调畅情志，清淡饮食，忌食辛辣、鱼腥发物，戒酒，多吃水果、蔬菜。

【课后拓展】

1. 阴痒的诊断要点是什么？

2. 西医学的哪些疾病临床易出现阴痒？如何鉴别？

3. 谈谈西医学对本病的认识和现代研究进展。

4.通过对邵老针药并用治疗阴痒的学习，谈谈你对针药结合的体会和感悟。

第六节　乳　少

乳少又称缺乳、乳汁不足，是指妇女产后哺乳期内，乳汁分泌量少，不能满足婴儿需要而言。正常情况下，产后 3 天，由于胎盘激素的影响，乳房开始分泌乳汁，初始乳汁量少、质稀、色淡黄，以后逐渐增多、质稠、色白。本病多发生于产后数天至半月内，也可发生于整个哺乳期。临床以产后初期的缺乳为多见。

【辨治思路】

邵老根据历代医家对乳少的认识，结合自己多年的临床经验，指出乳汁是由气血所化生，认为乳少临床有虚、实两类，一则为虚证，多因产期出血、出汗过多，气血化生乳汁乏源；或体质素虚，脾胃功能较弱，饮食减少，以致气血亏虚，化生乳汁不足；再则为实证，多由情志因素所致，肝气郁结，失其条达和疏泄之力，以致乳络不通，乳汁壅闭，不能正常溢出。邵老临证治疗乳少以调益气血、通络下乳为总则，常用膻中、乳根、少泽三穴为主，实证配肝俞、肩井；虚证配脾俞、足三里。实证针用泻法，虚证宜针灸并用，或用灸法。邵老强调，临证要明辨虚实，做到穴证相应、主配结合，方可取得较好的临床效果。然因乳少的发病与精神抑郁、睡眠不足、营养不良、哺乳方法不当有关，因此邵老指出，日常要注意生活调护，生活规律，保证睡眠，调畅情志，增进饮食等。

【典型医案】

病例　田某，女，28 岁，1999 年 9 月 8 日初诊。

［主诉］乳汁全无 2 天。

[病史]患者自产后两个月来乳汁充足，足以满足婴儿喂养需要。两天前因和家人发生口角，随后即出现乳汁全无，乳房胀满，痛不可触，家人用牛乳代之，婴儿不吮，哭闹不已，全家甚为着急。产妇考虑婴儿需继续哺乳，用药物治疗会影响婴儿，经人介绍特寻求针灸治疗。

[现症]性情急躁，焦虑面容，面色红润，乳汁全无，乳房胀痛，不可触及，皮色不变，胸胁胀满，纳差，二便正常。舌淡红，苔薄白，脉弦。

问题

（1）患者乳房胀痛，胸胁胀满，不可触及，舌淡红，苔薄白，脉弦，病变属于何经或何脏腑？

（2）乳房疾病与哪些脏腑、经脉关系较为密切？

（3）乳少实证与虚证的临床表现有哪些不同？

[治疗过程]

治则：疏肝解郁，通络下乳。针灸处方：膻中、乳根、少泽、肝俞、肩井。操作：令患者先取侧卧位，穴位常规消毒后，肝俞、肩井均用1寸毫针，直刺0.6寸，用捻转泻法，留针20分钟，中间行针1次。起针后，再令患者采取仰卧位，常规消毒穴位后，膻中、乳根两穴皆选1.5寸毫针，针刺膻中时针尖沿皮向下平刺入1.2寸，得气后，将针提至皮下，分别向两侧乳房沿皮横刺，使乳房产生酸胀感；针刺乳根时，顺肋间向外上方斜刺1.3寸，得气后行捻转泻法，使局部产生胀热感，并向整个乳房扩散。少泽用1寸毫针向上斜刺0.2寸，行捻转泻法。留针30分钟，每10分钟行针1次，留针期间乳汁点滴而出。

9月9日二诊：患者述昨日针灸治疗回家后，经婴儿吮吸乳汁即排出，乳房胀痛消失，但欠通畅，还不能满足喂养婴儿。上方去肝俞、肩井，继续针治。

9月10日三诊：患者乳汁排出通畅，已基本满足婴儿喂养，为巩固疗效，继针1次。

共针治3次，患者乳汁分泌正常，诸症消失，疾病告愈。随访两个月，患者未再出现乳少现象。

> 问题
>
> （4）如何理解邵老治疗乳少的处方选穴？
>
> （5）针刺肩井穴应注意些什么？
>
> （6）针刺乳根穴的注意事项是什么？
>
> （7）邵老针刺治疗本例乳少患者 1 次后，为何减去肝俞、肩井穴？

【问题解析】

（1）中医学认为肝主疏泄，属木，喜条达，恶抑郁，怒伤肝。《素问·举痛》云："百病生于气也。"患者情志郁怒，肝气郁结，疏泄失常，使气机郁滞，肝经气血壅盛，乳络不通，故胸胁胀满，乳房胀痛，不可触及。如《灵枢·经脉》曰："肝足厥阴之脉，起于大指丛毛之际……布胁肋。"弦脉主病在肝胆，故本例患者属于肝及肝经病变。

（2）乳房疾病与肝、脾、胃、肾经及冲任二脉关系密切。足厥阴肝经至乳下，足阳明胃经过乳房，足太阴脾经行乳外侧，足少阴肾经行乳内侧。乳汁来源于脾胃化生的水谷精微。胃主受纳，脾主运化，同居中焦，脾胃功能健全，气血旺盛，则乳汁多而浓；气血衰少，则乳汁少而淡。冲任为气血之海，上行为乳，下行为经，妇女哺乳期则经止。乳汁的分泌、调节和肝木之气有关，肝主疏泄，性喜条达，若肝气不舒，疏泄不利，乳络不通，可导致乳汁分泌减少。

（3）虚证乳少者，乳房柔软无胀感，常兼见面色㿠白，头晕心悸，神疲纳少，唇甲无华，舌淡，脉弱。实证乳少者，乳房胀满疼痛，常兼见情志抑郁，或性情急躁，胸胁胀闷，时有嗳气，善太息，舌红，苔薄黄，脉弦。

（4）膻中、乳根、少泽是治疗乳少的基本处方。《铜人腧穴针灸图经》曰："膻中治妇人乳汁少。"膻中属任脉穴，为八会之气会穴，又是心包络之募穴，善调胸中大气；气为血之帅，气行则血行，故能调理气机，活血通乳，为通乳之要穴；乳根穴位于乳房根部，是足阳明胃经之腧穴，足阳明胃经

"从缺盆下乳内廉"，乳房为其所过，阳明经为多气多血之经，故可宣通乳络，活血化瘀，消胀止痛，有利于乳汁化生，保持乳络通畅；少泽属手太阳小肠经井穴，与手少阴心经相交接。因心主血脉，乳血同源，故有清心火、散郁热、通经络、开窍通乳之效，是治疗乳少的经验有效穴。三主穴合用，以达调益气血、通络下乳之效。若为实证，配肝俞、肩井，肝俞为肝脏精气输注之背俞穴，具有疏肝理气的作用；肩井穴属于足少阳胆经，为手足少阳经与阳维脉的交会穴，有疏肝利胆、活络消肿的作用；二穴合用，共奏疏肝解郁、通络下乳之功。虚证配脾俞、足三里，脾俞是脾脏精气输注之背俞穴，足三里是胃经的合穴、胃腑之下合穴，健脾和胃，补益气血，使乳汁来源充足。

（5）针刺肩井穴时应注意，穴位深处正当肺尖，尤其是右侧肺尖偏高，针刺时不可深刺，以防刺伤肺尖造成气胸。再则，实证刺肩井，该穴性沉降，针刺操作用泻法。而乳少患者大多是在产后，多体虚，因而操作时当把握好刺激量。

（6）乳根穴在乳头直下，当第5肋间隙，距前正中线旁开4寸。①取穴时注意：对于哺乳期的妇女，乳头可能不在锁骨中线上，故不应以乳头作为取穴标志。②针刺时注意：本穴位于肋间隙中，由于胸壁较薄，不可直刺或深刺，以免刺伤内脏，尤其左侧乳根穴内为心脏，更要谨慎。

（7）本例乳少患者经邵老针刺治疗1次后，乳汁即有排出。但乳络欠通畅，尚不能满足喂养婴儿需要，仍需继续治疗。然患者乳房胀痛消失，所以减去肝俞、肩井，只取三主穴，以达疏调气机、通络下乳之目的。

【学习小结】

1.邵老强调，临证时要注意辨清虚实，针对患者主要症状体征，将脏腑辨证与经络辨证结合，抓住主要病机，执简驭繁，做到选穴精准，主穴配穴分明，手法适当，临床才能获得较好疗效。

2.邵老常用膻中、乳根、少泽三穴为主治疗乳少，结合不同兼证，辨证配穴，对症处理。

3.针灸治疗乳少属实证者，治疗效果较快，一般针2～3次，即可满足婴儿哺乳的需求。若属虚证者，则收效较缓，可根据需要，按疗程进行针灸治疗，或配合中药治疗，才能使乳汁逐渐增加。

4.针灸治疗乳少疗效满意，但如有其他原发病所致的乳汁缺少，应先治疗原发病。同时，也可采用综合措施进行治疗。

【课后拓展】

1.如何用中医脏腑经络理论来理解乳房疾病？

2.查阅乳根、肩井穴局部解剖，体会针刺深度与局部解剖关系及操作的安全性。

3.通过对邵老针灸治疗乳少的经验学习，你的心得体会及感悟是什么？

4.西医学如何认识及治疗乳少？

5.针灸治疗乳少有什么科学依据？如何从泌乳素及神经 – 内分泌 – 免疫网络（NEI）等方面认识针灸治疗乳少的科学内涵？

第七节 癥 瘕

癥瘕是指妇人下腹有结块，伴有或胀，或满，或痛，或异常出血的一种病证。癥为有形可征，痛有定处，坚硬不移，属血病；瘕则聚散无形，痛无定处，推之可移，属气病。《景岳全书·癥瘕类》云："盖癥者征也，瘕者假也，征者成形而坚硬不移是也，假者无形可聚可散者是也。"二者临床常同时并现，合称为"癥瘕"。常见于西医学的子宫肌瘤、卵巢肿瘤、盆腔炎性包块等。

【辨治思路】

邵老治疗癥瘕注重病因病机，指出妇人癥瘕的产生多由情志失调、饮食不节、外邪侵袭等原因引起，初期以气滞为主，积犹未久，故积而不坚，推之可移；久病则气滞血瘀，脉络痹阻，积已久矣，形成癥病，故积而坚硬，推之不移。如《三因极一病证方论》言："癥瘕多因经脉失于将理，产褥不善调护，内作七情，外感六淫，阴阳劳逸，饮食生冷，遂致营卫不输，新陈干杵，随经败浊，淋露凝滞，为癥为瘕。"邵老临证抓住"气滞血瘀"这一主要矛盾，治疗以"理气行滞，破瘀散结"为治疗大法，重视经期治疗，强调在疾病不同阶段选用不同的针方腧穴。对气滞为主的瘕者，治疗宜疏肝解郁，理气行滞，以气海、中极、关元、三阴交、太冲为主穴，针用泻法；对血瘀为主的癥者，治疗宜破瘀散结，扶正祛邪，局部用围刺之法，以中极、关元、归来、三阴交为主穴，攻补兼施。

【典型医案】

病例 王某，女，50岁，1989年3月16日初诊。

［主诉］月经周期提前，月经量多10余年，加重两年。

［病史］患者10年前出现月经周期提前，经量多，无其他不适，未予重视。两年前月经常一月两至，或经期延长，淋沥不断，常感乏力，曾服用中药效不明显。1988年先后到某中医院和人民医院检查，B超提示：子宫明显增大，可见多个大小不等的回声团。诊断为多发性子宫肌瘤，建议手术治疗。患者畏惧手术，前来我院门诊，要求邵老针灸治疗。

［现症］体质偏瘦，面色无华，神疲乏力，触诊下腹部有一硬块，用力按压则疼痛，平素头晕、怕冷，睡眠差。舌淡，舌边有瘀斑，脉沉细而涩。

问题

（1）患者月经周期延长，月经量多，面色无华，睡眠欠佳，时常头晕，周身疲乏无力，舌淡，脉沉细而涩，病变属于何经或何脏腑？

（2）触诊腹部有一硬块，按之则痛，舌边有瘀斑，说明发生了什么病机变化？

（3）本病的发展与转归如何？

［治疗过程］

治则：活血散结，理脾调经。针灸处方：中极、关元、归来、三阴交、

隐白。操作：皮肤常规消毒后，中极、关元、三阴交选用 1.5 寸毫针，直刺
1.2 寸；归来选用 2 寸毫针，向中极方向斜刺约 1.6 寸；隐白选用 1 寸毫针，
浅刺 0.2 寸。除隐白用捻转补法外，中极、关元、三阴交行平补平泻，归来行
提插捻转泻法，留针 30 分钟，每 10 分钟行针 1 次。每日治疗 1 次，经期过
后改为隔日 1 次，10 次为 1 个疗程，疗程间休息 5 天。

4 月 25 日复诊：经过两个疗程针刺治疗后，患者述经期、经量均已恢复
正常，面色较前润泽，周身疲乏无力症状减轻，睡眠佳，腹部硬块缩小变软，
按压时疼痛已大大缓解。守原针方继续治疗，隔日 1 次。

前后共治疗 6 个疗程，腹部硬块完全消失，余症皆消。行 B 超复查提示：
子宫及附件未见明显异常，宫体大小正常。随访 3 年，患者月经已断，病未
复发。

> 问题
> （4）如何理解邵老处方选穴之意义？
> （5）邵老治疗癥瘕为什么选用围刺的手法？
> （6）邵老治疗癥瘕为什么要配合月经周期治疗，尤其强调经期每日治
> 疗？

【问题解析】

（1）脾主统血，为气血生化之源。《女科经论·月经门》云："妇人经水与
乳，俱由脾胃所生。""五脏六腑之血，全赖脾之统摄。"任主胞胎，具有调节
月经、妊育胎儿的作用；冲脉为十二经脉之海，又名"血海"。冲任二脉均起
于胞中。患者病初月经周期延长，月经量大，继而面色无华，睡眠欠佳，时
常头晕，神疲乏力，舌淡，脉沉细而涩，表明其病在脾和冲、任二脉；究其
病因，乃工作生活压力大，思虑过度，劳伤心脾，致脾虚失其统血、生血功
能。气血亏虚，冲任不固，则月经周期延长，月经量大；失其荣养，故见面
色无华，睡眠欠佳，时常头晕，神疲乏力，舌淡，脉沉细而涩。

（2）《景岳全书》云："或恚怒伤肝，气逆而血留，或忧思伤脾，气虚而

血滞……则留滞日积而渐以成癥矣。"《妇人大全良方》云："妇人腹中瘀血者，由月经闭积，或产后余血未尽，或风寒滞瘀，久而不消，则为积聚癥瘕矣。"邵老认为，妇女一生要经历经、带、胎、产。若调理不当，外邪侵袭，加之肝气不舒、脾胃虚弱、肾阳不足等，极易造成正气虚损。气虚无力推动血行而致血瘀，阳虚失其温煦，冲任气血运行涩滞，聚而不散，日久成瘀，结为有形之邪，即发展成为癥瘕。患者腹部触诊有一硬块，按之疼痛，舌边有瘀斑，即表明其胞中瘀血已结成形。

（3）瘀血既是癥瘕的根本病机，又是引起诸多临床病证的重要因素。癥瘕日久，失治误治，可影响局部乃至全身气血的运行，从而使本病更加复杂，最终成瘤、成岩，或变生他病。

（4）邵老认为，本例患者病史长达10年之久，尤其近两年月经常一月两至，甚至淋沥不断，致使其正气耗伤，精血亏虚，冲任二脉气血运行涩滞，瘀阻胞中而成本病。故本例患者病属本虚标实之证，临证应攻补兼施，标本同治。中极、关元二穴均属任脉，内应子宫，能培元固本，调理冲任，理气和血，调经止带，是治疗男女生殖系疾病之要穴；足阳明胃经之归来穴，位于少腹临近胞宫，有调理胞脉、破瘀散结之功，善治妇科诸疾，为治疗癥瘕之要穴；三阴交为足三阴经之交会穴，有疏肝健脾、培元补肾、活血化瘀之妙，为治疗妇科血证之主穴；隐白为足太阴脾经之井穴，有收敛止血之功，可治月经量多，经期延长。诸穴同用，共奏调理冲任、行气活血、破瘀散结、扶正祛邪之功。

（5）围刺法源于《灵枢·官针》之"扬刺法"，通过对病灶部位进行围刺，不仅能够直达病所，加强局部的刺激量，疏通脉络，活血化瘀，可因势利导，使邪有出路，从而增强软坚散结、活络消肿、通经止痛的作用。

（6）邵老根据多年的临床经验，认为治疗癥瘕与调经同时并进，能取得更好的治疗效果。月经周期在不同时期，气血、阴阳的转化不同，经间期子宫藏而不泄，为重阴转阳时期，此时应以补气养血、促进气血生成为要；经前期为阳气隆盛时期，此时应顺应自然，助阳理气；行经期子宫泄而不藏，为重阳转阴时期，重阳随血下泄，让位于阴，此时应活血调经，瘀自随血而去；经后期阴血亏虚，进入阴长阶段，此时应滋阴养血，益气养阴。从月经周期的不同时期来看，治疗癥瘕最佳的时期为行经期，行经期进行治疗，每日针治 1 次，既能调节月经周期阴阳、气血的平衡，又可使瘀血祛除，新血生长，从而取得事半功倍的效果。

【学习小结】

1.妇科癥瘕为常见病，亦为疑难病，针灸能够从根本上调整胞宫阴阳、气血的变化，因而能从根本上治疗癥瘕，但治疗时间较长，且需与调经同时进行，方能取得满意的治疗效果。

2.癥瘕因其病因病机不同，发病阶段不同，临床表现亦不相同，或以气滞为主，或以血瘀为要，临证应观其脉证，谨守病机，明辨气血，分清主次。

3.邵老善用围刺法治疗癥瘕，在具体运用中，应根据瘤体的大小、深浅，选用不同的针数和针刺深度，但在操作时应严格把握进针的深度。

4.在针刺治疗妇人癥瘕的同时，日常调护非常重要，应调畅情志，合理饮食，避免劳累，劳逸结合。

【课后拓展】

1.怎样运用中医学理论理解妇女月经周期变化的规律？

2.通过对邵老治疗癥瘕经验的学习，你的心得体会及感悟是什么？

3.西医学对子宫肌瘤是如何认识与治疗的？

4.针灸治疗子宫肌瘤有什么科学依据？如何从雌、孕激素及其受体和生长因子等方面认识针灸治疗子宫肌瘤的科学内涵？

第五章　儿科病证

第一节　遗　尿

遗尿是指 3 岁以上的儿童经常睡中小便自遗，醒后方觉的一种病证，是儿科常见疾病之一。偶因疲劳或睡前多饮而遗尿者，不视为病态。

【辨治思路】

《诸病源候论》云："遗尿者，此由膀胱有冷，不能约于水故也……故遗尿也。"《幼幼集成》曰："小便自出不禁者，谓之遗尿……此皆肾与膀胱虚寒也。"邵老认为，遗尿多因先天禀赋不足，后天失于调养，导致水液代谢失常而引发。其病位在膀胱，与肺脾肾有关，与肾关系尤为密切。肺位于上焦，主行水，为水之上源，通过肺的宣发肃降，推动和调节着水液的输布和排泄；脾居于中焦，为后天之本，主运化水液，上连肺脏，下承肾脏，是水液上达下输的枢机，起到承上启下的作用；肾为先天之本，主水，司二便，在调节人体水液代谢平衡中起着至关重要的作用。临床治疗小儿遗尿，邵老提出应形神兼治，重视调神，指出遗尿患儿夜间尿床多是在夜寐深沉时，不易唤醒，或虽唤醒但仍处于神识朦胧不清的状态，治疗当以培元补肾、束约膀胱为总则，结合醒脑开窍、调益心神之法，使肾气充足，神清志宁，则膀胱开阖有度而遗尿自止。

邵老治疗小儿遗尿常选取中极、关元、三阴交为主穴，尿前意识模糊者，配百会、神门；体质虚弱配足三里；遗尿频次多或昼日尿多，配肾俞、膀胱俞；阳虚显著者针灸并用。

【典型医案】

病例 1　杜某，女，7 岁，1991 年 5 月 21 日初诊。

［主诉］睡中尿床 4 年，加重 6 个月。

［病史］患儿自幼睡中尿床，平均四五天发生 1 次，家长因孩子年幼未予重视。近半年患儿睡中尿床频繁，每周 2 次，严重时每夜 1～2 次，夜间睡眠深沉，家长唤其起床，常常呼之不应，即使勉强唤起，仍神识迷糊，曾服用中药治疗，效果不明显，故求针灸治疗。

［现症］睡中尿床，数夜 1 次，甚至一夜 1～2 次。面色淡白，畏寒肢冷。舌质淡，苔薄白，脉细。

问题

（1）患儿家长唤其起床，常常呼之不应，勉强唤醒，仍神识迷糊，与遗尿有何关系？

（2）本例患儿遗尿的病因病机是什么？

（3）该患儿面色淡白，畏寒肢冷，舌质淡，苔薄白，脉细，辨证属哪一证型？

（4）邵老治疗遗尿为什么以中极、关元、三阴交为主穴处方？

［治疗过程］

治则：培元补肾，醒神止遗。针灸处方：中极、关元、三阴交、百会、神门。操作：嘱患儿排空小便后再行针刺治疗。中极、关元、三阴交、百会均选用 1 寸毫针，刺入 0.8 寸，神门选用 0.5 寸毫针，刺入 0.3 寸，施以平补平泻手法，留针 30 分钟，10 分钟行针 1 次，每日治疗 1 次。

5 月 28 日二诊：按上述方案治疗 6 次，家长述在此期间患儿仅睡中尿床

1次，夜间唤其已能清醒如厕。继按上方针刺治疗。

6月7日三诊：家长述经过1个疗程治疗，患儿夜间已能自行起床如厕。休息1周，病未见反复，首诊处方加入足三里穴。续治1个疗程，前后共治疗两个疗程，疾病告愈。

问题

（5）邵老治疗本例患儿选取百会、神门，有何意义？

（6）经针灸治疗，患儿已能自行起床如厕，在后续治疗中，邵老为什么又加入足三里穴？

病例2 张某，女，11岁，1987年11月25日初诊。

［主诉］睡中尿床8年，加重3个月。

［病史］患儿8年前常夜间睡中尿床，睡眠深沉，不易唤醒，常在排小便后意识清醒。虽经偏方治疗，效果一直不甚明显。之后病情逐渐发展，不仅睡中尿床，白天小便次数增多，上课时有尿意也难以控制，甚则喝水多或者精神紧张时必小便自遗。常被同学嘲笑，表现为精神抑郁，表情淡漠。求治中医，始服中药有效，日久病又反复，尤其近3个月，睡中尿床常常发生。其家长闻针灸治疗遗尿效果较好，遂带患儿求治于邵老。

［现症］睡中尿床每夜或隔夜1次，严重时每夜2次。夜间唤其排尿时，其意识模糊，小便后意识清醒，白天精神紧张或喝水稍多时，小便即难以控制而自遗。患儿面色㿠白，形体瘦小，四肢不温，精神抑郁，表情淡漠，神疲乏力。舌淡，苔白，脉沉细。

问题

（1）本例患儿为什么会出现白天小便自遗？

（2）患儿精神抑郁，表情淡漠，与遗尿的关系如何？

［治疗过程］

治则：温肾培元，清心醒神。针灸处方：中极、关元、三阴交、百会、神门、肾俞、膀胱俞。操作：令患儿先采取俯卧位，肾俞选用0.5寸毫针，刺入 0.3 寸，膀胱俞选用 1 寸毫针，刺入 0.8 寸，留针 20 分钟，中间行针 1 次，在留针过程中配合艾条温和灸。起针后，令患儿采取仰卧位，并嘱患儿排空小便后，行针刺治疗，中极、关元、三阴交、百会均选用 1 寸毫针，刺入 0.8 寸，神门选用 0.5 寸毫针，刺入 0.3 寸，施以平补平泻手法，10 分钟行针 1 次，留针 20 分钟，每日治疗 1 次。

12 月 9 日二诊：按上述方案治疗 10 次，患儿白天小便自遗已有所控制，但夜间睡中尿床仍有发作，嘱其做腰椎 X 线检查，其结果显示：隐性脊柱裂。在上方基础上加次髎，选用 1 寸毫针，刺入 0.8 寸，并施温和灸，余穴针灸操作同上，每天 1 次。

12 月 25 日三诊：患儿经过两个疗程的针刺治疗，白天小便正常，夜间已能自行起床如厕，精神、体质均较前大为好转，按上方继续治疗，腰骶部与腹部腧穴隔日交替针灸操作。

患儿先后经过 30 次针灸治疗，精神好转，体质增强，遗尿获愈。

> 问题
>
> （3）隐性脊柱裂与遗尿有何关系？
>
> （4）本例患者与病例 1 相比，邵老在针灸治疗中加入肾俞、膀胱俞有何意义？
>
> （5）在患儿白天小便自遗有所控制的情况下，邵老为何又加入次髎穴？

【问题解析】

病例 1 （1）患儿入睡后不易唤醒，有的即便迷迷糊糊被喊醒，但仍处于半醒半睡状态，呼之排尿时，有时能排出一些尿液，片刻入睡后，又有尿床发生。西医学认为，"夜间尿意－觉醒"是一个随着发育而渐趋完善的生理过程，随着神经机制的发育成熟，人在感受到尿意后能诱导大脑觉醒，进而起床排尿。小儿遗尿的发病原因，在于其睡眠－觉醒中枢发育缓慢，患儿处于深度睡眠时，大脑皮层处于抑制状态，无法感受膀胱充盈后传递的刺激，或对刺激无法做出正确的觉醒反应，当膀胱充盈到一定限度时，患儿即在睡眠中排尿。中医学认为，心是主宰人的精神意识思维活动的中枢。《灵枢·邪客》曰："心者，五脏六腑之大主也，精神之所舍也。"《素问·灵兰秘典论》云："心者，君主之官也，神明出焉。"若神明功能正常，则精神振奋，神志清晰，思维敏捷，对外界信息反应灵敏，能正常感知膀胱的排尿反射，适时发出排尿冲动。若神明功能异常，即可出现精神意识思维的异常，表现出反应迟钝，健忘，精神不振，甚或萎靡等，易于失去对肾与膀胱治理之权，造成膀胱自行其是，发为遗尿。肾主骨，生髓，脑为髓海，《本草纲目》云："脑为元神之府。"神不仅是人体生理功能的重要组成部分，又能影响人体各方面生理功能的协调平衡。然小儿时期"五脏六腑，成而未全……全而未壮"（宋代《小儿药证直诀》），"血气未充……精神怯弱"（明代《育婴家秘》）。小儿心神未开，各种原因引起的机体气化之不能，均可致清阳下陷，浊阴上袭，蒙蔽心窍，睡眠深沉，唤之不醒；更因脏腑娇嫩，肾常不足，肾精亏虚，则髓海失荣，肾气亏虚，失其固摄，故夜梦纷纭，梦中遗尿。

（2）肾为先天之本，开窍于前后二阴，为水火之脏，藏真阴而寓元阳，主藏精，主持调节人体的水液代谢，与膀胱互为表里。膀胱为津液之府，尿液的贮留与排泄，既要依靠膀胱气化，又须依赖肾阳之温养，肾气充足，固摄有权，膀胱在肾阳的温煦作用下，开阖有度，可维持人体水液代谢的正常运行。若先天禀赋不足，或后天调养失宜，致肾气不足，下元虚寒，温化闭藏失司，膀胱失约，小便自遗。正如《医方类聚·直指小儿方·大小便诸证》所说："小便者，津液之余也。肾主水，膀胱为津液之腑，肾与膀胱俱虚，而冷气乘之，故不能制约。其水出而不尽，谓之遗尿。"本例患者自幼遗尿，当属先天禀赋不足，素体虚弱，以致肾阳不足，寒积膀胱，约束无权，开阖失度；肾精不足，髓海失荣，以致神明功能异常，夜卧多梦，唤之不醒，失于对肾与膀胱治理之权而发遗尿，即为本例之病机。

（3）本例患儿面色淡白，畏寒肢冷，舌淡，苔薄白，脉细，均为肾气不足、下元虚寒之证的临床表现。

（4）小儿遗尿的病位虽在膀胱，但与肺脾肾有关，与肾关系尤为密切。

临床多由下元虚寒、肾虚不固、膀胱失约所致。故在处方选穴时，当以温补下元、束约膀胱为总则，关元位于脐下，属任脉穴，是任脉与足三阴经之交会穴，是人身元气之根，为三焦元气所出之处，联系命门真阳，为阴中有阳之穴，有培肾固本、补益元气之功；中极是任脉与足三阴经的交会穴，为膀胱之募穴，有培下元、助气化、理下焦、利膀胱等功；三阴交是脾经穴，为足三阴经交会穴，足三阴经起于足，交会于三阴交，复从三阴交分行于腹，结于阴器，交于任脉，人体泌尿系统的生理病理均与任脉、足三阴经有着密切关系，三阴交不仅可调理足三阴经，具有补脾胃、利水湿、疏下焦、理肝肾等作用，而且是治疗泌尿系疾病的常取有效穴，可补肾健脾，固胞止遗，从而治疗遗尿。

（5）本例患儿遗尿由下元虚寒、肾虚不固、膀胱失约所致。且兼有神机不畅，表现为睡眠深沉，夜梦纷纭，唤之不醒。邵老认为，治疗应形神兼治，既要温补下元，束约膀胱选取关元、中极、三阴交，又要醒脑开窍，调益心神，配伍百会、神门。百会又名三阳五会，位居颠顶，内应脑府，是治神志病的要穴。《本草纲目》曰："脑为元神之府。"百会具有醒脑开窍、安神益智等作用。现代研究认为，针刺百会能调节大脑皮层的兴奋与抑制过程，使患儿在夜间睡眠状态下大脑皮层排尿觉醒点仍维持兴奋状态，有利于提高大脑皮层对排尿反射的敏感性，激发大脑功能，使患儿易被唤醒，或有尿意时能自醒，从而控制不自主的排尿，达到治疗遗尿的目的。神门为手少阴心经原穴，是心气所过和留止的穴位，《灵枢·九针十二原》指出："五脏有疾，当取之十二原。"神门为治疗心神疾病之要穴，能清心益智，养血安神。有研究显示，针刺神门可激活大脑的多个功能区，它既可兴奋躯体感觉神经中枢，又可兴奋内脏神经中枢，从而调节人体的不同功能。睡眠与觉醒是中枢神经系统的主动活动，若这种生物功能或参与其中的某些解剖结构发生病理改变，就会导致睡眠障碍的发生。刺激神门穴，可抑制脑电信号，并在一定程度上激发大脑认知功能区。《景岳全书》云："其有小儿从幼不加检束而纵肆常遗者，此惯而无惮，志意之病也，当责其神，非药所及。"心主神明，是人精神意识思维活动的中枢。《灵枢·邪客》曰："心者，五脏六腑之大主也。"故治疗该患儿取神门开心窍，益心智，安心神，通窍络。诸穴配伍，使肾气充足，固摄有权，使神清志宁，膀胱开阖有度，则遗尿自愈。

（6）本例患儿为先天禀赋不足，素体虚弱，以致肾阳不足，固摄无权，而致遗尿，治疗法当调补后天，以养先天。足三里穴为足阳明胃经之合穴、下合穴，阳明经为多气多血之经，针刺足三里穴能健脾和胃，升清降浊，调畅气机，使后天水谷精气化生有源；与关元等穴相配，能够壮人身之阳，补脏腑之虚，使气血充足，经络畅达，脏腑调和，以达防治疾病之目的，故在病情好转之后，又加用足三里穴。

病例2 （1）患儿不仅夜晚尿床，白天小便也常常难以控制而自遗，此乃自幼体弱多病，先天禀赋不足，后天调养失宜，以致肾阳不足，下元虚寒，温化闭藏功能失职所致。正如《诸病源候论·小便诸病》所说："肾主水……小便者，水液之余也。膀胱为津液之腑，腑既虚冷，阳气衰弱，不能约于水，故令遗尿也。"又云："人有于眠睡不觉尿出者，是其禀质阴气偏盛，阳气偏虚者，则膀胱肾气俱冷，不能温制于水，则小便多，或不禁而遗尿。"本例患儿面色㿠白，形体瘦小，四肢不温，神疲乏力，舌淡，苔白，脉沉细等，均是肾阳不足、下元虚寒之证。

（2）患儿因长期夜间遗尿，白天小便难以自控，常受到同学嘲笑，使其产生紧张、恐惧心理。肾在志为恐，长期恐惧不解，易损伤肾气，即所谓"恐则气下"，导致肾气不固。这样对遗尿患儿便形成了恶性循环，一则病情加重，再则表现为精神抑郁，表情淡漠等，使肝失疏泄，造成枢机不利，脾之运化水湿，肺之输布津液，三焦之通调水道失职，会进一步加重病情，导致疾病缠绵难愈。

（3）隐性脊柱裂多属于先天性畸形。西医学认为，隐性脊柱裂导致排尿障碍的病理改变是一个慢性长期的过程，其主要原因是支配膀胱尿道的神经由马尾神经经 $S_2 \sim S_4$ 骶前孔穿出，裂隙处被脂肪或纤维组织填充，这些充填的软组织易通过硬脊膜外腔对马尾神经形成压迫和牵拉，长期受累后易引起神经变性，造成调控膀胱或盆腔等内脏的神经失去对膀胱的调控功能，从而导致排尿功能障碍。中医学认为，人的生长发育为肾所主，肾为先天之本，主骨生髓，髓上聚于脑，肾精肾气充足则骨骼发育良好，思维敏捷，体质健壮。脊柱是人之督脉循行所过之处，督脉为"阳脉之海"，主一身之阳，其循行脊里，入络于脑。肾脉"贯脊属肾"。隐性脊柱裂患儿多与先天遗传、禀赋不足有关。本例患儿正是由于肾阳虚弱，先天不足，使肾不能主骨、生髓、通脑，导致骨骼发育异常，督脉失畅，阳气不得通达上下，开阖失司而致遗尿。

（4）邵老治疗一些疑难杂症，常根据病情配用背俞穴，以调整脏腑功能，临床应用每收良效。与病例1相比，本例患儿不仅夜间有遗尿，而且白天小便自遗，病情程度明显较重，故取肾与膀胱之背俞穴。肾与膀胱关系密切，两者通过经脉互为表里，肾主水液，主封藏，司气化，对体内津液的输布和排泄，维持体内津液代谢的平衡起着非常重要的调节作用；膀胱是体内水液代谢的器官之一，主要有贮尿和排尿的作用。尿液的正常排泄，主要取决于肾的气化和膀胱的制约功能。背俞穴为脏腑精气输注之处，肾俞穴能够补肾培元，充养先天，化气行水；膀胱俞能够疏调膀胱，通利水道，二穴均为治疗肾与膀胱病证之要穴。本例患儿白天遗尿是肾阳不足、下元虚寒的表现，故配用肾俞、膀胱俞以温补肾阳，固摄下元，束约膀胱。

（5）次髎穴属足太阳膀胱经，其性善补肾强腰，调理下焦，通调二便，可治疗穴下脏腑和本经所属脏腑疾病，其紧邻膀胱，局部取穴能迅速气至病所。西医学认为，次髎正对第2骶后孔，深层有第2骶神经。$S_2 \sim S_4$神经对排尿功能影响最大，尿道外括约肌受$S_2 \sim S_3$神经支配，其中以骶2神经为主。针灸对膀胱功能障碍具有显著的调整作用，具有刺激运动传出神经和传入神经的双重功能，针刺次髎穴可以直接调节骶神经的功能，使尿道阻力增加，盆底肌肉阻力性增强。针刺次髎主要通过影响与排尿相关的外周神经、中枢神经的活动，以达到调控膀胱功能的作用。

【学习小结】

1.遗尿是小儿常见病之一。《针灸甲乙经》曰："虚则遗溺。"邵老指出，肾气不足，膀胱约束无权则发遗尿，故治疗常以"培元补肾，束约膀胱"为基本原则，结合"醒脑开窍，调益心神"之法，使肾气充足，神气充沛，恢复膀胱之气化，使其开阖有度。

2. 邵老治疗本病的处方配伍紧扣病机而展开，立足于"肾与膀胱虚寒，心与脑神气失调"这一关键基础，特别强调特定穴的应用。在主症基础上，如见到尿前意识模糊明显者、久病体弱者、阳虚甚者，又分别给予不同配穴或疗法，立法严谨中又不失灵活。

3. 邵老强调，遗尿有病理性和习惯性的不同，应加以鉴别。习惯性遗尿，多由饮食失节，习惯不良或贪玩过于疲劳，以致在睡眠中不自觉尿床。如家长注意纠正儿童的生活习惯，养成有规律的排尿，可以不治自愈。

4. 长时间的遗尿会严重影响患儿身心健康及良好人格的形成，临床发现部分遗尿患儿已出现心理行为的改变。因此，应嘱家长切勿责备患儿，使其产生紧张、恐惧心理。应帮助其克服自卑心理，树立自信心。其次，增强患儿体质，养成夜间定时排尿的习惯，从而提高睡眠质量。

【课后拓展】

1. 查阅《景岳全书·遗溺》《诸病源候论》《幼幼集成》《针灸甲乙经》关于遗尿的记载。

2. 了解西医学对于遗尿发病机制的认识，熟悉治疗用药。

3. 掌握俞募配穴的概念及其临床应用。

4. 邵老治疗本病的辨证、处方，对你治疗本病有何启示？

5. 遗尿与小便失禁是否相同？

第二节　顿　咳

顿咳是以阵发性痉挛性咳嗽和痉咳后伴有吸气时特殊鸡鸣样回声为特征的一种小儿呼吸道传染病。因其咳声连连，阵阵发作故名顿咳、顿呛、顿嗽。因其咳时颈项伸引，状如鹭鸶，故称为鹭鸶咳；因其具有传染性，又称为时行顿呛、天哮呛、疫咳等。本病一年四季均可发生，但以冬春季节为多。临床多见于 5 岁以下的小儿，年龄愈小，病情愈重，幼婴儿易发生窒息、死亡；10 岁以上儿童较少发病。本病相当于西医学之百日咳。

【辨治思路】

宋代《小儿药证直诀》曰：小儿"五脏六腑，成而未全……全而未壮"。邵老指出，由于小儿脏腑娇嫩、肌肤薄弱、腠理不密的生理特点，极易感受外邪而发病。顿咳即是患儿因日常护理不当，感受疫疠之邪，侵袭肺系，肺失宣肃；更因小儿"脾常不足"，若感邪、乳食稍有不慎，极易伤脾损胃，使脾运不及，聚生痰浊；外邪与痰浊胶结而化热，壅塞气道，使肺气上逆，故而咳声连连，阵作不已。早在《医学真传·咳嗽》对顿咳的临床表现特点即有描述："咳嗽俗名曰呛，连咳不已，谓之顿呛。顿呛者，一气连呛二三十声，少者十数声，呛则头倾胸曲，甚则手足拘挛，痰从口入，涕泣相随，从膺胸而下应于少腹。大人患之，如同哮喘，小儿患之，谓之时行顿呛。"可见本病主要以阵发性、痉挛性咳嗽为特点。根据临床表现顿咳常分为三期。①初咳期：以感冒症状为主，随着感冒症状的减轻，咳嗽反增，昼轻夜重。②痉咳期：阵发性痉咳，日轻夜重，咳时面红耳赤，涕泪交流，咳嗽末有鸡鸣样吸气性回声，甚至吐出乳食痰液后，痉咳方可暂停，久病可见面目浮肿，舌系带溃疡。③恢复期：阵咳次数减少，咳嗽减轻，逐渐痊愈。初期证多属实，后期则可见虚证或虚实夹杂之证。其病位在肺，与脾、胃关系密切，病甚涉及肝。邵老在治疗时，以理肺化痰、清热止咳为总则，选取肺俞、大椎、风门为主。若邪犯肺卫配合谷，痰火阻肺配孔最、足三里，气阴耗伤配脾俞、三阴交，发热配少商、风池，咳嗽甚配尺泽、太渊，痰多配丰隆、足三里，眼睑浮肿配脾俞、足三里，食积配四缝。邵老强调，由于小儿患病具有发病突然、变化迅速之特点，顿咳患儿若病情严重，出现发热、鼻扇、气急者，应考虑并发肺炎；若见昏迷、抽搐，当考虑并发中毒性脑炎，此时应以西医综合治疗为主，辅以针灸治疗。

【典型医案】

病例 高某，男，4岁，1989年4月3日初诊。

[主诉] 咳嗽半月，加重1周。

[病史] 半月前因受凉出现流涕、喷嚏、咳嗽，发热，体温38.6℃，到某医院就诊给予口服药（药名不详），服药后热退，其他症状明显减轻。但2天后咳嗽反复而加重，尤其入夜咳嗽不断，咳时双眼圆睁，面红握拳，涕泪俱出，每次咳嗽常在20声左右，咳嗽末有鸡鸣样吸气性吼声，咳出黏稠痰液或食物后暂缓。再次就诊服药后，咳嗽有所减轻。1周前运动时出汗、受凉，咳嗽再次加重，服药无效，经人介绍到邵老诊室求治。

[现症] 神志清，精神尚可，面红，眼睑浮肿，结膜、咽腔充血，舌系带溃破，咳嗽，喉中痰鸣，咳时涕泪俱出，咳末有鸡鸣样吸气性吼声，咳出黏稠痰液或食物后暂缓，纳差。舌红，苔黄腻，脉数。双肺听诊呼吸音粗糙，未闻及干湿性啰音；血常规：白细胞 14.1×10^9/L，淋巴细胞60%。

> 问题
>
> （1）患儿"咳出黏稠痰液，面红，咽红，舌红，苔黄腻，脉数"，辨证属于哪一证型？
>
> （2）如何理解顿咳与肝的关系？
>
> （3）患儿"咳甚时呕吐食物""纳差""眼睑水肿"之表现与哪些脏腑有关？

[治疗过程]

治则：理肺化痰，清热止咳。针灸处方：肺俞、大椎、风门、尺泽、孔最、足三里。操作：令患儿坐于母亲腿上，充分暴露穴位，常规消毒后，肺俞、风门选用0.5寸毫针直刺约0.3寸，大椎、尺泽、孔最、足三里选用1寸毫针，大椎、尺泽、孔最直刺0.5寸，足三里直刺约0.8寸。肺俞、风门、足三里施以平补平泻手法，大椎、尺泽、孔最施以泻法。留针30分钟，每隔10分钟行针1次。起针后，于大椎和肺俞之间拔一个3号火罐，留罐10分钟。

4月4日二诊：患儿咳嗽程度明显减轻，持续时间缩短，夜晚虽较白天重，但次数减少。按上法继续治疗，每日1次。

4月8日三诊：经针治5次，患儿咳嗽大有好转，程度明显减轻，白天偶有咳嗽，夜晚次数明显减少，已能安静入睡。每次咳嗽在10声之内，偶可听到喉中痰声，面红，双眼浮肿，结膜、咽腔充血、舌下溃疡减轻，饮食增加。嘱坚持治疗。

4月13日四诊：上法连续治疗9次后，患儿咳嗽白天消失，夜晚偶有轻微咳嗽，余症消失。今针治后休息3天。

4月17日五诊：患儿休息期间，病无反复。为巩固疗效，按上法继续治疗。

患儿前后经过16次针罐治疗，疾病告愈。随访半年病未复发。

> 问题
> （4）如何用经络理论分析"舌系带溃疡"？
> （5）邵老治疗本例患儿，配穴为何选足三里而不用丰隆？
> （6）邵老治疗本例患儿选用的腧穴意义是什么？

【问题解析】

（1）患儿发病时间为3月，处于春季，气候反常，乍暖还寒，先是感受外邪，入里化热，灼伤津液而成黏痰，痰热内伏。之后反复感邪，外邪与内伏之痰热互结，阻塞气道，肺失宣肃，故反复发作不愈，证属痰热阻肺。患儿咳吐黏稠痰液，面红，咽红，舌红，苔黄腻，脉数，均为肺热痰盛之证。

（2）顿咳多因外感疫邪，入里化热，内有伏痰，疫邪痰火互结，阻遏气道，壅塞肺气，肺失宣肃，气逆于上而咳嗽不已。其病位在肺，与肝也有密切关系。肝属木，其支脉与肺相连。《灵枢·经脉》云："其支者，复从肝别贯膈，上注肺。"肝主升，肺主降，二脏共同调节人体的气机。肺肃降功能失常，必然影响肝主升功能，使肝失升发条达，肝气郁滞，化火而循经犯肺，使肺经蕴热，热盛又引动肝风，风痰火相搏，阻于气道而痉咳阵作，若内陷厥阴，则出现昏迷、痉挛、抽搐等变证。

（3）肺主肃降，其经脉起于中焦。当肺脏受邪之后，气机逆乱，影响中焦脾胃。脾主升胃主降，中焦升降失常，气逆而上，故"咳甚时呕吐食物""纳差"；脾主运化水湿，肺主呼吸、主皮毛，为水之上源，若肺、脾功能失调，不能正常运化输布水湿，水湿不能通过呼吸、皮毛排出体外，即可聚集在眼睑皮肤，出现眼睑水肿。

（4）《灵枢·经脉》曰："心手少阴之脉……其支者，从心系上夹咽，系目系。""肝足厥阴之脉……循喉咙之后，上入颃颡。""脾足太阴之脉……夹咽，连舌本，散舌下。""肾足少阴之脉……入肺中，循喉咙，夹舌本。"可见，心、肝、脾、肾等脏通过经脉与舌直接联系，膀胱、三焦等通过经别或经筋与舌相联系。其他脏腑组织，由经络的相互沟通，也直接或间接与舌产生联系。所以，舌不仅是心之苗窍、脾之外候，而且是五脏六腑之外候。生理上，脏腑精气可通过经络上达于舌，发挥其营养舌体并维持舌的正常功能；病理上，脏腑的病变也反映于舌，影响于舌。本例患儿痰热阻肺，邪热上壅，聚于舌下，灼伤脉络，故而出现"舌系带溃疡"。

（5）邵老认为，足三里是足阳明胃经合穴、胃腑下合穴，穴性属土，具有健脾和胃、化痰除湿之功效，补中有泻；而丰隆穴为足阳明胃经络穴，善于化痰除湿，健脾之功稍逊；本病患者为小儿，乃稚阴稚阳之体，又因病程较长，脾胃功能较弱，故而选用足三里穴。

（6）邵老治疗本例患儿选取的腧穴是肺俞、大椎、风门、尺泽、孔最、足三里。肺俞是肺脏精气输注于背部之腧穴，具有调理肺气、止咳平喘、散风实腠之功，针灸肺俞可改善肺及支气管的通气功能，减小气道阻力。正如《灵枢·五邪》载："邪在肺，则病皮肤痛，寒热，上气喘……取之膺中外俞，背三节五脏之旁，以手疾按之，快然乃刺之。"大椎为"诸阳之会"，是督脉与六阳经的交会穴，可宣通全身阳气，宣肺解表，止咳平喘，能够缓解支气管痉挛，降低呼吸道阻力；风门为外邪侵袭人体的门户，具有疏风祛邪、实腠固表、调理肺气等功效，针刺风门可调节肺的通气量。《千金翼方》载："上气短气、咳逆，胸背彻痛，灸风门、热府百壮。"三穴合用，共奏清肺化痰、降逆止咳之功，其改善肺功能、降低气道阻力、缓解痉挛咳嗽功效显著。本案患儿咳嗽较重，故配手太阴肺经合水穴尺泽、郄穴孔最，以加强清肺泄热、降逆止咳之力；取足阳明胃经合穴、胃腑下合穴足三里，可健脾和胃，祛除痰湿，培土生金。诸穴合用，标本同治，肺脾同调。并于针后在大椎、风门、肺俞间拔一火罐，其功效相得益彰，治疗反复发作之顿咳，效如桴鼓。

【学习小结】

1. 顿咳是一种传染性较强、病情顽固及并发症较严重的疾病，对出生满3个月的小儿，应进行百白破三联疫苗的预防接种。一旦发现应注意隔离，流行期间，易感患儿少去公共场所。

2. 邵老指出，本病的预后与发病年龄、免疫状况及有无并发症等有关。针灸对本病镇咳疗效确切，但重症或伴发肺炎、脑病者，应采用中西医综合治疗。

3. 邵老强调，小儿娇嫩之体，背部肌肉更为薄弱，选用背俞穴针刺时要严格把握针刺深度，禁止深刺；行针时手法不宜过重。对年龄小或不配合的患儿，留针时间宜短，或不留针，点刺操作，同样可获得好的疗效。

4. 治疗期间，注意保持室内安静，通风良好，空气清新，温度适宜，避免风寒、烟尘等刺激而诱发咳嗽；选用易于消化、营养丰富的食物；忌寒凉、辛辣、肥甘、海鲜及饮食过饱；保证充足睡眠，防止疲劳。

5. 平时注意锻炼身体，加强户外活动。

【课后拓展】

1. 临床对顿咳之"痉咳期"，应如何辨证？

2. 顿咳应当与西医学的何病相鉴别？

3. 查阅文献，了解古人对本病的认识。

4. 本病为儿科传染病，针灸何时介入最佳？

第三节　小儿多发性抽动症

小儿多发性抽动症临床以慢性、波动性、多发性运动肌快速抽搐，并伴有不自主发声和语言障碍为特征。本病一般进展缓慢，时轻时重，多在白天发作，意识清楚，但不能自制。如反复发作，病情逐渐加重，不仅睡眠中手足抽动，甚者还可影响记忆和学习。本病各方面检查多无明显异常。

【辨治思路】

邵老认为，小儿多发性抽动症属中医学"瘛疭"范畴。《张氏医通》曰："瘛者，筋脉拘急也；疭者，俗谓之抽。"即瘛是指筋脉拘急，屈也；疭是指筋脉弛纵，伸也。瘛疭以手足屈伸牵引、抽动不已为主症。邵老认为，本病多因先天禀赋不足，后天调护失当，外邪侵袭，情志失调等，使脏腑功能紊乱，阴阳失衡，导致风、火、痰、瘀胶结，上扰清空，脑髓神机失调而发病。《素问·生气通天论》曰："阴平阳秘，精神乃治。"若阴阳失调，则形病及神或形神同病。本病病位在脑髓，与督脉密切相关，《难经·二十八难》云："督脉者……并于脊里，上至风府，入属于脑。"脑为元神之府，为髓海，主宰着人体的各种功能活动。邵老治疗本病以健脑益髓、调理气血、平衡阴阳为治则，取穴常以大椎、风池、百会、合谷为主穴，并随患儿临床表现不同而配穴各异，如眼部抽动配太阳、阳白、四白，嘴角抽动配地仓，肩臂部抽动配肩髃、肩髎、曲池、外关，下肢抽动配环跳、阳陵泉、足三里，昼夜手足抽动者配太冲，记忆力减退配四神聪，性情急躁配神门、内关。在治疗本病的同时，嘱患儿家长密切配合，多加关怀、鼓励孩子以增强信心；避免紧张情绪和外界不良刺激；参加适当的体育锻炼，以增强体质。

【典型医案】

病例　王某，男，9岁，1987年9月18日初诊。

［主诉］耸肩、上肢抽动1月余。

［病史］患儿1个月前无明显原因突然出现耸肩、上肢抽动，由于病情较轻，被认为是"多动"毛病，未引起家人重视。后症状逐渐加重，发作次数频繁，即赴当地医院行脑电图、肌张力检查，均未发现异常，诊断为抽动－秽语综合征，被告知无好的治疗方法。继到其他医院就诊，再次行脑电图检查，结果显示轻度弥漫性异常，诊断为癫痫。给予抗癫痫药治疗，无明显效果，病情逐渐加重，遂来邵老针灸门诊求治。

［现症］神清语利，形体瘦弱，不自主的耸肩及上肢抽动频繁，无法自行控制，伴有眨眼、注意力不集中。其母代述，患儿夜间睡眠偶有手足抽动，学习成绩下降，饮食较平时稍减，乏力，多梦，二便正常，舌淡，苔薄白，脉虚弱。

> 问题
>
> （1）小儿多发性抽动症的临床表现如何？
>
> （2）小儿多发性抽动症的发病与哪些脏腑有关？何脏腑与之关系最为密切？
>
> （3）如何鉴别小儿多发性抽动症与儿童多动综合征？

［治疗过程］

治则：健脑益髓，宁神定志。处方：大椎、风池、百会、四神聪、合谷。操作：患儿取端坐位，腧穴常规消毒，大椎选用1.5寸毫针，快速刺入皮下，缓慢进针1寸。余穴选用1寸毫针，风池穴向鼻尖方向斜刺0.5寸；百会、四神聪向前平刺进针0.5寸；合谷直刺0.5寸，诸穴行小幅度提插捻转，平补平泻手法，留针30分钟，中间行针2次。针刺完毕，患儿耸肩、上肢抽动当即停止。

9月19日二诊：家长述患儿回家后耸肩及上肢不自主抽动仍较频繁，仍按上述方法针治，每日1次，连续针治10次。令其休息3天。

10月6日三诊：治疗1个疗程后，患儿耸肩及上肢不自主抽动明显减少，改为隔日治疗1次，前后共针刺治疗22次，患儿症状完全消失。观察1年，病无反复。

> 问题
>
> （4）如何理解邵老治疗本病的主穴处方意义？
>
> （5）邵老治疗本例患者为什么配用四神聪？
>
> （6）本病应如何预防和护理？

【问题解析】

（1）小儿多发性抽动症又称抽动－秽语综合征。本病多起病于18岁以前，高发年龄为4～6岁，男孩较女孩多见。临床主要表现为突发的、快速的、反复的、非节律性、刻板的运动抽动和发声抽动综合征，并可伴有注意力不集中，秽语，多动，强迫动作和思维，以及其他行为症状。其运动性抽动表现为挤眉眨眼、努嘴咧嘴、皱鼻、仰颈、点头、耸肩、甩胳膊、踢腿、吸腹等动作；发声性抽动表现为吸鼻声，发出怪声，清嗓子，粗言秽语等。其抽动症状可时轻时重，呈波浪式进展。新的抽动症状可代替老的抽动症状，或在原有抽动症状的基础上出现新的抽动症状。大多数患儿的抽动症状随着年龄增长而逐渐痊愈，少数病情可迁延至成年而影响生活质量。

（2）邵老认为，本病的发生主要是脏腑功能失调，阴阳失衡，属本虚标实之证。病变涉及脏腑为心、肝、脾、肾，尤以肝为主脏。抽动是本病之主症，朱丹溪《格致余论·相火论》说："凡动皆属火……其所以恒于动，皆相火之为也。"《素问·至真要大论》曰："诸风掉眩，皆属于肝。"清代叶天士《临证指南医案·肝风》中指出："肝为风木之脏，因有相火内寄，体阴用阳，其性刚，主动主升。"肝性喜条达而恶抑郁，主疏泄，能调畅全身的气机，若情志失畅，疏泄失职，气血失和，气机郁滞，郁从火化，肝火升动化风，则抽动无常；若小儿所欲不遂，情志不舒，劳伤心脾，心不藏神，或心火独炽，神志飞扬不定，则记忆力差，秽语不能自控，少寐多动；若禀赋不足，肾精虚亏，阴不制阳，阳亢风动则抽动不一，扰乱心神，神不守舍，则异声秽语；小儿时期"脾常不足""肝常有余"，若饮食不当，伤及脾胃，脾失健运，聚生痰火，或木旺克土，风阳升动，则表现为抽风诸症。或因肾精亏虚，或脾虚血少，髓海空虚，元神失养，神气怯弱，气乱风动。

（3）儿童多动综合征又名注意力缺陷多动障碍，是一种较常见的儿童行为障碍性疾病。本病以注意力涣散，自我控制力差，多动，情绪不稳，冲动任性，并有不同程度的学习困难，但智力正常或基本正常为主要临床特征。多动症患儿临床没有抽动、异常发声等表现。

（4）处方以大椎、风池、百会、合谷为主穴。大椎乃督脉穴，为特定穴之交会穴，手、足三阳经皆会于此，故有"诸阳之会"之说。取之能宣通阳气，通督益髓，清神定志，调节脑府功能；百会亦属督脉，又名"三阳五会"，位于头顶正中，深系脑髓，是督脉、足太阳膀胱经、手少阳三焦经、足少阳胆经、足厥阴肝经五条经脉的交会穴，针刺之可健脑益髓，息风止痉，开窍宁神；风池穴属足少阳胆经，既可祛外风，也可息内风，是治疗风疾之要穴，具有疏通脑络、潜阳息风、填精益髓、醒脑开窍、祛风通络之功；合谷为手阳明大肠经，取之可调理气血，通络解痉，振奋整体功能。四穴合用，健脑益髓，安神定志，调理气血，平衡阴阳，可改善患儿的运动协调能力。

（5）《太平圣惠方》云："神聪四穴，在百会四面，各相去同身寸一寸是穴。"四神聪穴位于颠顶，属经外奇穴，为阳气之位，前后二穴在督脉循行线上，左右二穴旁及足太阳经脉，督脉"入属于脑"，足太阳膀胱经"上额，交颠""从颠入络脑"。针刺四神聪可振奋阳气，调节全身经气，具有健脑充髓、调神益智、升举中气、镇惊安神等功效。本例患儿由其母代诉，患儿注意力不集中，记忆力减退，学习成绩明显下降。清代林佩琴《类证治裁·健忘》曰："脑为元神之府，精髓之海，实记性所凭也。"明确指出了记忆力与脑的密切关系，故邵老在选取主穴的同时配用四神聪穴，针刺之可调补元神之府，填精益髓，振奋精神，强化记忆。与百会穴配伍，能够加强局部血液循环，改善脑缺血、缺氧状态，使髓海得荣，记忆力增强。

（6）创造和谐的家庭氛围，保持愉快轻松的精神状态，避免精神创伤，学习不宜过度紧张。帮助患儿排除紧张情绪和恐惧感，让孩子在平静自信的氛围中学习和生活。不要过分注意、模仿和取笑患儿。鼓励孩子参加各种有兴趣的活动,转移其注意力。饮食清淡而富有营养,忌食辛辣刺激性食物,禁饮具有兴奋作用的饮品。一般预后较好,但如不及时治疗,症状会逐渐加重,影响正常生活和学习,有的会导致多种心理行为异常,故应及早发现,及早治疗。

【学习小结】

1.针刺治疗小儿多发性抽动症疗效肯定。邵老根据多年的临床经验,治疗本病以健脑益髓、调理气血、平衡阴阳为原则,选取大椎、风池、百会、合谷为主穴,并结合临床表现,选择相应配穴。

2.本病为临床较为常见的儿童行为障碍综合征,其病程较长,反复发作,日久可影响记忆力,导致学习落后。如能及早发现,并给予相应的心理疏导,可提高疗效。

3.针灸治疗本病时,初起可每日1次,如病情明显减轻,可改为隔日针治1次;若病情改善不明显,应按疗程坚持治疗,疗程间休息3~5天。临床有个别患儿针治1~2次,症状即得到控制,但因本病的反复性较大,为巩固效果,仍需坚持治疗,直至症状消失。

【课后拓展】

1.如何理解"诸风掉眩,皆属于肝"?
2.查阅古代文献,了解古人对本病的认识。
3.通过查阅资料,了解西医学对本病的认识及研究现状。
4.通过学习邵老治疗小儿多发性抽动症的经验,你的体会和感悟是什么?
5.通过查阅资料,了解针灸治疗小儿多发性抽动症的作用机制。

第六章 五官科病证

第一节 目赤肿痛

目赤肿痛为多种眼病中的一个急性症状，常因感受时行热毒所致。发病时白睛突然红肿热痛，眵多黏结，犹如暴风骤至，故又称"天行赤眼""天行赤热证""风火眼"等，俗称"红眼""火眼"。本病相当于西医学之急性结膜炎、假性结膜炎和流行性角膜结膜炎等，多由细菌、病毒感染，或过敏而成。

【辨治思路】

邵老指出，目赤肿痛是临床常见病证，其病因多由风热疫毒侵袭人体，上犯目窍，或因肝胆火盛，循经上扰，以致络脉闭阻，血壅气滞而引发。风热疫毒所致者起病较急，可兼有头痛，鼻塞，舌淡红，苔薄白或微黄，脉浮数；肝胆火盛者起病稍缓，常伴有口苦，咽干，耳鸣，尿赤便秘，舌红，苔黄，脉弦数。根据目赤肿痛的发病原因，邵老提出治疗时旨在祛风清热，消肿止痛，临证常取睛明、风池、合谷、太阳或耳尖（点刺放血）为主穴治疗。风热证配少商、二间、攒竹，肝胆火盛证配太冲、太阳透率谷。针用泻法。邵老强调，在治疗的同时，应注意患者眼部卫生，减少视力活动，调畅情志，清淡饮食，忌食辛辣刺激性食物。

【典型医案】

病例 郝某，女，41岁，1990年6月17日就诊。

[主诉] 两眼红肿疼痛、视物模糊2天。

[病史] 患者2天前因与红眼病患者接触而突然出现左眼红肿疼痛，涩痒交作，畏光流泪，眵多胶结，难以睁开，视物模糊，随后右眼也出现同样的症状。曾在当地医院诊治，当地医院眼科检查示：双眼上下睑浮肿；睑结膜重度充血，双眼球颞侧球结膜下大片出血，伴大量黏液性分泌物。诊断为急性结膜炎。予以肌内注射庆大霉素针（用量不详）及氯霉素眼药外用，疗效不佳，为进一步治疗，故求邵老针刺治疗。

[现症] 痛苦面容，双眼红肿疼痛，涩痒交作，畏光流泪，眵多胶结，难以睁开，视物模糊，小便少，大便干，舌质红，苔黄，脉弦数。

问题

（1）患者双眼红肿疼痛，涩痒交作，畏光流泪，小便少，大便干，舌质红，苔黄，脉弦数。临床当辨为何证？

（2）如何理解中医学眼与五脏的生理关系？

（3）十二经脉中与眼有直接联系的经脉有哪些？

[治疗过程]

治则：祛风泄热，消肿止痛。针灸处方：睛明、风池、合谷、耳尖、攒竹、少商、二间。操作：患者端坐位，穴位常规消毒后针刺或放血操作。睛明用1寸毫针，令患者闭目，左手轻推眼球向外侧固定，右手缓慢进针0.8寸，轻微捻转后出针；风池用1.5寸毫针，针刺时针尖向鼻尖方向刺入1寸，行捻转泻法；耳尖、攒竹、少商用三棱针点刺放血，使每穴各出血约20滴；合谷、二间穴用1寸毫针，合谷穴直刺0.8寸，二间穴直刺0.3寸，用捻转泻法。治疗1次后，患者即感两眼发凉、明亮，疼痛减轻。

6月18日二诊：视患者双眼红肿消退，睑结膜充血减轻，疼痛、涩痒明显减轻。取太阳、攒竹、少商各放血十余滴。连治2次，诸症消失而愈。

> 问题
> （4）如何理解邵老治疗目赤肿痛处方中各穴的配伍意义？
> （5）针刺睛明穴应注意些什么？

【问题解析】

（1）《素问·风论》云："风者百病之长也。"风为阳邪，其性轻扬，具有升发、向上、向外的特性，常伤及人体的上部（即头面）、阳经和肌表，使皮毛腠理疏松张开、津气外泄，且易兼夹其他邪气一并伤人；火热之邪，其性炎上，耗气伤津，动风、动血，易致肿疡，正如《银海指南·六气总论》曰："风则流泪赤肿，寒则血凝紫胀，暑则红赤昏花，湿则沿烂成癣，燥则紧涩眵结，火则红肿壅痛。"《素问·阴阳应象大论》云："热胜则肿。"即谓火热内郁，营气壅滞肉理，聚为痈疡红肿。本案患者外感风热时邪，上攻头面目窍，根据风热时邪的致病特点，故而表现为以上诸症。脉证合参，本患者为风热侵袭目窍所致的目赤肿痛。

（2）眼与五脏的生理关系如下：①与肝的关系：肝开窍于目，目为肝之外窍；肝气通于目，肝和则能辨色视物；肝藏血，肝受血而目能视；肝主泪液，润泽目珠。②与心关系：心主血液，血能养目；心合血脉，诸脉属目；心舍神明，目为心使。③与脾关系：脾主运化，输精于目；脾升清阳，通至目窍；脾气统血，循行目络。④与肺的关系：肺为气本，气和目明；肺主宣降，眼络通畅。⑤与肾的关系：肾主藏精，精充目明；肾生脑髓，目系属脑；肾主津液，润养目珠；肾寓阴阳，涵养瞳神。

（3）《灵枢·邪气脏腑病形》云："十二经脉，三百六十五络，其血气皆上于面而走空窍，其精阳气上走于目而为睛。"在十二经脉中与眼有直接联系的经脉有：①肝足厥阴之脉："循喉咙之后，上入颃颡，连目系。"②胆足少阳之脉："起于目锐眦……其支者，从耳后入耳中，出走耳前，至目锐眦后。"③三焦手少阳之脉："其支者，从耳后入耳中，出走耳前，过客主人，前交颊，至目锐眦。"④膀胱足太阳之脉："起于目内眦，上额交颠。"⑤小肠手太阳之脉：

"其支者，从缺盆循颈上颊，至目锐眦，却入耳中。其支者，别颊上颀，抵鼻至目内眦，斜络于颧。"⑥心手少阴之脉："其支者，从心系，上夹咽，系目系。"⑦胃足阳明之脉："起于鼻之交颏中，旁约太阳之脉，下循鼻外，上入齿中。"足阳明胃经起于鼻旁，到鼻根，过内眦睛明穴，与足太阳膀胱经交会之后，循鼻外侧，经眼眶下方下行，入上齿中。

（4）邵老治疗目赤肿痛常以睛明、风池、合谷、太阳或耳尖（点刺放血）为主穴。睛明是足太阳膀胱经穴，为手足太阳、足阳明、阴阳跷五脉之会，可宣泄眼部之郁热，具有祛风清热、通络明目、消肿止痛等功效；风池为足少阳胆经与阳维脉之交会穴，《针灸甲乙经》曰："目泣出，多眵矒……目内眦赤痛，耳目不明……风池主之。"《审视瑶函》曰："主治……目眩，赤痛泪出。"风池治疗眼病，具有清头明目、祛风解表、疏肝利胆、通利孔窍之功效；合谷为手阳明大肠经原穴，其性轻升，善治头面疾患，《玉龙歌》曰："头面纵有诸样症，一针合谷效通神。"可解表泄热，通络镇痛，尤其与风池配伍，治疗眼病效果更佳，正如《针灸聚英集》曰："治眼疼不可忍，刺足少阳胆经风池二穴，手阳明合谷两穴，立愈。"太阳和耳尖均为经外奇穴，三棱针点刺出血，可改善眼组织的血液循环，具有祛风活血、清热明目之功效。早在《玉龙歌》即有"两睛红肿痛难熬，怕日羞明心自焦，只刺睛明鱼尾穴，太阳出血自然消"。邵老认为，凡邪热壅盛，无论在表，还是内炽，或入于营血等，皆可采用刺络放血疗法，使热毒随血而出。邵老治疗风热证，配少商、二间、攒竹，少商是手太阴肺经的井穴，点刺放血具有清肺泄热的作用；攒竹为足太阳膀胱经之腧穴，位于眼部，此处放血，具有较强的宣泄太阳经气、祛风散邪、清热明目、通经止痛之功；《百症赋》云："目中漠漠，即寻攒竹、三间。"邵老选用二间，此乃手阳明大肠经之荥穴，其清泄阳明之热的作用较强；对肝胆火盛证，邵老常配太冲、太阳透率谷，太冲是足厥阴肝经输穴、原穴，具有疏肝理气、清泻肝胆、通络明目等作用；率谷是足少阳胆经头之侧腧穴，具有疏调经气、清热除风、通络止痛之功，临床伴有头痛者，太阳透率谷效果尤佳。

（5）睛明穴位于目内眦内上方眶内侧壁凹陷中。《灵枢·大惑论》曰：

"五脏六腑之精气，皆上注于目。"《灵枢·邪气脏腑病形》云："十二经脉，三百六十五络，其血气皆上于面而走空窍，其精阳气上走于目而为睛。"因睛明穴在眶内侧壁，其血络丰富，邵老强调，此穴针刺操作要谨慎。首先让患者端坐位或平卧仰首，严密消毒后进针，令其闭目，术者以左手轻推眼球向外侧固定，右手持针避开血管，选用1寸毫针缓慢直刺进针0.8寸，禁止提插，轻微捻转，患者自觉眼内发胀、流泪，即可出针。出针时无论出血与否，均须用消毒干棉球按压针孔1～3分钟，防止出血。本穴禁灸。

【学习小结】

1.针灸治疗目赤肿痛疗效满意，尤其是放血疗法对本病疗效更佳。邵老擅长用刺血疗法治疗眼疾，疗效显著。一般治疗1～2次，轻者眼结膜充血减轻、涩痛消失，重者3～5次亦可治愈。

2.邵老强调，针刺眶内穴位要严格消毒，进针时要稳、轻、准，不宜行提插手法和长时间留针，只可轻轻捻转，出针时用消毒干棉球按压针孔1～3分钟，防止出血。

3.由于本病传染性较强，在人群集中的地方易引起流行。一旦发现本病，应及早进行隔离，以免引起流行。医者治疗时应注意防止交叉感染。

【课后拓展】

1.如何用中医学理论理解"诸脉者，皆属于目"？

2.通过查阅睛明、风池穴的局部解剖，体会针刺深度、角度与局部组织的关系。

3.通过对邵老针灸治疗目赤肿痛经验的学习，你的心得体会及感悟是什么？

4.西医学是如何认识和治疗目赤肿痛的？

5.如何从神经-体液调节、炎性介质等方面认识针灸治疗目赤肿痛的科学内涵？

第二节　咽喉肿痛

咽喉肿痛是咽喉疾病中常见病证之一，是以咽喉红肿疼痛、吞咽不适为主症，属于中医学"喉痹""急喉风""慢喉风""乳蛾"范畴，常见于西医学的急性咽喉炎、急性扁桃体炎、慢性扁桃体炎等病。

【辨治思路】

《诸病源候论》曰："喉痹者，喉里肿塞痹痛，水浆不得入也。"《黄帝内经》云："一阴一阳结，谓之喉痹。一阴者，手少阴心；一阳者，手少阳三焦也。心为君火，三焦为相火，二火冲击，咽喉痹痛。法当散之、清之，加味甘桔汤主之。"故咽喉之病，夹热者十之六七，夹寒者十之二三，而风寒包火者，则十中之八九。据此邵老治疗咽喉肿痛时，抓住"风火热毒结于咽喉"和"阴虚火旺，虚火上炎"的基本病机，强调"火毒"致病，重在清"火"，火热去则肿痛消，故实火者以泻火为主，虚火者以滋阴为重。邵老临床治疗咽喉肿痛取扁桃穴、少商为主穴，余穴则随证或随症加减。如风热蕴肺配风池、商阳，肺胃热盛配内庭、鱼际，阴虚火旺配太溪、鱼际，咽喉部化脓痛甚取阿是穴，发热配曲池、合谷，高热配大椎，痰多配天突、尺泽。在针刺操作时，邵老常辅以三棱针放血的方法，或在病变局部直接放血，或循经在病变远端放血，使热毒随血排出，只要辨证准确，使"证、穴、法、术"相应，一次治疗即可收到肿消痛止的效果。

邵老强调，咽喉肿痛多数因"火毒"致病，属于热性咽痛，但亦有因虚所致者，临证时一定要详加辨证，不可见到咽喉肿痛即用放血泄热之法，以致祸患立起，贻误病情，临证定当审之、慎之。

【典型医案】

病例　张某，男，20岁，1992年12月22日初诊。

［主诉］咽喉肿痛3天。

［病史］患者3天前因感冒出现高热恶寒，头痛，身痛，咽喉疼痛，咳嗽。曾服用感冒药治疗（具体药物不详），症状有所好转，恶寒、头痛已消失，仍发热，咳嗽，咽喉肿痛，影响进食。患者不愿再服西药，故来针灸门诊求治。

［现症］神志清，精神尚可，发热，体温38.9℃，无汗，咽痛，偶有咳嗽，无痰，饮食一般，小便稍黄，大便2日未解。舌质红，苔薄黄，脉浮数。咽部红肿，两侧扁桃体Ⅱ度肿大，表面有白色分泌物，悬雍垂充血水肿，颌下淋巴结肿大疼痛。化验：白细胞 $10.2×10^9$/L，中性粒细胞80%。

问题

（1）患者发热、无汗、咽痛、咳嗽，病位在表在里？病及何脏腑？

（2）通过辨证分析，本例患者病属何证？依据是什么？

（3）根据辨证，本案可选择何经何穴？可选用哪些针刺方法？

［治疗过程］

治则：清泄肺热，消肿止痛。针灸处方：阿是穴（扁桃体肿大处）、少商、耳穴扁桃体、大椎。操作：点刺阿是穴时，取细绳一根，把三棱针针体下部绑在筷子上，露出针锋。令患者取仰靠坐位，头微仰，面向光亮处，张口。医者左手夹持压舌板，压住舌体，右手持三棱针对准蛾顶肿处点刺，使之出血，吐出暗红色脓血 5～6mL，令患者将脓血吐净。少商、耳穴扁桃体分别点刺出血，放至血色由紫黑变为鲜红色为度。大椎用粗三棱针点刺三下，然后用闪火法将一个大号火罐吸拔于大椎穴5分钟，使出血3mL左右。

12月23日复诊：患者述晨起发热已退，咽痛大减，周身轻松。测其体温37.3℃。治疗取耳穴扁桃体、少商放血。

前后共针治2次，诸症消失而告愈。

> 问题
>
> （4）如何理解邵老治疗咽喉肿痛处方中各穴的配伍意义？
>
> （5）三棱针的操作方法有几种？其适用范围有哪些？
>
> （6）放血疗法中如何把握和控制出血量？

【问题解析】

（1）患者3天前感冒，经服药病虽有好转，但仍有发热、咽痛、咳嗽等症状，属外感表证；是风热邪毒熏灼肺系，侵袭咽喉，故主要影响肺和咽喉，从而引起咽痛、咳嗽等症状。

（2）患者小便黄，大便未解，咽部红肿，舌质红，苔薄黄，脉浮数，说明病属实热证。

（3）本案影响肺和咽喉。《灵枢·经脉》指出："肺手太阴之脉，起于中焦，下络大肠，还循胃口，上膈属肺。从肺系横出腋下。"可知，手太阴肺经属肺，联系咽喉，根据"经脉所过，主治所及"，故治疗可选择手太阴肺经之穴位。《素问·骨空论》曰："任脉者，起于中极之下，以上毛际，循腹里上关元，至咽喉，上颐循面入目。"任脉循行到达咽喉部位，根据"腧穴所在，主治所及"原则，可选取任脉位于咽喉部之局部穴。针刺方法可以采用毫针针刺，也可采用三棱针放血。《灵枢·经脉》曰："热则疾之，寒则留之。"这是针对热性病证制订的治疗原则。《灵枢·九针十二原》进一步解释："刺诸热者，如以手探汤。"指出了对热性病证的针刺手法宜轻巧快速，浅刺疾出，少留针或不留针。结合本案特点，宜采用三棱针点刺放血方法，以清泄肺热，消肿止痛。

（4）邵老根据本例患者病情，取穴采取局部与远端结合，体针与耳针配伍，取穴少而精，力专见效宏。阿是穴为本案之主穴，其关键在红肿之扁桃体处针刺出血，使热毒随血排出，病常去其八九，每收肿消痛止之效。少商为手太阴肺经井穴，以三棱针点刺放血，有通气血、清肺热、利咽喉、消肿痛之功，为治乳蛾、喉痹之要穴；耳穴扁桃体为扁桃体在耳部之反应点，有清热、利咽、止痛之效；大椎为督脉与诸阳经之交会穴，有通阳解表、清热退热的作用。诸穴放血，可泄热解毒，消肿止痛，对咽喉肿痛每有桴鼓之效。正如《素问·缪刺论》所云："嗌中肿，不能内唾，时不能出唾者……出血立已。"

（5）三棱针古称"锋针"，三棱针放血方法称为"刺络""放血疗法"。其操作方法有点刺法、散刺法、刺络法、挑刺法四种。点刺法主要用于四肢末端、耳尖及头面部放血；散刺法主要用于局部瘀血、血肿，或范围较大而边界清楚的皮肤病；刺络法主要用于曲泽、委中等穴，治疗急性吐泻、中暑、高热等；挑刺法主要用于治疗肩周炎、颈椎病、失眠、胃痛、哮喘等。

（6）邵老临床运用放血疗法治疗疾病时，常以血色变化为度。正常的静脉血为暗红色，病情不同，刺出的静脉血液颜色也可不同，有鲜红色或暗红色者，有紫红色者或黑紫色者。刺血时若血从黑紫色转为暗红色，或经过数次放血治疗后，血色由鲜红或黑紫色转为暗红色，均为疾病好转的佳兆。近年来，国家制订了三棱针的操作规范，针对其治疗出血量，可分为四个等级：①微量，出血量在 1.0mL 以下（含 1.0mL）。②少量，出血量在 1.1 ～ 5.0mL（含 5.0mL）。③中等量，出血量在 5.1 ～ 10.0mL（含 10.0mL）。④大量，出血量在 10.0mL 以上。临床可以参考应用。

【学习小结】

1.针灸治疗咽喉肿痛疗效较好，尤其是急性咽喉肿痛效果更佳。咽喉肿痛，夹热者十之六七，因此，治疗本病时，重在清热、泻火、滋阴为主，热去则肿消。然邵老强调临证要辩证施法，辨证用穴。

2.邵老治疗咽喉肿痛，常以局部腧穴放血为主。结合不同兼证，辨证配穴，对症处理。方法多用放血疗法，也可配合毫针刺，总以适合病证特点为宜。

3.三棱针放血时，进针要轻、快、稳、准，尽量做到一针见血。刺络时尽量做到刺破皮下的血管壁，使血液顺势自然流出，而不能穿透下层的血管壁，使血液流入皮下组织，局部形成血肿。邵老认为，进针的深浅度、方向、针体与血管的角度，必须通过长期临床实践，多体会，勤思考，才能做到得心应手。此外，对于体弱、精神紧张和易晕针的患者，应尽量卧位取穴，防止发生异常情况。

4. 针灸治疗咽喉肿痛实证效果满意，但对于急性喉炎出现喉水肿，呼吸困难者，则应立即转专科处理。治疗期间应戒烟酒，忌辛辣，注意口腔卫生。

【课后拓展】

1. 中医历代医家是如何认识咽喉肿痛的病因病机的？

2. 查阅《刺血疗法》《刺血医镜》《中国刺血大全》，更深刻地了解刺血疗法的历史源流、治病方法、治病机制等知识。

3. 通过对邵老治疗咽喉肿痛经验的学习，你的心得体会及感悟是什么？

4. 西医学对放血疗法是怎样认识的？如何从血液循环、血液流速、流变、压力、黏度、生化物质的组分等方面进一步认识放血疗法的科学内涵？

第三节　舌体肿痛

舌肿是临床以舌体肿大，或兼木硬、疼痛，舌色鲜红或青紫，甚则舌肿胀不能收缩回口中，而妨碍饮食、言语和呼吸为其主要表现的病证，早在《诸病源候论》《医宗金鉴》等即有记载。中医学称舌肿，又名舌胀、舌胀大、紫舌胀。

【辨治思路】

舌的主要功能乃主司味觉、表达语言。其功能是否正常，与心主血脉、主神志密切相关。舌为心之苗，为心之外候。舌上血管最为丰富，且外无表皮覆盖，血脉通于舌窍，通过对舌的观察，可了解心主血脉和主神志的生理、病理状态。心气充盛，心血充盈，脉道通畅，使营养物质源源不断地上荣于舌，营养充足则舌体红润，灵活柔软，形态正常，味觉敏锐，言语清晰。若心的生理功能异常，即可导致味觉的改变和舌强语謇等病理现象，故《灵枢·脉度》曰："心气通于舌，心和则舌能知五味矣。"《灵枢·忧恚无言》云："舌者，音声之机也。"

邵老指出，舌体肿痛虽病位在舌，与心密切联系，但舌体又与其他脏腑通过经络有直接或间接联系，诚如《世医得效方·舌病病态》所说："心之本脉系于舌根，脾之络脉系于舌旁，肝脉循阴器络于舌本，肾之津液出于舌端，分布五脏，心实主之。"故舌体肿痛是体内脏腑诸多疾病的外在表现。邵老强调，临证辨治舌病首当明辨病因，是外感还是内伤；而对舌体肿痛，邵老认为，多为火邪作祟，正如《医学摘粹·杂证要法》曰："舌之疼痛热肿，专责君火之升炎。"故辨清虚实是关键。若脏腑热盛，邪热蒸迫于舌，损伤舌络，病程短者多实热证；脏腑阴津亏损，阴不能制阳，虚火上炎，灼伤舌络，日久者多为虚热证；临床只有辨证准确，法证相符，才能获效。

【典型医案】

病例 宋某，男，21岁，1992年4月16日就诊。

[主诉] 舌体肿痛10余日。

[病史] 患者半月前不明原因出现舌体肿痛糜烂，疼痛难忍，伴口干欲冷饮。到某医院就诊，诊断为舌炎，给予口服维生素C、核黄素，局部涂龙胆紫，效果欠佳，经人介绍求治于邵老。

[现症] 形体偏胖，痛苦面容，体温37.5℃，舌体肿胀疼痛，舌面有绿豆大小两处溃疡，进食时疼痛难忍，口干欲冷饮，睡眠欠佳，小便黄赤，大便正常。舌尖红，脉数。

问题

（1）患者"舌体肿胀，舌面溃疡，疼痛难忍，口干欲冷饮，舌尖红，脉数"，病属何证？

（2）本案患者发病的病因病机是什么？

（3）舌与脏腑经络的关系怎样？

（4）脏腑的病变可反映于舌面，有什么分布规律？

[治疗过程]

治则：清心泻火，消肿止痛。针灸处方：金津、玉液。操作：患者取坐位，伸出舌尖，医者用消毒纱布垫舌上，以左手拇、食二指捏住舌尖，将舌体拉出口外并上翻，舌系带两侧各有一紫色静脉（左为金津，右名玉液），右手持三棱针准确而快速地点刺在静脉上，吐出暗紫色血液约 2mL。用冷水漱口。

4 月 17 日复诊：患者述舌肿痛大减，睡眠、体温正常，视其舌面溃疡面缩小。令隔日放血治疗。

前后共放血 3 次，舌体肿消痛止，溃疡愈合，疾病告愈。

> 问题
> （5）为什么采用刺络放血法治疗舌体肿痛？
> （6）选用金津、玉液治疗舌体肿痛意义是什么？

【问题解析】

（1）根据患者临床表现，本案属心火上炎。

（2）根据患者病情，分析其病因，平素喜食辛辣，属阳盛体质，加之近来学习压力较大，性情急躁，郁而化热，新旧之热叠加，内炽于心，火热暴甚而上炎，与痰浊瘀血滞于舌间，故而舌体肿胀，舌面溃疡，疼痛难忍，口干欲冷饮，舌尖红，脉数。正如《辨舌指南》云："舌赤肿满不得息者，心经热甚而血壅也。"

（3）舌与脏腑、经络有着密切的联系。舌为心之苗，手少阴心经之别系舌本。《灵枢·脉度》云："心气通于舌，心和则舌能知五味矣。"因心主血脉，心主神明，故舌与心、神的关系非常密切，可以反映心、神的病变。舌为脾之外候，主要体现在脾开窍于口。足太阴脾经连舌本、散舌下，脾主运化，与饮食、口味有关。《灵枢·脉度》说："脾气通于口，脾和则口能知五谷矣。"脾主运化，为气血生化之源，舌体赖气血充养，所以舌象能反映气血的盛衰。肝藏血、主筋，足厥阴肝经络舌本；肾藏精，足少阴肾经循喉咙，夹舌本；

足太阳膀胱经经筋结于舌本；肺系上达咽喉，与舌根相连。其他脏腑组织通过经络也直接或间接与舌产生联系，因而其他脏腑一旦发生病变，舌象也会出现相应的变化。所以，观察舌象的变化，可以测知体内脏腑的病变。

（4）脏腑的病变反映于舌面，具有一定的分布规律。历代医籍记载有不同的分法，其中较为一致的说法是：舌质候五脏病变为主，侧重血分；舌苔候六腑病变为主，侧重气分。舌尖多反映上焦心肺的病变，舌中多反映中焦脾胃的病变，舌根多反映下焦肾的病变，舌两侧多反映肝胆的病变。另外，《伤寒指掌·察舌辨证法》还有"舌尖属上脘，舌中属中脘，舌根属下脘"的说法。虽说脏腑病变在舌面分布有一定的规律，但因疾病往往错综复杂，邵老强调，临证必须结合全身症状进行综合分析，以做出正确诊断。

（5）邵老认为，血与气并行脉中，周流全身，宜通不宜滞，气血通则百病不生，气血瘀滞则诸症蜂起。正如《素问·调经论》云："血气不和，百病乃变化而生。"《备急千金要方》云："诸病皆因血气壅滞，不得宣通。"邵老指出，宣通气血之法，放血最捷。《素问·血气形志》亦指出："凡治病必先去其血。"《素问·调经论》曰："病在脉，调之血；病在血，调之络。"杨上善在《黄帝内经太素》云："气盛脓血聚者，可以砭石之针破去也。"刺络放血具有泄热解毒、醒脑开窍、宁心定志、消肿散结、行滞化瘀、通络止痛等作用。本案患者是邪热内炽，心火上炎，与痰浊瘀血壅滞于舌间，而致舌体肿胀，疼痛难忍等。用刺络放血之法，可清心泻火，祛瘀消肿，通络止痛，使邪去正安，效果显著。

（6）金津、玉液为经外奇穴，在口腔内舌系带两侧的静脉上，左为金津，右为玉液。从中医学阴阳角度看：二穴位于阴阳之交，上抵"阳脉之海"的督脉，下抵"阴脉之海"的任脉，故可交通任督，平衡阴阳，使气血逆乱，阴阳失衡者得以救治。根据临床应用，二穴具有清心泄热、和胃降逆、活络消肿、生津止渴、濡养舌络、利舌增音等功效。若从二穴局部解剖看：浅层有舌神经（发自下颌神经）和舌深静脉干经过；深层有舌神经、舌下神经和舌动脉分布，点刺出血可改善舌部血液循环，增强舌体的活动功能，治疗舌强、舌肿。如《针灸大成》曰："在舌下两旁，紫脉上是穴，卷舌取之，治重舌肿痛……三棱针，出血。"《备急千金要方》云："治舌卒肿，满口溢出如吹猪胞，气息不得通，须臾不治杀人方……刺舌下两边大脉，血出，勿使刺著舌下中央脉。"《世医得效方》又曰："治舌强肿起如猪胞，以针刺舌下两边大脉，血出即消。"邵老选用金津玉液点刺放血治疗舌体肿痛，效如桴鼓。

【学习小结】

1.邵老指出，舌体肿痛虽病位在舌，与心联系密切，但舌体与其他脏腑通过经络有直接或间接联系，临证当明辨病因。舌体肿痛多为火邪作祟，临床只有辨证准确，法证相符，才能获效。

2.本案舌体肿痛乃患者喜食辛辣，又性急肝郁，火邪暴甚，内炽于心而上炎，与痰浊瘀血滞于舌间所致。治疗时当清心泻火，消肿止痛，采用泻法而治之。

3.局部选取经外奇穴金津、玉液，用刺络放血之法可清心泻火，祛瘀消肿，通络止痛，对舌体肿痛等症有显著疗效。

【课后拓展】

1.熟悉舌诊，了解舌痛的中医辨证。

2.通过对邵老刺络放血治疗舌体肿痛经验的学习，你对刺络放血疗法的心得体会及感悟是什么？

3.西医学对舌体肿痛与口腔溃疡是如何认识和治疗的？

4.了解金津玉液放血在临床中的应用情况，有关现代研究方面有何进展？

第七章　其他病证

第一节　咽食困难

咽食困难又称为噎证、噎膈，是指饮食梗噎不顺，难以下咽到胃，或纳而复出的病证。噎、膈多同时出现，噎也可作为膈的前驱症状单独出现，故而有"噎为膈始，膈乃噎渐"之说，膈均伴随有噎之症状，但不是所有的噎都发展为膈。早在《黄帝内经》中称"隔"（"隔"通"膈"）。至隋唐时期，将噎膈病分开论治，如巢元方《诸病源候论》载有"五噎"（气噎、忧噎、食噎、劳噎、思噎）与"五膈"（忧、恚、气、寒、热膈）之说。宋代医家严用和在《济生方》中首次以"噎膈"命名，一直沿用至今。西医学的食管良性病变（贲门痉挛、食管贲门失弛缓症、食管炎、食管狭窄、食管憩室、食管裂孔疝）、胃神经官能症、食管周围器官病变（纵隔肿瘤、主动脉瘤、心脏增大等压迫食管）、恶性病变（食管癌、贲门癌、胃底癌）均属此病范畴。对于食管周围器官病变、恶性病变，针灸仅作为辅助治疗。

【辨治思路】

明代邵达《订补名医指掌》曰："噎膈多起于忧郁，忧郁则气结于胸。"虞抟《医学正传》云："食味过厚，偏助阳气，积成膈热。"清代何梦瑶《医碥》

云："酒客多噎膈，饮热酒者尤多，以热伤津液，咽管干涩，食不得入也。"元代朱震亨在《丹溪心法》中指出："噎膈反胃，名虽不同，病出一体，多由气血虚弱而成。"明代赵献可《医贯》云："唯男子年高者有之，少无噎膈。"邵老研读经典、结合临床，认为引起噎膈的主要原因是情志失调、酒食所伤、年老体虚等。其病位虽在食管，但属胃所主，同时与肝、脾、肾等脏腑关系密切。邵老指出，本病常由痰、气、瘀交阻于食管、胃脘，以致食管通降失调，甚至狭窄，从而发生持续性、进行性哽咽不顺、饮食难下、食入复出等症状，严重者可出现黏液或白色泡沫黏痰，伴胸骨后或背部肩胛区持续性钝痛，进行性消瘦。邵老根据多年临证经验，总结出本病的发展规律：初中期以标实为主；后期以正虚为主，虚实夹杂。初期：痰气交阻，食管通降失调。中期：痰瘀胶结，食管狭窄，阻隔胃气。后期：气郁化火，痰瘀生热，热结津亏，食管狭窄、干涩，饮食难下；病情继续发展，胃阴亏耗，损及肾阴，日久精气并耗，阴阳俱虚，生化告竭，形体衰败，病情危笃。邵老针对其发病之病机，提出治疗当以健脾除痰、疏肝理气、化瘀利咽为总则，取穴以膈俞、肝俞、脾俞、胃俞为主，若气逆胸痛配膻中、天突，呕吐痰涎配中脘、足三里或丰隆，大便秘结配天枢、大肠俞、支沟。邵老强调，对噎膈的辨证施护非常重要，本病初期多为痰气交阻，与肝脾失调，情志失和关系密切，故加强心理护理，消除患者郁怒、忧思等情志因素，以保持肝气疏达，脾运正常，气血畅通，则有利于本病的治疗。饮食宜清淡，戒烟酒，忌食辛辣、油腻等。根据自身情况做适当活动，不可久坐久卧，或超体力活动。如果经检查已确诊为食管癌或贲门癌引起的咽下困难、呕吐，针刺治疗虽很难改变其病理变化，但对改善咽下困难的临床症状确有一定疗效。

【典型医案】

病例 许某，女，49岁，1978年7月7日初诊。

[主诉] 进食吞咽困难5年。

[病史] 5年前，患者因家庭琐事生气，心情低落，情志郁闷，遂出现咽食困难，病初未给予治疗，后病情逐渐加重，仅能进食稀粥、面条、馒头及

较硬食物均难咽下，虽经多方治疗，病情始终未有改善。平时性情急躁，生气时病情加重，精神愉快时病即减轻。在当地医院做 X 线检查示：食管及胃未发现异常。即来到邵老诊室求治。

[现症] 情绪低落，性情急躁，面色晦暗，全身轻度浮肿，咽食困难，便溏，尿频量少，月经量多。舌质暗红，苔薄滑润，脉象弦缓。

> 问题
>
> （1）本例患者咽食困难，"生气时病情加重，精神愉快时病即减轻"，应如何辨证？与何脏腑有关？
>
> （2）患者"平素月经量多，大便溏，尿频量少等"症状，说明了什么病机？
>
> （3）从经络角度分析，与噎膈关系密切的经脉有哪些？

[治疗过程]

治则：疏肝利膈，健脾和胃。针灸处方：主穴为膈俞、肝俞、胆俞、脾俞、胃俞；配穴为足三里、膻中、中脘。操作：①俯卧位，皮肤常规消毒，背部腧穴选用 1 寸毫针，直刺 0.5 寸，肝俞、胆俞、膈俞用泻法，脾俞、胃俞用补法。②仰卧位，皮肤常规消毒，膻中、中脘、足三里选用 1.5 寸毫针，膻中穴针尖向下平刺法，刺入 1.3 寸，平补平泻；中脘刺入 1 寸，用提插捻转泻法，使穴区产生困胀感；足三里刺入 1.3 寸，用提插捻转补法，使针感向下传导。每日针治 1 次，两组穴位交替选用，留针 15 分钟，中间行针 1 次。

7 月 11 日二诊：连针 3 次后，患者心情明显好转，全身浮肿消失，饮食增进，进食馒头已能顺利咽下。

7 月 15 日三诊：按上法又连续针两次，患者心情舒畅，面色已有光泽，饮食正常，便溏消失，小便正常。

3 个月后随访，病无反复。

问题

（4）邵老为什么主张背俞穴采用直刺法？本案例所选背部腧穴有何意义？

（5）本案例的诊治，体现了邵老的哪些学术特色？

（6）噎膈、反胃、梅核气均与情志密切相关，临床应如何鉴别？

【问题解析】

（1）本案例属痰气互结型噎膈。患者病初因生气情志怫郁，使肝失疏泄条达，气机不畅而郁滞；肝气横克脾土，脾气受损，失其健运，聚生痰湿；痰气交阻，胃气不降，食管受阻，故饮食难下而成噎膈。本病案例与肝、脾、胃关系密切。

（2）患者月经量多、大便溏，均为脾虚所致。脾主运化，主统血，本例患者脾土被肝木克伐，从而运化失职，水湿内生，水湿不化而流注肠中，故大便溏薄；脾虚统血无权，冲任不固，故月经过多，甚或崩漏；脾阳不足，水湿内停，膀胱气化失司，则小便频而量少。

（3）《灵枢·经脉》记载："胃足阳明之脉……其支者，从大迎前下人迎，循喉咙，入缺盆，下膈，属胃络脾。""脾足太阴之脉……属脾络胃，上膈，夹咽，连舌本，散舌下。""肾足少阴之脉……其直者，从肾上贯肝膈，入肺中，循喉咙，夹舌本。""肝足厥阴之脉……上贯膈，布胁肋，循喉咙之后，上入颃颡。"噎膈的病位在食管，根据经脉循行可见，本病的发生与胃、脾、肾、肝四经关系密切，无论是脏腑病还是经脉病，均可影响食管。

（4）背俞穴是脏腑精气输注于背腰部的腧穴，邵老针刺背俞穴，多采用直刺法。他认为背俞穴与脏腑具有内外相应的联系，针刺之可直接治疗脏腑病，长期的临床实践已证明直刺较斜刺效果好。但邵老强调，针刺时其深度要根据患者胖瘦体型，严格把握在 0.5～0.8 寸，切忌深刺，以防刺伤肺脏，形成气胸。本案例是肝气克脾、痰气交阻所致，治疗以背部腧穴为主，膈俞是八会之血会，位于膈肌附近，具有宽胸利膈、和胃降逆之功；肝俞、胆俞分别为肝胆之背俞穴，疏泄肝胆，理气散结；脾俞、胃俞分别为脾胃之背俞穴，健脾和胃，调理气机，升清降浊，祛除痰湿。诸穴配伍，从本施治，故而治愈多年之痼疾。

（5）通过学习本案例，可以看出，邵老学术特色鲜明，疗效卓著。其特色总结如下：①辨证论治，四诊合参，把握病因，抓住证眼，继而选穴下针。②取穴少而精，筛除杂穴，多选大穴、效穴，保持效专力宏，防止穴位杂乱而互相排斥；再者，用穴少可减少患者的痛苦，提高患者的依从性。③善用背俞穴，此类腧穴居于背腰部，分布于相应脏腑临近，系脏腑精气输注之处，与脏腑关系密切，当脏腑有病时，常出现明显的病理反应，亦是治疗脏腑病证的常用穴，许多慢性、顽固性疾病均可通过针刺背俞穴而收获佳效。且在针刺时，邵老打破常规，勇于探索，治疗脏腑病采用直刺之法。

（6）噎膈、反胃、梅核气三者都与情志因素有关，但其临床表现各有不同：噎膈主要以食不下或食入即吐为主症；反胃无吞咽梗阻症状，进食并无困难，食尚能入，表现为食入之后，停留胃中不化，或朝食暮吐，或暮食朝吐，呕吐宿食。梅核气自觉咽中似有物梗塞不适，吞之不下，吐之不出，但饮食如常，并不发生吞咽困难和饮食格拒不下，身体也无明显消瘦。

【学习小结】

1.邵老认为，针灸治疗本病首先要明确诊断，针灸对食管良性病变、胃神经官能症引起的噎膈有良好效果；而对食管周围器质性病变、恶性食管病变引起的噎膈，针灸虽不能作为主要的治疗手段，但可以起到很好的辅助治疗作用。邵老多年临床经验证实，选用本组穴位可有效改善胃及食管癌下咽困难的症状。

2.戒除烟酒，健康饮食；避免辛辣刺激性食物，避免进食过快、过烫，少食酸菜、泡菜等含有亚硝酸盐的食物；避免食用霉变的食物，如霉花生等；加强营养，饮食清淡，多食新鲜蔬菜、水果。进食后，可饮少量温开水，以促进食管内积存的食物、黏液下行，预防食管黏膜损伤和水肿。

3.早发现、早治疗，把疾病消灭在萌芽状态。如对食管炎、食管白斑、食管贲门失弛缓症、憩室及食管溃疡等慢性疾病，应该及早治疗。

4.嘱患者调畅情志，保持心情舒畅，努力克服悲观、紧张、恐惧等不良情绪；帮助患者树立信心，积极配合治疗；适当锻炼身体，增强体质。

【课后拓展】

1.认真学习解剖知识，掌握背俞穴的局部解剖。

2.查阅西医书籍，掌握食管病变的西医诊断、治疗，指导针灸临床。

3.研究藏象学说，深悟邵老运用背俞穴治疗疾病的精髓。

4.查阅文献，总结现代针灸治疗食管疾病的作用机制。

5.通过对本案例的学习，我们可学到邵老的哪些治学精神？

第二节　不育症

凡育龄夫妇婚后正常性生活1年以上，未采取任何避孕措施，单纯由男方因素造成女方不孕者，称为男性不育症。男性不育症在男科较为常见，但本身并非是一种独立的疾病，他可是多种疾病引起的一种后果，其临床上可分为绝对不育和相对不育，绝对不育是指完全没有生育能力，相对不育是指有一定的生育能力，但因某种原因阻碍了受孕或使生育能力降低。西医学根据其不同病因，将其归为性功能障碍、精液异常和生殖器官异常等。本病属中医学"无子""艰嗣""无嗣""不男"等范畴。

【辨治思路】

中医学认为，肾为先天之本，主藏精，是生殖之本。男性不育症与肾、心、脾、肝有关，与肾关系最为密切。其病因不外乎先天不足、后天失养、房劳过度、饮食不节、内伤情志等，病机总归于脏腑功能失调，机体功能障碍，导致精少、精弱、精寒、精薄、精瘀等。叶天士《秘本种子金丹·种子总论》曰："生人之道，始于求子，而求子之法，不越乎男养精，女养血两大关键。"邵老认为，男性不育症多为先天不足，或后天房事不节，致肾元损伤而成，其中肾阴不足，相火炽盛者十之八九，肾阳虚者十有一二。阴虚者症见消瘦，烦热，盗汗，口舌干燥，小便短赤，少苔或无苔，舌质红，脉细数无力等，治以滋阴补肾固精为主，方用六味地黄丸合五子衍宗丸，经多年观察疗效显著。

邵老指出，运用此方治疗男性不育症若有并发症时，应先治其有关病症。如精子缺乏不育症合并前列腺炎者，应先用活血化瘀、清热利湿之法，治愈前列腺炎，然后再用滋阴补肾、生精固元之剂。如单用补肾生精之剂，则前列腺炎益甚。

【典型医案】

病例1 张某，男，36岁，1978年11月20日初诊。

［主诉］结婚12年尚未生育。

［病史］自结婚以来，患者家庭和睦，夫妻双方感情好，性生活正常。婚初妻子每遇月经来潮腹痛，经中药调治痛经获愈。然一直未有怀孕，经多家医院检查，无任何异常。始疑男方问题，到医院检查化验结果显示，患者精液中无精子，即在他处治疗，效果不显，前来邵老处求治。

［现症］视其体质较为健壮，仅在工作繁忙时感到疲劳，记忆力减退，饮食，睡眠及二便均正常。舌苔薄白，脉细数无力。

问题

（1）患者结婚12年未生育，精液中无精子，易于疲劳，记忆力减退，脉细数无力，应如何辨证？

（2）据上述辨证，邵老治疗本例患者的治则和方药是什么？

［治疗过程］

治则：滋补肾阴，生精补髓。处方：熟地黄20g，山药15g，山茱萸12g，牡丹皮10g，茯苓10g，泽泻10g，枸杞子15g，菟丝子15g，覆盆子10g，车前子10g，五味子10g。10剂，水煎服，每日1剂。

12月2日二诊：患者述上方连服10剂后，易于疲劳、记忆减退等症状均有明显改善。故将上方制为蜜丸，连续服用4个月后，其妻子怀孕。

问题

（3）如何理解邵老治疗本案例的处方配伍？

（4）二诊时邵老为何改汤为丸？并嘱患者长期连续服用？

病例2 李某，男，29岁，1976年3月19日初诊。

［主诉］结婚4年，尚未生育。

［病史］患者自述婚后4年身体尚可，没有不适情况，女方妇科检查没有发现异常，但始终未能怀孕。患者近几个月来性交时举而不坚，早泄，小便频数，尿道口常有白色黏液分泌物，到某医院就诊，经泌尿科肛诊和精液检查，诊断为急性前列腺炎、精子缺少症。前来求治于中医。

［现症］平素嗜酒，体质较瘦弱，口干舌燥，饮食睡眠尚可，大便尚可，小便频数，尿道口常有白色黏液分泌物，阳事举而不坚，早泄。舌质暗红，苔薄白，脉细数。

问题

（1）患者素体较瘦弱，婚后4年不育，阳事举而不坚，早泄，同时小便频数，尿道口有白色黏液，口干舌燥，舌质暗红，苔薄白，脉细数，应如何辨证？

（2）根据上述辨证结果，邵老对本例患者是采取何种治法和方药治疗的？

［治疗过程］

治则：清热利湿，活血祛瘀。方用清热利湿化瘀汤：蒲公英30g，金银花20g，连翘12g，当归12g，赤芍12g，败酱草15g，丹参12g，王不留行15g，车前子12g，茯苓12g，滑石12g，莲须12g，甘草6g。6剂，水煎服，每日1剂。

3月26日二诊：患者述服药后上述症状改善明显。效不更方，上方继服，

9剂。

4月20日三诊：上方共服15剂后，患者小便通利，尿道口分泌物消失。治则改为：滋补肾阴，生精益髓。方用六味地黄丸合五子衍宗丸（熟地黄20g，山药15g，山茱萸12g，牡丹皮10g，茯苓10g，泽泻10g，枸杞子15g，菟丝子15g，覆盆子10g，车前子10g，五味子10g），汤剂煎服。10剂，水煎服，隔日1剂。

8月13日四诊：患者述按上方间断服用30多剂后，诸症消失，其妻子已怀孕。

> 问题
>
> （3）本案为何要采取"先清热利湿，活血祛瘀，后补益肾虚"的治法？
>
> （4）肾阳虚型不育症的临床表现是什么？邵老选用何方治疗？

【问题解析】

病例1 （1）《素问·六节藏象论》曰："肾者，主蛰封藏之本，精之处也。"肾为先天之本，主藏精，主生殖，本患者虽体质健壮，饮食正常，后天之本无病，然婚后12年始终未能生育，查其精液中无精子，此肾虚阴精虚惫也，为其不育之根源。肾主骨生髓，脑为髓之海，肾精不足，无以荣筋骨充髓海，故易于疲劳，记忆力减退；肾为水火之宅，内藏元阴元阳，肾阴不足无以制阳，则相火炽盛，故脉来细数无力。脉症合参，当为不育症之肾阴不足证。

（2）《素问·阴阳应象大论》云："精不足者，补之以味。"患者肾阴不足，无以藏精，故治宜滋补肾阴，填精益髓，方用六味地黄丸合五子衍宗丸。

（3）《素问·上古天真论》云："丈夫……二八，肾气盛，天癸至，精气溢泻，阴阳和，故能有子……七八，肝气衰，筋不能动，天癸竭，精少，肾脏衰，形体皆极……而无子耳。"说明肾气盛，精气溢泻则有子；精少肾衰则无子。六味地黄丸为宋代钱乙所创，此方脱胎于《金匮要略》的肾气丸，为滋补肝肾的名方，方中泽泻配熟地黄泻肾浊而滋肾阴，益精髓；茯苓配山药渗脾湿而补脾，兼滋肾；牡丹皮配山茱萸，泻肝火而益肝阴，兼滋肾。全方三阴并补而重在补肾阴，三泻为辅而无滞腻之弊，补中有泻，以泻为补，此古人制方"用补药必兼泻邪，邪去则补药得力"之妙也，肾阴足则阴阳和，精自生，故能有子。五子衍宗丸滥觞于唐代的五子守仙丸，该方温而不燥，功善滋补肝肾，添精益髓，是治疗男性不育、女性不孕的常用方，素有"古今种子第一方"之称。方中重用枸杞子与菟丝子以补肾益精，用覆盆子益肾精，五味子滋肾水，又加车前子利小便而固肾精，全方温润平和，久服之则肾中精气渐足，蓄育有力。邵老将此二方配合，用于治疗肾阴不足型不育症，丸汤两用，常于守方久服后获得理想疗效。本例患者即在服用 10 剂汤剂后，其易于疲劳、记忆力减退等症状明显改善，继守丸剂连服 4 个月而终得子嗣。

（4）邵老指出，治疗本病不论服用汤剂或丸药，都必须长期坚持，一般服药 3 个月；体质弱、病情较重者，可服药半年（注：连服 1 个月或 20 天后，应休息 1 周或 10 天，再继续服用；如遇感冒或有胃肠病时，则暂停服药）。本例患者婚后未育达 12 年之久，病情较重，改汤为丸，方便患者坚持久服。

病例 2 （1）患者素体阴亏有热，又嗜酒伤脾酿生湿热，流注下焦，肾与膀胱受邪，一则湿热蕴蒸精室伐伤肾阴，故见宗筋弛纵而不坚举，早泄而不持久；二则湿热扰动精室，败精离位与之互结变成瘀浊，凝阻精窍溺道之间，故成淋浊之变，而现小便频数，尿道口常有白色黏液溢出等症。口干舌燥，脉细数，皆为阴虚内热之象，故辨证为肾阴虚，湿热下注，气滞血瘀证。患者邪盛正虚，精亏妄施，故难有子。

（2）本案患者同时患有淋浊和不育症，辨证以肾阴虚为本、湿热瘀滞为标，故治当先清热利湿，活血祛瘀，后滋补肾阴，可分别选用清热利湿化瘀汤和六味地黄丸合五子衍宗丸治疗。

（3）本案患者不育的原因为肾阴不足，封藏失职，精子缺少。《素问·阴阳应象大论》云："精不足者，补之以味。"故治疗重心在于缓缓培补先天之本，滋阴补肾，摄精助育。然"正虚之处便是留邪之处"，该患者湿热瘀浊等邪气流滞下焦，引发淋浊，存在并发症，虽为正虚而无虚脱之患，其邪气当道实为当务之急，厚味滋腻助湿生热之品岂可先施，而犯虚虚实实之戒乎？其治必先扫清障碍，而后进补，方得无关门留寇之弊，故邵老治疗时采取"先清热利湿，活血祛瘀，后补益肾虚"的治法，先治愈淋浊，使邪去正安，再缓固肾本以治不育。

（4）肾阳虚型不育症的临床表现为性欲低下，阳痿不举，或举而不坚，精液清冷，腰膝酸软，畏寒怕冷，小便清长，大便溏薄，舌质淡，苔薄，脉沉弱无力等，可选用赞育丹、右归丸和五子衍宗丸等进行治疗。

【学习小结】

邵老治疗男性不育症，特别是精液异常不育症，以补肾固精为主，认为男性不育症多为先天不足，或后天房事不节，致肾元损伤而成，其中肾阴不足，相火炽盛者十之八九，肾阳虚者十有一二。并特别强调两点：一是必须守方久服，才能获效；二是临床以本方治疗男性不育症，若有并发症时，应先治其有关病症，再用本方，可谓真知灼见。

【课后拓展】

1. 参阅《金匮要略》《诸病源候论》《备急千金要方》《玄珠密语》《妇人大全良方》《广嗣纪要》《辨证录》《秘本种子金丹》等著作中有关"求嗣"内容，了解中医学治疗男性不育症的发展源流。

2. 阅读《秘本种子金丹·种子总论》，深入理解叶天士是如何运用"男养精，女养血"理论治疗不育症的？

3. 通过对邵老治疗不育症的学习，写出你的学习心得。

4. 通过查阅资料，了解西医学对本病的认识、研究和进展。

主要参考书目

［1］黄帝内经素问.北京：人民卫生出版社，1956.

［2］灵枢经.北京：人民卫生出版社，1963.

［3］隋·巢元方著，宋白杨校注.诸病源候论.北京：中国医药科技出版社，2011.

［4］傅山著，欧阳兵整理.傅青主女科.北京：人民卫生出版社，2006.

［5］李时珍著，柳长华、柳璇校注.本草纲目.北京：人民卫生出版社，2011.

［6］明·张介宾.景岳全书.上海：上海科学技术出版社，1959.

［7］明·李中梓著，成莉校注.医宗必读.北京：中国医药科技出版社，2011.

［8］金·张从正著，王雅丽校注.医宗必读.北京：中国医药科技出版社，2011.

［9］明·杨继洲.针灸大成.2版.北京：中国中医药出版社，2008.

［10］唐·孙思邈.千金翼方.太原：山西科学技术出版社，2010.

［11］明·龚信纂辑，龚延贤续编，王立、陶晓华、万少菊等校注.古今金鉴.南昌：江西科学技术出版社，1990.

［12］晋·皇甫谧著，周琦校注.针灸甲乙经.北京：中国医药科技出版社，2011.

［13］唐·孙思邈.备急千金要方.太原：山西科学技术出版社，2010.

［14］清·高秉钧.疡科心得集.北京：中国书店，1987.